AF509000

LA

TUBERCULOSE CARDIO-VASCULAIRE

LE CŒUR DES TUBERCULEUX

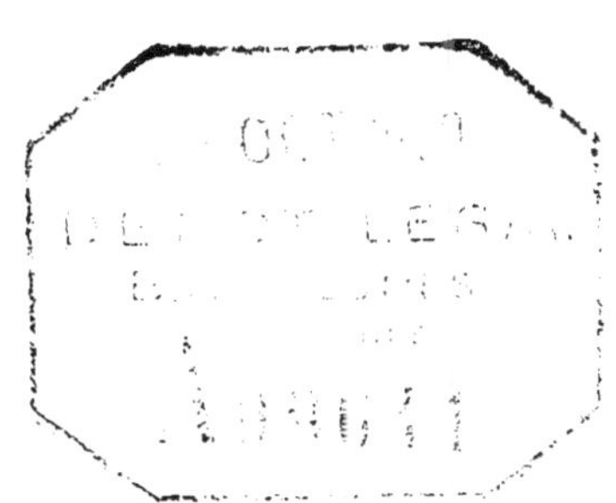

LA TUBERCULOSE CARDIO-VASCULAIRE

LE CŒUR DES TUBERCULEUX

PAR

Adrien PIC   et   **Léon MORENAS**

Médecin des Hôpitaux,   Ancien Chef de Clinique
Professeur de Clinique Médicale   Médicale
à la Faculté de Médecine de Lyon.

*Avec 15 figures dans le texte
et 4 planches en couleurs hors texte*

PARIS
LIBRAIRIE OCTAVE DOIN
GASTON DOIN & Cie, EDITEURS
8, PLACE DE L'ODÉON, 8
1930

INTRODUCTION

Dans la plupart des territoires de la pathologie, les découvertes
se sont succédé dans un ordre presque invariable, suivant lequel
à une première période purement clinique, ont succédé, d'abord
une période anatomo-clinique, puis une période étiologique et
pathogénique.

L'étude de la tuberculose, en particulier, ne s'est pas écartée
de cette règle générale.

Par contre, la cardiopathologie, grâce au génie observateur et
généralisateur de BOUILLAUD, a, d'emblée, brûlé les étapes : en
même temps que ce clinicien illustre donnait la première description assignant à chacun des bruits anormaux perceptibles au
niveau de la région précordiale leur cause anatomique dans une
lésion d'insuffisance ou de rétrécissement de tel ou tel orifice, il
recherchait l'origine de ces lésions et, en des termes lapidaires
qui ont fixé pour longtemps la religion des générations médicales, a montré les relations des lésions cardiaques avec les inflammations de l'endocarde ou du péricarde, et assigné, comme
primum movens à ces inflammations des enveloppes du cœur, le
rhumatisme.

Cette conception est devenue une doctrine ; cette doctrine
est devenue un dogme ; si bien, que, à une époque toute rappro-
chée de nous, on pouvait, laissant de côté les cardiopathies congénitales, de nature encore un peu mystérieuse, et tenant compte des recherches plus récentes de HUCHARD sur les cardiopathies artérielles, considérer l'ensemble des cardiopathies acquises

comme rentrant forcément dans l'une ou l'autre de ces deux grandes catégories : cardiopathies artérielles, cardiopathies rhumatismales. On reconnaissait bien à quelques maladies infectieuses, telles la typhoïde, la variole, la scarlatine entre autres, le droit de provoquer des endocardites, des péricardites, des myocardites, et ultérieurement des lésions du cœur ; mais c'était là des exceptions, à côté de la règle générale : rhumatisme ou artérite.

Cependant on ne tardait pas à s'apercevoir que le nombre des maladies infectieuses susceptibles de déterminer des polyarthrites généralisées était considérable : ce fut là l'origine de la classe des pseudo-rhumatismes, dénommés aussi rhumatismes infectieux, ce qui, à vrai dire, ne les individualisait guère, puisque, et bien que la détermination rigoureuse, pastorienne de son agent pathogène n'ait pu encore être faite, le rhumatisme articulaire aigu « vrai », « franc », la « maladie de Bouillaud » se présente incontestablement avec les attributs d'une maladie infectieuse.

Parmi ces rhumatismes infectieux ne ressortissant pas à l'agent du rhumatisme aigu, et ne faisant pas leur preuve d'une relation de causalité avec une maladie infectieuse cataloguée, parmi ces rhumatismes cryptogénétiques, PONCET et son école ont eu le mérite de montrer que beaucoup ressortissaient à la tuberculose, à une tuberculose sans signature anatomique nette, mais avec réactions biologiques certaines, à cette forme de tuberculose qu'ils ont désignée sous le nom d'inflammatoire et que d'autres, ultérieurement, ont appelée afolliculaire. Cette tuberculose, qui peut avoir comme manifestation princeps un rhumatisme type Poncet, peut donner lieu, parfois, tout comme le rhumatisme type Bouillaud, à des déterminations endo, myo, péricarditiques.

Chose curieuse, alors que tous reconnaissent le rôle de maladie *totius substantiæ* de la tuberculose ainsi que sa diffusion énorme dans l'espèce humaine, alors que personne n'a jamais contesté l'existence d'un lien de causalité entre d'autres maladies infectieuses et les maladies valvulaires du cœur, la doctrine de PONCET, tendant à montrer que le rhumatisme tuberculeux est le premier des « pseudo-rhumatismes » et a, par suite, une grande importance dans la genèse des cardiopathies, a soulevé, au début,

ici des réserves, là des critiques, ailleurs des contradictions, et bien
exceptionnellement des adhésions sans réserve. Le temps faisant
son œuvre, cependant, l'importance de la découverte du chirurgien lyonnais commençait à être admise, lorsque, de divers
côtés, la syphilis fut signalée comme pouvant donner naissance
à des cardiopathies, non seulement artérielles, comme on le
savait depuis longtemps, mais aussi valvulaires, ces cardiopathies survenant avec ou sans détermination préalable sur les
articulations.

Le rétrécissement mitral pur, notamment, dont la parenté
avec la tuberculose avait été démontrée avant PONCET, par PO-
TAIN et son élève P. TEISSIER, s'avéra comme pouvant être fonction du *treponema pallidum*. Petit à petit, dans le domaine de
la cardiopathologie, la tuberculose perdit tout le terrain conquis
par la syphilis. Si bien que, même à l'heure actuelle, dans l'esprit de beaucoup de médecins, si à vrai dire, théoriquement,
la vieille doctrine de l'antagonisme lésionnel entre tuberculose
et cardiopathies est reconnue fausse, et cela depuis les belles
recherches anatomocliniques de Raymond TRIPIER et de ses
élèves E. JOSSERAND, L. GALLAVARDIN entre autres, néanmoins,
en pratique, aux yeux de la plupart des médecins, ces deux mots,
tuberculose et cœur, jurent encore d'être accolés. Pour ceux-là,
le titre même de ce petit livre sera pour surprendre.

En réalité cependant, tuberculose et cardiopathies coexistent
très fréquemment, avec, entre la première et les secondes, un
lien de causalité.

D'abord, parmi les rhumatismes, il en est beaucoup qui ressortissent au type Poncet. Notre maître a non seulement rattaché à
la tuberculose toute une série de rhumatismes torpides, peu
pyrétiques, mono ou oligo articulaires, mais, — fait, à un
sens, de portée plus haute et plus imprévue —, il a montré, avec
observations à l'appui, que la tuberculose pouvait, parfois, réaliser de toutes pièces une maladie aiguë fébrile, avec polyarthrites, c'est-à-dire une maladie reproduisant, trait pour trait, la
maladie de Bouillaud, mais une maladie de Bouillaud avec toutes
les réactions sérologiques de la tuberculose, pendant la vie, et
présentant, parfois, à l'autopsie, sinon toujours au niveau de

l'article enflammé, du moins en un point quelconque de l'organisme, la signature de la tuberculose. Dans ces cas, la thérapeutique elle-même n'est pas une pierre de touche absolue : nous avons vu des rhumatismes, faisant leur preuve de tuberculose, être amendés par le salicylate de soude. Inversement, la salicylo-résistance n'est qu'une présomption, mais n'est pas une preuve déterminante de la nature tuberculeuse d'une affection rhumatismale.

Est-ce à dire que, grâce à ses déterminations rhumatismales, la tuberculose soit, avec le rhumatisme non tuberculeux et la syphilis, l'un des facteurs les plus importants des cardiopathies ? Nous ne sommes pas éloigné de le penser, mais nous ne pouvons le démontrer, en l'absence de test absolu permettant, dans l'état actuel de la science, de déterminer, parmi les rhumatismes, la proportion de ceux qui ressortissent à la tuberculose type Poncet, ou à l'agent pathogène X, spécifique de ce que BEZANÇON appelle la maladie rhumatismale.

Notre impression est que l'on ne tardera pas à reconnaître que la part de la tuberculose, envisagée sous l'angle du rhumatisme tuberculeux, est considérable dans la genèse des cardiopathies.

Le rhumatisme, aigu ou subaigu, apparaîtra de plus en plus comme un syndrome clinique, peut-être d'ordre colloïdoclasique, ayant comme *primum movens* une maladie infectieuse, une septicémie, de virulence forte ou plus ou moins atténuée, et, parmi les maladies infectieuses causales, on inscrira en bonne place la tuberculose.

Mais d'autre part, et R. TRIPIER l'avait déjà bien montré, il existe, sans aucun intermédiaire rhumatismal, des lésions tuberculeuses folliculaires du cœur, au niveau de l'endocarde et des valvules, du myocarde, du péricarde. Ces déterminations peuvent être primitives, ou secondaires à une lésion tuberculeuse, à siège pulmonaire, pleural, ou autre. Là, aucune discussion n'est de mise : la démonstration complète, clinique, anatomo-pathologique, bactériologique en est faite pour des cas assez nombreux et assez bien étudiés aujourd'hui pour que l'on puisse affirmer la réalité anatomo-clinique du cœur tuberculeux. Si l'on envisage le péricarde, on peut dire avec L. GALLAVARDIN : « En face d'une péricardite aiguë en apparence primitive, survenant sans cause appréciable, il faut toujours soupçonner la tuberculose, tout comme dans une pleurésie aiguë sérofibrineuse. » Les diverses séreuses n'ont pas seulement une identité anatomique, comme l'a montré BICHAT ; elles ont, comme l'a montré VIERORDT, une parenté pathologique : doivent être considérées comme tuberculeuses toutes les péricardites, péricardites avec épanchement ou péricardites symphysaires, qui ne fournissent pas leur preuve d'une autre maladie infectieuse. Et nous ajouterons que, parmi ces maladies infectieuses qui, dans l'opinion classique, disputent à la tuberculose la première place dans les causes efficientes, celle qui est constituée par le rhumatisme ressortit elle-même au rhumatisme tuberculeux, et par suite à la tuberculose, dans un grand nombre de cas, dont la proportion vis-à-vis des cas de rhumatismes non tuberculeux ne peut encore être précisée. En tout cas, il est incontestable que l'on doive rattacher à la tuberculose toute péricardite, toute symphyse, en apparence primitive, de même qu'on doit lui rattacher toutes les ascites dites autrefois idiopathiques, toutes les péritonites plastiques, périviscérites se développant dans cause apparente, de même que toute pleurésie séreuse ou sèche, toute hydarthrose se développant dans des conditions analogues, en dehors de toute infection ou intoxication, en dehors, notamment, de la syphilis, de la gonococcie, de la goutte, en dehors de toute maladie cérébrospinale, ainsi que de tout traumatisme.

Pour l'endocarde, les observations probantes de la nature tuberculeuse du processus sont aujourd'hui nombreuses qui ajoutent aux endocardites scléreuses productrices d'atrésie mitrale ou d'autre lésion valvulaire, des endocardites prolifératives ou ulcéreuses, à évolution variable superposable à celle des endocardites infectieuses atténuées, ou plus rarement à celle des endocardites infectieuses infectantes.

Pour le myocarde, les faits, pour être plus rares, n'en sont pas moins probants, qu'il s'agisse de tubercules vrais (DA COSTA, ANDRAL, BRET, E. WEILL, PIC et CADE, COSTE, HAUSHALTER, ROQUE et CORDIER, WEILL et DUFOURT, entre autres) ou de gros cœur

primitif, rattaché en partie à la tuberculose dès 1901 par E. Josserand et Gallavardin, étudié depuis, à Lyon, par Paviot, et der-
nièrement par Dumas.

La tuberculose est susceptible d'influencer le produit de la conception, et cette influence pathologique peut se concentrer sur
l'appareil circulatoire pour produire ici simplement l'aplasie
cardio-artérielle, l'*aortis chlorotica* de Virchow, là de véritables
lésions valvulaires congénitales.

Tuberculose du péricarde, de l'endocarde, du myocarde, lésions
congénitales du cœur, constituent par leur ensemble les cardiopathies tuberculeuses, le cœur tuberculeux, à l'étude duquel
nous consacrons notre première partie.

La seconde partie de ce volume est consacrée au contraire, à
l'étude du cœur des tuberculeux, c'est-à-dire à l'étude des réactions de l'appareil cardiovasculaire vis-à-vis de l'infection tuberculeuse, réactions se traduisant par de simples troubles fonctionnels ou par des modifications anatomiques et physiologiques, et,
dans bien des cas, par une insuffisance cardiaque spéciale avec
élection sur les cavités droites : ces déterminations ont une telle
importance dans certaines formes cliniques de la tuberculose
pulmonaire, telle la phtisie fibreuse de Bard, que l'on pourrait,
pour ce syndrome morbide, paraphrasant un mot célèbre, dire
que, dans ces cas, la lésion est aux poumons, mais que le danger
est au cœur.

La mise au point de la question complexe de l'antagonisme
lésionnel autrefois admis mais inexistant entre tuberculose et cardiopathies, de l'antagonisme évolutif réalisé effectivement dans la
plupart des cas mais non toujours, ainsi que l'étude des variations
de la tension artérielle et de la tension veineuse, de leur valeur
pronostique complètent notre deuxième partie.

Enfin la troisième partie sera consacrée aux localisations artérielles et veineuses de la tuberculose : nous y trouverons,
outre les phlébites et les artérites tuberculeuses proprement dites,

la genèse de bien de ces cas d'athérome et d'artériosclérose inex-
pliqués naguère, et que E. JOSSERAND d'abord, nous-même ensuite
avec S. BONNAMOUR avons rattachés à la tuberculose, montrant
ainsi une extension insoupçonnée du domaine de la tuberculose,
qui, par les lésions artérielles, peut entraîner des troubles ou des
lésions dans tous les organes de l'économie, et notamment sur un
point quelconque du système cérébrospinal.

Ces trois parties contribueront, par leur ensemble, à démontrer
l'importance, en pathologie cardiovasculaire, de la tuberculose.
Pendant de longues années, tuberculose et cardiopathies paru-
rent situées aux antipodes de la pathologie : une cloison étanche
en paraissait séparer les manifestations ; il semblait que lorsque
l'un ou l'autre de ces processus morbides avait pris droit de cité
dans l'organisme humain, l'autre en était exclu. La vérité est tout
autre : les lésions du cœur d'origine primitivement tuberculeuse
forment, à côté des lésions du cœur secondaires à la tuberculose,
et des lésions artérielles et veineuses d'origine tuberculeuse, un
chapitre de haute importance en cardiopathologie.

Ce petit livre contribuera, nous l'espérons, à le démontrer. S'il
atteint son but, le mérite en reviendra tout d'abord à mon colla-
borateur et ami MORENAS, qui a bien voulu consacrer à cet ou-
vrage sa puissance de travail, son érudition, son esprit à la fois
scientifique et clinique. L'oublier ici serait de ma part manquer
à la plus élémentaire des justices.

L'idée première de cette étude revient à notre collègue et ami
le professeur PIÉRY qui dans ses nombreux et remarquables travaux de phtisiologie a toujours eu pour principe de mettre en
valeur, avec le respect filial de l'élève pour le maître, les vues
originales et novatrices de PONCET. Il a lui-même, avant nous, indiqué la place de la tuberculose en cardiopathologie. Nous le
remercions de nous avoir admis à écrire dans une collection consacrée à développer et à perpétuer l'enseignement de notre maître
commun.

Enfin, l'expression de notre gratitude doit légitimement s'adresser à M. G. DOIN, dont nous avons bien souvent mis à contribution la haute expérience avec laquelle il dirige une maison qui

a une grande part dans la marche en avant des connaissances médicales.

En éditant la *Bibliothèque de la Tuberculose*, il aura contribué, avec ses auteurs, à diffuser la notion de l'étendue du péril tuberculeux et de la nécessité de renforcer contre ce péril les défenses individuelles comme les défenses sociales.

Lyon, le 12 janvier 1929.

ADRIEN PIC.

LA
TUBERCULOSE CARDIO-VASCULAIRE

PREMIÈRE PARTIE

LES CARDIOPATHIES TUBERCULEUSES

On doit comprendre sous le nom de cardiopathies tuberculeuses, toutes les affections autonomes de l'appareil cardiaque créées soit par la localisation du bacille de Koch, soit, ce qui est exceptionnel, par l'influence directe de ses toxines sur le muscle cardiaque et les endothéliums qui le limitent.

Le retentissement d'une tuberculose pulmonaire rénale ou autre sur l'appareil cardio-vasculaire ne constitue nullement une cardiopathie tuberculeuse.

Nous envisageons, au contraire, ici des affections cardiaques le plus souvent d'apparence banale, mais qui relèvent étiologiquement d'un processus tuberculeux dont l'anatomie pathologique décèle ou non la signature.

Les lésions spécifiques de la tuberculose sont, en effet, très exceptionnellement rencontrées au niveau de l'appareil cardio-vasculaire à l'exception du péricarde : c'est ce qui a contribué à accréditer le dogme ancien d'une sorte d'immunité dévolue au cœur et aux vaisseaux vis-à-vis de la tuberculose ; la notion de l'antagonisme d'évolution entre la phtisie et les cardiopathies non tuberculeuses a, nous le verrons, renforcé encore cette opinion

Il existe par contre, avec une fréquence plus grande, des manifestations d'un processus inflammatoire le plus souvent subaigu, régressif, ou à tendances sclérosantes, qui, d'après l'histoire clinique, ne se recommandent d'aucune autre étiologie que la tuberculose surprise dans les antécédents. L'expérimentation, au moyen de produits tuberculeux de virulence atténuée, réalise ces mêmes lésions inflammatoires sans leur laisser non plus de signature spécifique. L'inoculation de fragments du cœur lésé faite dans les meilleures conditions d'asepsie, montre l'existence du bacille au sein de ces lésions. Il faut donc bien admettre l'existence d'une « tuberculose inflammatoire, » au niveau du cœur comme pour les séreuses.

Les cardiopathies tuberculeuses peuvent donc être divisées du point de vue anatomo-pathologique en :

a) Lésions spécifiquement tuberculeuses ;

b) Lésions inflammatoires d'origine tuberculeuse ;

et, en fait, nous retrouverons constamment l'opposition de ces deux modalités.

La tuberculose cardiaque est très rare ou au contraire fréquente suivant que l'on n'admet strictement comme tuberculeuses que les premières de ces manifestations (tubercules, granulations) ou bien que l'on ne craint pas d'attribuer à la tuberculose des lésions inflammatoires subaiguës, des cicatrices scléreuses qui se recommandent, *sans preuve absolue*, d'une étiologie tuberculeuse.

L'étude d'ensemble des cardiopathies tuberculeuses s'accommoderait mal d'une telle distinction qui d'ailleurs ne trouve aucune raison d'être si l'on considère leur histoire clinique.

Il y a lieu, au contraire, d'envisager successivement les diverses cardiopathies en montrant les aspects que la tuberculose peut leur donner.

La péricardite tuberculeuse dont non seulement l'existence mais la fréquence même est admise par tous les cliniciens, porte le plus souvent aussi la signature de la tuberculose. Elle mérite d'être étudiée en premier lieu avec son corollaire ou plutôt son évolution naturelle, la symphyse

L'endocardite tuberculeuse, beaucoup plus discutée — mais, en somme, bien connue anatomiquement si elle est rarement diagnostiquée en clinique — doit comporter aussi une étude détaillée. Les lésions valvulaires qui en découlent nous placent sur le terrain d'hypothèses trop rarement vérifiables. Peut-être leur attribuera-t-on demain une place singulièrement plus importante.

La myocardite tuberculeuse apparaît également moins rare à mesure que l'on en connaît mieux les formes anatomiques larvées ; à son étude se rattache celle de l'hypertrophie cardiaque dite « idiopathique ».

Les lésions congénitales du cœur, par contre, ne paraissent pas devoir dépendre de la tuberculose pour une part aussi importante qu'on ne l'a cru lorsqu'au dogme de l'hérédité tuberculeuse s'ajoutait celui de l'origine congénitale du rétrécissement mitral pur. L'absence de notions précises sur le rôle de la tuberculose, probablement un peu effacé vis-à-vis de celui de la syphilis, dans le déterminisme de ces lésions congénitales, interdit de les envisager en premier lieu — comme il semblerait logique de le faire — comme préface d'une étude sur les cardiopathies tuberculeuses.

CHAPITRE PREMIER

TUBERCULOSE DU PÉRICARDE
PÉRICARDITE ET SYMPHYSE

La tuberculose se manifeste au niveau du péricarde soit sous forme de péricardite soit sous l'aspect d'une symphyse. Comme entre ces deux manifestations, il n'y a qu'une différence de stades au cours d'un même processus, et que le passage de l'une à l'autre se fait sans transitions sensibles nous ne croyons pas devoir en faire deux études séparées. A côté des péricardites sèches transitoires ou à épanchement doit prendre place la péricardite symphysaire. La symphyse péricardique tuberculeuse est bien rarement, en effet, une cicatrice — c'est avant tout une « péricardite qui se continue ».

HISTORIQUE.

La tuberculose péricardique n'a été pendant longtemps qu'une trouvaille d'autopsie. Ce n'est qu'à ce titre que l'on peut faire remonter son histoire aux observations de CORVISART et de LAENNEC. Les quelques faits publiés par la suite, étaient considérés comme très exceptionnels, par RILLIET et BARTHEZ et même par JACCOUD.

La description de la tuberculose péricardique donnée, en 1862, par CRUVEILHIER, est une étude anatomique d'ailleurs relativement complète, mais nullement un exposé clinique.

Aussi, trois ans après, PROUST pouvait-il écrire : « Je ne crois pas que l'on puisse essayer de tracer l'histoire de la péricardite tuberculeuse. La plupart des auteurs en ont donné des relations trop succinctes... »

Une telle méconnaissance du syndrome clinique de cette péricardite a persisté longtemps, puisque en 1879, LANCEREAUX la décrivait d'après quatorze observations seulement et qu'en 1893 THOINOT écrivait encore : « L'histoire clinique de la péricardite tuberculeuse est assurément le point le plus obscur et actuellement celui qui présente le moins d'intérêt ».

Cependant, des observateurs plus attentifs avaient soupçonné la fréquence de cette détermination tuberculeuse. Dès 1870, HAYEM avait émis l'opinion que bien des lésions réputées rares deviennent fréquentes quand l'esprit des observateurs a été mis en éveil : « il en sera de même, disait-il, de la péricardite tuberculeuse. »

THAON (1873) admet que la tuberculose du péricarde n'est pas très rare, surtout chez les enfants. LETULLE (1873) lui fait une place parmi les péricardites latentes dont il souligne la fréquence, tandis qu'ETERNOD, de Genève, montre ses rapports de voisinage fréquents avec l'adénopathie tuberculeuse trachéo-bronchique.

Une orientation nouvelle est donnée à la question lorsque la conception de la symphyse tuberculeuse se précise sous l'influence des observations de HAYEM, de la thèse de ROUSSEAU (1882) en France et des idées émises simultanément par HENOCH en Allemagne : tandis que ROUSSEAU fait une large place à la symphyse cardiaque tuberculeuse parmi les diverses péricardites, HÉNOCH insiste sur la fréquence de la tuberculose comme cause de symphyse chez l'enfant.

Les recherches expérimentales de WEIGERT, puis de VIERORDT sur la tuberculose des séreuses permettent d'élargir la conception initiale de la symphyse limitée à la seule séreuse péricardique, comme la décrivaient encore HAYEM et TISSIER (1889) et VIRCHOW (1892). HUTINEL voit l'association à la symphyse péricardique d'une cirrhose et d'une périhépatite tuberculeuses (1893) complexe clinique également décrit par PICK, de Prague, trois ans plus tard.

En même temps, à Lyon, WEILL montre la fréquence relative de cette forme de symphyse péricardo-perihépatique chez l'enfant et inspire la thèse de Boissin (1896). Mouisset et Boutavant décrivent cette forme chez l'adulte (1899).

Ainsi, en 1900, Pelthier pouvait, dans une excellente thèse, envisager la péricardite tuberculeuse sous trois grands aspects anatomo-cliniques : Péricardite sèche, Péricardite à Épanchement et Symphyse.

Depuis, ce sont surtout des formes anormales et des conceptions thérapeutiques nouvelles que l'on a vu apparaître. Grâce à la puissante intervention de la Radioscopie, le diagnostic des péricardites latentes devient chose moins aléatoire ; ce n'est plus un diagnostic d'exception qu'un bon clinicien n'ose pas formuler. De grands épanchements inaperçus cliniquement sont révélés par l'écran. L'attention attirée sur ces grandes collections péricardiques, d'ailleurs exceptionnelles, suscite travaux et publications (Sergent et Lafabrègue, Rendu, Boinet, Bérard et Péhu, Bertaux).

La thérapeutique a subi — au moins théoriquement — une évolution chirurgicale au cours de ces dernières années : en pratique les méthodes médicales classiques sont restées en honneur dans la plupart des cas.

Des procédés chirurgicaux ont été employés en ce qui concerne l'évacuation des grands épanchements (Bérard, Rochard, Jacob et Chavigny) et la thérapeutique des symphyses : tentatives de libération du cœur dans sa coque (Delorme, Von Beck) ou plus simplement en agissant sur la paroi costale (Brauer, Danielsen). Cette chirurgie péricardique est encore à l'étude, mais a déjà donné quelques heureux résultats.

ETIOLOGIE

La péricardite tuberculeuse est de tous les âges. Elle ne se voit cependant pas avec la même fréquence aux diverses étapes de la vie. Très exceptionnelle chez le jeune enfant, elle est, au contraire, fréquente dans la deuxième enfance et surtout l'adolescence : à cet âge la tuberculose se dispute avec le rhumatisme franc la presque totalité des péricardites avec, semble-t-il, une fréquence égale (WEILL).

Les statistiques donnent cependant des résultats divergents : tandis que, selon MOIZARD et CHAPPÉ (1903), un tiers des enfants morts de tuberculose présentent des lésions péricardiques, les statistiques des hôpitaux d'enfants de Londres, recueillies par BLECHMANN, tendraient à faire admettre la rareté de la péricardite tuberculeuse de l'enfant. Ces contradictions paraissent en rapport avec l'âge différent de la moyenne des enfants dans l'un et l'autre cas.

Chez l'adulte, jeune ou d'âge moyen, la tuberculose intervient bien après le rhumatisme dans l'ordre de fréquence mais c'est après lui la cause la plus commune parmi les facteurs plus variés des péricardites (GALLAVARDIN). Chez le vieillard enfin, si les péricardites aiguës sont rares c'est la tuberculose qui en est la cause la plus habituelle comme l'avait signalé ROUSSEAU dès 1882. MOUISSET et BOUCHUT (1909), PIC et BONNAMOUR (1912) ont également mis en évidence cette notion souvent méconnue.

Ainsi la péricardite tuberculeuse prédomine dans l'adolescence et la vieillesse, l'âge moyen est l'apanage de la péricardite rhumatismale ; mais cela n'a rien d'absolu.

Envisagée dans ses rapports avec les autres manifestations tuberculeuses, la péricardite peut être primitive ou secondaire, au moins cliniquement.

a) Si la péricardite bacillaire se révèle le plus souvent en clinique comme une manifestation isolée, *primitive*, un interrogatoire ou un examen minutieux, en particulier radioscopique, la montreront habituellement *secondaire* à d'autres lésions tuberculeuses passées inaperçues. Il peut s'agir d'un foyer pulmonaire éteint et méconnu — comme c'est parfois le cas chez le vieillard — mais beaucoup plus souvent la péricardite est secondaire soit à une adénopathie trachéo-bronchique, soit à une atteinte pleurale.

L'adénopathie médiastinale habituellement constatée en même temps que la péricardite peut lui être secondaire. Comme pour toute autre séreuse, l'atteinte du péricarde provoque une réaction dans les ganglions dont il est tributaire. Mais lorsque l'adénopathie médiastinale est très étendue, remonte le long de la trachée, manifeste son ancienneté par de grosses lésions fibro-caséeuses on peut admettre qu'elle a précédé la péricardite. Les lésions ganglionnaires, obturant les sinus lymphatiques, créent une stase et un reflux de la lymphe qui peuvent expliquer la tuberculisation du péricarde.

Quant à la lésion pleurale primitive, sa fréquence et son rôle, particulièrement chez l'enfant, ont été bien mis en évidence par COLRAT (1882). Ce clinicien lyonnais, étudiant les modes de propagation de la plèvre au péricarde, pense que cette propagation se fait par les lymphatiques. Tout en ne méconnaissant pas la fréquence clinique de l'atteinte pleurale — surtout de la *plèvre gauche* — préalablement à la péricardite, HAYEM et TISSIER attribuent plutôt cette propagation à l'infection par contiguïté.

b) Dans un certain nombre de cas la péricardite tuberculeuse est *cliniquement secondaire* à d'autres lésions actuellement en cours et qui souvent accaparent toute l'attention. C'est le cas lorsque la péricardite pleurogène succède non plus à une atteinte pleurale légère et larvée — mais à une grande pleurésie séro-fibrineuse ou purulente. Cela s'observe surtout à une phase tardive et préterminale d'une tuberculose pulmonaire excavée. Dans la granulie enfin, l'atteinte péricardique fréquente, comme l'un de nous a pu le constater dans la granulie migratrice et subaiguë des Noirs (BROQUET et MORENAS, 1920), n'est souvent qu'une constatation d'autopsie.

c) La Péricardite tuberculeuse peut-elle être *anatomiquement* comme cliniquement *primitive* ?

Des cas en ont été publiés par divers auteurs (CRUVEILHIER, CORNIL, VIRCHOW, SCAGLIOSI) et il est certain qu'aucune lésion autre que la péricardite n'a été constatée chez leurs malades. Mais un examen anatomique, si minutieux soit-il, ne peut-il laisser passer inaperçus une minuscule cicatrice pulmonaire, un petit foyer ganglionnaire mésentérique ou prévertébral ?

La plus grande prudence s'impose dans l'interprétation de ces résultats négatifs. Signalons simplement que, chez le vieillard, la péricardite s'est montrée plusieurs fois comme la seule lésion tuberculeuse apparente à l'autopsie (MOUISSET et BOUCHUT, WOLF).

L'un de nous a pu également chez un homme de 54 ans, constater une péricardite symphysaire avec tubercule de l'oreillette sans autre lésion tuberculeuse, en particulier pulmonaire (Pic et Cade, *Revue de Médecine*, 1901.)

ANATOMIE PATHOLOGIQUE.

La Tuberculose peut réaliser toutes les formes anatomiques de la péricardite : sèche, à épanchement parfois très abondant, souvent aussi symphysaire. Ce sont les formes à épanchement et la symphyse tuberculeuse qui, par leur intérêt clinique, méritent la description la plus complète. La granulie du péricarde — exceptionnelle — et la péricardite sèche, fréquente, mais passant également inaperçue, font figure l'une et l'autre d'épiphénomènes.

A) La **Péricardite granulique** ne se manifeste que par un léger épanchement séreux ou séro-sanguinolent sans réaction inflammatoire des parois qui présentent simplement, également développées sur les deux feuillets, des granulations miliaires jaunàtres. Celles-ci sont plus ou moins abondantes, rares ou au contraire confluentes.

Lorsque la péricardite accompagne une granulie subaiguë des séreuses nous l'avons vue présenter des parois un peu épaissies, plus vascularisées, avec quelques fausses membranes, et un épanchement moyennement abondant.

B) La **Péricardite sèche tuberculeuse** très rarement constatée en clinique est d'observation fréquente à l'autopsie des tuberculeux. Mais le malade était un tuberculeux pulmonaire et non un péricardique. C'est ce qui explique que certaines statistiques considèrent la péricardite sèche comme très exceptionnelle : Pelthier, par exemple, ne compte que 4 péricardites sèches sur un total de 82 péricardites tuberculeuses.

Anatomiquement cette péricardite sèche tuberculeuse ne se différencie souvent pas à l'œil nu de la péricardite rhumatismale. Les lésions intéressent les deux feuillets, épaississant surtout le feuillet pariétal : elles consistent en un aspect dépoli de la séreuse, avec exsudat fibrineux.

Le microscope seul peut parfois mettre en évidence les lésions spécifiques qui apparaissent dans la couche sous-séreuse sous forme de groupes de cellules géantes typiques. Aussi est-ce, pour GALLAVARDIN « un principe que de ne pas nier la nature tuberculeuse d'une péricardite sèche rencontrée à l'autopsie d'un bacillaire, même en l'absence de toute granulation apparente, avant d'en avoir pratiqué l'examen microscopique. »

Cette signature microscopique peut elle-même faire défaut si l'on en croit FROMBERG, qui a publié en 1913 la relation d'un cas de péricardite à bacilles de Koch constatés dans la paroi péricardique sans qu'il ait pu observer un seul élément histologiquement spécifique.

Y aurait-il une tuberculose inflammatoire du péricarde, selon la théorie de PONCET ? L. THÉVENOT et son élève MOYNET (*Th. de Lyon*, 1905) ont rassemblé sous cette étiquette treize cas de péricardites sèches pour la plupart survenues chez des bacillaires plus ou moins avérés, porteurs de lésions articulaires rhumatismales. Leur nature tuberculeuse aurait été mise en évidence par l'inefficacité du salicylate sur le rhumatisme, ce qui ne nous paraît pas constituer un argument suffisant : on sait, en effet, que souvent le salicylate n'a pas sur les lésions péricardiques du rhumatisme l'influence thérapeutique puissante qu'il exerce sur les lésions articulaires. L'expérimentation, non plus, dans les mains de LÉON BERNARD et SALOMON, n'est pas favorable à la thèse de la péricardite tuberculeuse inflammatoire. On voit les mêmes animaux inoculés présenter à côté de lésions d'endocardite tuberculeuse non spécifique des tubercules myocardiques et une péricardite folliculaire notoirement bacillaire.

C) **La péricardite tuberculeuse à épanchement** possède une physionomie anatomo-clinique tellement spéciale que, bien que plus rare, elle mérite une description plus détaillée.

Deux caractères, qui lui sont particuliers, sont à souligner d'abord. Ici, *la péricardite hémorragique est la règle, l'épanchement séreux l'exception, la purulence une rareté.* D'autre part l'épanchement peut acquérir parfois une abondance telle qu'on ne la retrouve dans nulle autre péricardite : cette notion a été bien mise en évidence par Sergent et Lafabrègue (1903) et par Bérard et Péhu (1906).

Nous envisagerons successivement la quantité de l'épanchement, sa nature, les lésions de la séreuse, et les altérations secondaires de voisinage.

a) Quantité de liquide épanché.

C'est un élément très variable ; le plus souvent il s'agit d'un épanchement de moyenne abondance de 50 à 200 grammes, mais les grands épanchements de 200 à 800 grammes ne sont pas rares.

Il existe enfin des cas où l'abondance du liquide dépassant 800 grammes, transforme le péricarde en une énorme poche pseudo-kystique. Bertaux, dans une thèse inspirée par Bérard et Péhu, de Lyon (1906-07) a rassemblé onze cas de ce genre. Ce sont ceux de

Trousseau (1841) 1.500 gr.	Hirtz (1898) 2.790 gr.
Chairou (1871) 1.000 gr.	Rendu (1900) 1.250 gr.
Richard (1878) 2.800 gr.	Faure (1902) 1.000 gr.
Richard (1879) 1.180 gr.	Richardière et Teissier (1904) 800 gr.
Darier et Sapelier (1882) 1.500 gr.	Bérard et Péhu (1906) 2.200 gr.
Hudelo (1888) 1.500 gr.	

A cette statistique, nous pouvons ajouter deux observations de Thayer, de Londres (1904), dont l'une concerne un épanchement de 1.250 cc. ; l'autre de plus de 1.200 et les cas ultérieurs de :

Meyer (1909) 1.200 gr.	P. E. Weil et Loiseleur (1915) 900 gr.
Geselschap (1910) 1.200 gr.	Tavernier et Serr (1918) 2.100 gr.
Jacob (1911) 1.500 gr.	
Mme Mercier-Bellevue (1911) 1.125 gr.	

Il n'est pas douteux que, faute d'observations nécropsiques.

nombre de ces énormes épanchements cliniquement latents sont passés inaperçus.

b) *Nature du liquide.*

L'épanchement est habituellement *hémorragique*. Le plus souvent rosé, « eau de groseille » selon l'expression de Bérard et Péhu, il est parfois rouge ou même brun foncé suivant qu'il est constitué par du sang pur récemment épanché ou qu'il résulte d'une poussée hémorragique relativement ancienne. Au contraire, la péricardite séro-fibrineuse est tellement exceptionnelle, qu'il n'en existe pas un seul cas probant parmi les 82 observations de péricardites tuberculeuses rassemblées par Pelthier dans sa thèse.

La péricardite tuberculeuse peut donner lieu, enfin, à un épanchement *purulent* — éventualité rare (4 fois sur 82 cas). — Pour Merklen, il s'agirait d'un épanchement séro-fibrineux ou hémorragique devenu secondairement purulent. Le pus lui-même peut être grumeleux et renfermer des concrétions calcaires qui peuvent amorcer un processus de calcification de la séreuse.

c) *L'état de la séreuse.*

Le péricarde se présente avec des feuillets pariétal et viscéral très épaissis : indurée, rigide, la séreuse a un aspect tomenteux, rougeâtre, ou gris verdâtre.

L'examen histologique montre une hypervascularisation des feuillets, un dépôt abondant de cellules rondes ou fusiformes noyées dans un stroma hyalin. La présence de cellules géantes y est habituellement constatée. Comme l'a observé et bien décrit Tripier dans le cas de Bérard et Péhu, on rencontre souvent de nombreux tubercules « isolés dans le tissu ou bien réunis pour former des groupes de trois, quatre ou même de véritables bandes scléreuses. Ils sont situés principalement dans la partie médiane du péricarde épaissi ».

Le tissu de néoformation se dispose en strates successives au niveau et en dedans de la couche adipeuse, qui normalement double la séreuse et facilite son glissement, d'où la rigidité anormale de la paroi et dans ces strates les vaisseaux néoformés ont une fragilité particulière : d'où le caractère hémorragique de l'épanchement.

Le myocarde sous-jacent au feuillet viscéral peut être ou non envahi par des masses tuberculeuses.

Le cœur lui-même est habituellement atrophié, mais ce n'est pas une loi absolue (il était hypertrophié dans le cas de BÉRARD et PÉHU.)

L'atteinte des ganglions médiastinaux de voisinage, hypertrophiés et même caséifiés, constitue une lésion constante. Il est probable que cette adénopathie, le plus souvent limitée aux ganglions dont le péricarde est tributaire, est secondaire à la péricardite.

Les lésions pleurales et surtout celles de la plèvre médiastine gauche étant mises à part, l'atteinte tuberculeuse des autres viscères est exceptionnelle. Au niveau des poumons, s'il existe des lésions tuberculeuses, elles sont discrètes et non récemment évolutives.

Les altérations des poumons (congestion des bases) et du foie (également congestif) sont celles des viscères cardiaques ; aussi ces péricardites se présentent-elles anatomiquement comme des lésions isolées, de véritables cardiopathies.

D) La **péricardite symphysaire tuberculeuse** peut revêtir tous les aspects anatomiques classiquement attribués à la symphyse du péricarde, mais le propre de la symphyse tuberculeuse est d'être habituellement épaisse, « en carapace ».

Exceptionnellement, il s'agit d'une *symphyse molle*, d'épaisseur minime : c'est le cas de la péricardite adhésive récente avec lésions inflammatoires, simples exsudats fibrineux limitant de petites logettes remplies de quelques gouttes de liquide pour faire place ailleurs à des membranes adhésives : la symphyse n'est que partielle et l'on peut retrouver entre les feuillets adhérents un plan de clivage.

L'aspect est tout autre dans la grande symphyse tuberculeuse constituée. Dès l'ablation du plastron sterno-costal, on constate l'existence d'adhérences entre la face externe et antérieure du péricarde et le sternum : elles sont formées de trousseaux fibreux ou de lames scléreuses, surtout dans la moitié gauche du péricarde.

L'étendue de cette zone d'adhérences péricardo-sterno- chondrales est plus grande lorsque la symphyse a été précédée d'une péricardite à épanchement qui a rendu plus intimes les rapports du péricarde distendu avec la paroi thoracique. Il faut se livrer à une dissection laborieuse, parfois sculpter dans le tissu fibrolardacé pour dégager les faces latérales du péricarde des plèvres également symphysées : le poumon fait corps avec le cœur, ou plutôt ces organes paraissent inclus dans un conglomérat englobant tout le médiastin. Les difficultés sont habituellement moindres pour dégager la face postérieure du péricarde du plan œsophago-vasculaire du médiastin postérieur. Ces adhérences périphériques constituent la « *péricardite externe* » qui a son expression la plus haute dans la *médiastinite calleuse tuberculeuse* qui englobe le médiastin sus-péricardique avec ses paquets ganglionnaires, ainsi que l'origine des gros vaisseaux de la base qui peuvent être enserrés, comprimés et déviés. Dans un cas d'IMMERWOL (1901) concernant une enfant de 4 ans, la veine cave inférieure était comprimée par du tissu fibreux développé surtout en arrière du cœur.

Lorsque, dans les formes de symphyses plus limitées, on est parvenu à isoler la carapace péricardique, et qu'on l'incise on constate qu'elle est formée par une paroi épaisse de un à deux centimètres de constitution variable. La *forme fibreuse* présente un tissu homogène ferme, sans formation nodulaire visible. Plus fréquente, la forme *fibro-caséeuse* est constituée par des feuillets épais blanc nacré en certains points renfermant des tubercules crus, en îlots jaunâtres, ou même des foyers caséeux, atteignant le volume d'une noisette ou d'une noix. La périphérie des feuillets est semée de granulations grises. Enfin, il existe une forme *fibrocalcaire*, caractérisée par la présence de plaques cretacées ; ces plaques sont souvent considérées comme le reliquat d'un épanchement purulent ancien : il importe de noter cependant que leur présence a été constatée chez l'enfant (RAYNAUD) et que dans un cas relativement récent (1921) ALLESSIO a observé la coexistence d'une symphyse partielle avec calcification et d'un petit épanchement hémorragique dans les parties non soudées, ce qui tend à prouver que la calcification contemporaine d'une péricardite évolutive non purulente, peut succéder à un processus de même ordre. Cette observation montre aussi la succession des différents stades de la péricardite simple à la symphyse, processus que l'examen anatomique ne permet que rarement de surprendre. Le plus souvent, l'autopsie ne montre que des lésions de symphyse pure dans lesquelles il est illusoire de rechercher les traces de la cavité ou même des feuillets normaux de la séreuse.

Le cœur lui-même enserré dans sa gangue fibreuse n'est pas habituellement hypertrophié (WEILL), contrairement à ce que l'on observe (chez les enfants surtout) dans les symphyses non tuberculeuses : le myocarde est le plus souvent macroscopiquement normal'; dans certains cas exceptionnels, on y découvre à l'incision des lésions nettement tuberculeuses, parfois même de gros tubercules, comme l'un de nous a pu l'observer.

L'examen histologique de la paroi péricardique permet parfois de retrouver, en certains points, l'architecture normale de la séreuse qui paraissait abolie, avec ses deux feuillets fibreux séparés par des fentes tapissées d'un endothélium épithélioïde. Mais cette disposition, habituelle dans les symphyses rhumatismales, comme l'ont montré RENAUT et LACROIX, fait le plus souvent défaut dans la symphyse tuberculeuse constituée : entre les feuillets fibreux externe et interne existe une zone épaisse de tissu embryonnaire, renfermant par places des cellules géantes plus ou moins typiques. En d'autres points la couche embryonnaire fait place au caséum ; c'est à la limite de cette zone que l'on rencontre surtout les bacilles de Koch (REGAUD).

Le myocarde lui-même peut ne présenter aucune altération (WEILL) ou de simples lésions superficielles d'oedème sous-péricardique — lésions minimes contrastant avec les altérations profondes de myocardite si fréquente dans les symphyses rhumatismales. Il faut signaler cependant la possibilité de lésions spécifiquement tuberculeuses du myocarde bien que ce soit un fait exceptionnel.

Les *lésions à distance* ne font jamais défaut à l'autopsie d'un sujet mort de péricardite symphysaire tuberculeuse. Si nous exceptons les lésions médiastinales qui sont habituelles — mais ne font qu'un avec les lésions péricardiques, qu'il s'agisse d'adénopathies simple ou caséeuse — ou de médiatinite calleuse — on peut observer d'une part des lésions des séreuses, d'autre part des lésions viscérales.

Parmi les altérations des séreuses c'est la pleurésie surtout gauche (COLRAT) ou même la symphyse pleurale qui constitue la lésion la plus fréquente : il peut s'agir de réactions pleurales purement cardiaques mais la tuberculose est aussi souvent en cause : les lésions sont alors contemporaines ou plus souvent la péricardite est secondaire à l'atteinte pleurale.

Mais l'étage sus-diaphragmatique n'est pas seul atteint : il existe une péritonite surtout péri-hépatique, qui fait partie intégrante du syndrome anatomo-clinique de la péricardite symphysaire, comme PICK, de Prague, a eu le mérite de le montrer, dès 1896. Le foie « *glacé* », selon l'expression classique, est, en effet, comme enrobé dans une épaisse coulée blanchâtre de néoformations fibreuses : lisse et nacrée en surface, cette capsule pousse dans la profondeur, en plein parenchyme hépatique de nombreux prolongements, qui apparaissent sur les coupes sous forme de pointes, de digitations ou de dentelures : le microscope décèle parfois dans cette gangue la présence de follicules tuberculeux. La péritonite fibreuse et adhésive peut être généralisée à tout l'abdomen. C'est dans ce cas surtout que l'on peut considérer la péricardite comme la manifestation primordiale, mais non primitive, d'une *périviscérite* tuberculeuse.

Les lésions viscérales sont de deux ordres : les unes, commandées par la déficience cardiaque, sont celles que l'on observe à l'autopsie de tout asystolique : ce sont les « viscères cardiaques » que l'on rencontre constamment chez les sujets morts de péricardite symphysaire, souvent même à l'exclusion de toute autre lésion : il s'agit d'œdèmes, de congestion surtout, plus rarement d'infarctus. Les autres lésions, plus particulières à la symphyse tuberculeuse, intéressent avec prédilection le foie. Indépendamment de la péri-hépatite, témoignage de péritonite, mais parfois aussi de lésions parenchymateuses sous-jacentes, en plus de la congestion cardiaque particulièrement accusée, il existe soit de la cirrhose, soit même des lésions spécifiquement tuberculeuses.

La *cirrhose* a été signalée par PICK et rencontrée souvent depuis : il ne s'agit pas d'une cirrhose atrophique mais d'une sclérose s'associant à la congestion hépatique.

La *tuberculose* évoluant aussi sur un foie congestif se caractérise par la présence de nodules tuberculeux typiques : c'est le foie cardio-tuberculeux décrit par HUTINEL (1893), par MOIZARD et JACOBSON (1898) chez l'enfant où on le rencontre avec le plus de fréquence et par MOUISSET et BOUTAVANT (1895) chez l'adulte.

Mais il faut bien savoir que même chez l'enfant (WEILL) les lésions tuberculeuses du foie sont exceptionnelles et que le plus souvent il ne s'agit que d'un foie cardiaque.

PATHOGÉNIE.

La diversité des lésions, le caractère transitoire, la tendance à la résolution dans quelques cas (certaines péricardites aiguës sèches ou même à épanchement moyen) l'évolutivité et l'organisation progressive des néoformations dans la plupart des cas rendent compte de la diversité des réactions cliniques.

Les péricardites aiguës s'accompagnent de réactions analogues à celles que l'on observe dans les pleurésies séro-fibrineuses : inflammatoires, elles réagissent comme telles sur le myocarde mais elles ne sont pas vraiment asystolisantes.

Il en est de même des symphyses molles du péricarde qui troublent peu le jeu du muscle cardiaque : mais de telles symphyses sont rarement le fait de la tuberculose.

Les péricardites à grand épanchement sont aussi remarquablement tolérées, pendant longtemps, parce que le liquide se développe progressivement dans une séreuse extensible et dans un médiastin dilatable.

Tout autre est le processus de la péricardite symphysaire. Encore doit-on distinguer entre la symphyse interne, endogène, pourrait-on dire, et les symphyses externes.

La première succède à une péricardite primitive : les exsudats se sont organisés et des tubercules se développent et se caséifient au sein d'un tissu fibreux relativement peu dense. A part l'adénopathie trachéo-bronchique qui ne fait pas défaut, le médiastin ne réagit pas. C'est une symphyse relativement bien tolérée, souvent latente en clinique (WEILL).

A l'inverse, la péricardite symphysaire externe ou exogène est caractérisée par une inflammation à tendances fibro-plastiques, d'origine pleurale le plus souvent, qui organise autour du péricarde et à l'intérieur de la séreuse épaissie un réseau d'adhérences serrées et rétractiles. De larges bandes fibreuses fixent le péricarde à la paroi sterno-costale, au diaphragme, enserrent parfois les troncs vasculaires des veines caves ou de l'aorte, diffusant vers le médiastin supérieur ou vers la colonne.

La cavité péricardique étant abolie, il ne se forme pas comme dans les symphyses rhumatismales cette pseudo-séreuse graisseuse, qui, comme l'ont montré BARD et TELLIER, permet aux ventricules un jeu presque normal. Ici, c'est un bloc compact ; la paroi fibreuse fait corps avec le myocarde comme avec la plèvre médiastine et le tissu cellulaire rétro-sternal.

Le cœur est encerclé, puis emmuré dans une gangue inextensible qui le cloue à la cage thoracique, et rend celle-ci parfois solidaire de ses propres mouvements. Comme l'a admirablement dit WEILL « il ne peut utiliser son procédé habituel de compensation, l'hypertrophie de ses parois. Il ne peut davantage, comme lorsqu'il est à bout de forces et libre, se dilater et créer des souffles d'insuffisance fonctionnelle. *Il est comme dans une oubliette,* condamné à une fin obscure, et il assiste inaperçu aux effets lointains de sa déchéance ».

Il en résulte que la péricardite symphysaire se comporte comme « une asystolie périphérique sans participation du cœur. »

Le retentissement périphérique de cette insuffisance cardiaque s'exerce sur toute la circulation veineuse, mais avec électivité au niveau du foie : point n'est besoin pour expliquer cette asystolie hépatique d'invoquer la compression de la veine cave inférieure au niveau de son court trajet péricardique : l'inextensibilité des cavités droites suffit. La compression vasculaire est plus justement mise en cause dans les cas très exceptionnels d'œdèmes ou de thromboses dans le domaine de la veine cave supérieure (ASHBY).

Mais les troubles circulatoires n'expliquent pas tout. La péricardite tuberculeuse, surtout symphysaire, en tant que tuberculose d'une séreuse n'est souvent qu'une localisation, prédominante comme gravité, mais non pas unique ou primitive d'une polysérite (COURCOUX) ou mieux d'une *périviscérite*. C'est là l'affection primitive qui a frappé la plèvre ou le péritoine péri-hépatique avant même de léser le péricarde. Les altérations du foie, très contingentes d'ailleurs, qu'il s'agisse de cirrhose ou de lésions spécifiquement tuberculeuses sont secondaires à la péritonite localisée : s'il s'agit de cirrhose, c'est la cirrhose *sous-capsulaire* de DÉJERINE et HUET, ou *péri-hépatogène* de GILBERT et GARNIER. Secondaires, de même, sont, sous la symphyse, les altérations du myocarde, lorsqu'elles existent.

WEILL a insisté à juste titre sur l'intégrité habituelle des viscères cernés, indice saisissant de la nature tuberculeuse du processus péri-viscéral.

Ainsi la symphyse péricardo-périhépatique réalise le plus bel exemple clinique de la péri-viscerite sèche adhésive et sclérogène.

ETUDE CLINIQUE.

C'est chez l'adolescent et l'adulte jeune que la tuberculose péricardique revèt ses aspects les plus variés : ce sont ces formes de péricardite que nous prendrons comme types, envisageant à part les modalités cliniques particulières à l'enfance et à la vieillesse.

A) FORME LATENTE.

« De toutes les inflammations chroniques que la tuberculose détermine en se localisant au niveau d'une membrane séreuse, la péricardite chronique est peut-être la plus insidieuse et en même temps la plus fréquemment méconnue chez l'adulte... Même chez un tuberculeux avéré, *la péricardite bacillaire est d'ordinaire latente*, ne se manifestant, quand elle ne s'accompagne pas d'épanchement considérable, par aucun phénomène clinique révélateur. » Cette opinion, formulée par LETULLE, en 1894, avait déjà été émise par THAON en 1872, et par HAYEM et TISSIER (1887). Depuis, malgré les progrès de l'investigation clinique et l'aide que lui a apportée la radioscopie, bien des péricardites tuberculeuses, probablement le plus grand nombre, restent encore insoupçonnées durant la vie du malade.

Au cours de la granulie, l'atteinte du péricarde, même lorsqu'elle constitue la localisation prédominante, passe inaperçue et cela se conçoit.

L'atteinte péricardique reste dans l'ombre, aussi, chez le tuberculeux pulmonaire, aux plèvres plus ou moins symphysées, cachectique, et de ce fait, dyspnéique, qui présente une péricardite sèche ou à petit épanchement, épisodique ou terminale : une auscultation méthodique et réitérée peut seule, en faisant percevoir un frottement, déceler cette lésion.

Mais il y a plus : alors même que la péricardite se présente et évolue comme une localisation précoce et isolée de la tuberculose, elle peut rester latente et méconnue quelle que soit sa forme anatomique.

BLECHMANN, reproduisant une statistique des Hôpitaux de Londres portant sur 238 cas de péricardite à épanchement, note leur latence dans 40 % des cas : bien qu'il s'agisse ici de péricardites de causes diverses, il n'est pas douteux que la tuberculose y a participé pour la majeure part.

S'agit-il de péricardite symphysaire ? LETULLE, HAYEM et TISSIER soulignent sa latence fréquente : mais latence ne signifie pas toujours absence de troubles. Le fait que chez un sujet à état général altéré, se cachectisant, peu dyspnéique, tardivement œdématié, rien n'attire l'attention sur une lésion péricardique, suffit pour faire considérer comme latente une péricardite symphysaire mortelle, et c'est dans ce sens que la statistique de PELTHIER donne comme latents 19 des 30 cas de symphyse cardiaque de l'adulte rassemblés dans sa thèse.

B. Péricardite sèche, aiguë ou subaiguë.

La péricardite sèche observée assez fréquemment à l'autopsie de tuberculeux pulmonaires évolués n'a pas eu d'expression clinique. Il n'en est pas de même de la péricardite survenant comme manifestation cliniquement primitive.

Le malade a éprouvé en même temps que des symptômes fébriles survenus brusquement une légère dyspnée, des palpitations et le plus souvent un point douloureux précordial. C'est cette *précordialgie* qui attire l'attention sur le cœur.

L'examen clinique se résume dans la constatation au niveau de la région méso-cardiaque de *frottements péricardiques* d'intensité très variables. Le plus souvent assez discrets, typiques (sans propagation), ils peuvent être exceptionnellement intenses et propagés, témoin le cas de TEYSSIER (1918) concernant un spahi marocain, chez lequel un frottement péricardique se propageait jusque dans le dos.

Parfois la péricardite coexiste avec une pleurite réalisant une forme bénigne de *polysérite sèche* (COURCOUX), qui peut guérir sans laisser de reliquats.

Isolée, la péricardite sèche peut évoluer soit vers une résolution apparente avec disparition des troubles généraux (forme aiguë), soit plus souvent vers une atténuation lente des troubles survenus eux-mêmes à bas bruit : c'est la forme subaiguë ; mais sournoisement, lentement, l'une et l'autre forme évoluent le plus souvent vers la symphyse — tolérée ou non — ce qui aggrave singulièrement leur pronostic éloigné.

C. PÉRICARDITES A ÉPANCHEMENT.

Une plus grande diversité de tableaux cliniques caractérise les péricardites tuberculeuses à épanchement. Certaines d'entre elles, à épanchement moyen, survenant chez un tuberculeux ancien, porteur de lésions pulmonaires avancées se caractérisent par leur latence jusqu'à la fin. Il peut en être de même de péricardites survenant chez des tuberculeux récents atteints d'autres lésions des séreuses. Mais deux formes surtout acquièrent une réelle individualité clinique : la forme aiguë, exceptionnelle, et la péricardite à grand épanchement. L'épanchement péricardique donne parfois lieu chez l'enfant à une symptomatologie spéciale que nous envisagerons à part.

a) **Péricardite aiguë.**

Le début peut être celui de la péricardite sèche aiguë caractérisé par des douleurs précordiales très vives, parfois pongitives, pouvant réaliser le syndrome d'angor, accompagnées de fièvre élevée, d'asthénie. Mais le plus souvent la douleur cède le pas à l'essoufflement qui va croissant et domine la scène clinique.

C'est une dyspnée angoissante, qui rapidement impose des attitudes anormales au malade, particulièrement la position *genupectorale* (HIRTZ), qui atténuent un peu la gêne respiratoire.

Les signes physiques sont ceux d'une péricardite à épanchement moyen ; parfois la persistance de frottement témoigne de la transformation d'une péricardite sèche. En l'état, la zone de matité précordiale paraît augmentée et si l'on a eu le soin, au début, de délimiter l'aire précordiale, on constate que cette augmentation de la zone mate se fait d'une façon régulièrement concentrique et progressivement (BOVAIRD).

Souvent, et de façon précoce, on pourra constater le signe de Rörch : existence d'une bande de matité le long du bord droit du sternum, particulièrement au niveau du Ve espace chondrosternal.

Par contre, l'auscultation ne dénote généralement aucune altération ; l'éloignement des bruits du cœur, signe de réaction myocardique, manque le plus souvent dans la péricardite tuberculeuse.

Les signes périphériques font fréquemment défaut.

La Radioscopie montre une extension de l'ombre cardiaque et une atténuation des battements.

La ponction, lorsqu'elle est pratiquée, donne issue à un liquide plus ou moins hémorragique.

La progression de l'épanchement est rapide, et la mort peut survenir du fait de l'épanchement sans que celui-ci ait acquis un volume énorme, le cœur n'ayant pas eu le temps de s'adapter à une compression trop rapidement constituée.

Mais souvent aussi l'épanchement se maintient à un volume moyen ; les signes fonctionnels s'atténuent, l'état général s'améliore et l'on peut assister, avec ou même sans ponction, à la résorption du liquide. Ce peut être la guérison, mais, plus souvent peut-être, la transformation se fait de façon latente en une péricardite symphysaire.

Cette forme de péricardite tuberculeuse aiguë, d'allure inflammatoire, individualisée par les observations de HUCHARD. RICHARDIÈRE et TEISSIER (1904), qui l'ont observée chez l'enfant, peut être considérée, ainsi que le fait remarquer GALLAVARDIN, comme le pendant de la pleurésie aiguë séro-fibrineuse. Elle n'est pas exceptionnelle chez le vieillard, ainsi que l'ont montré les recherches de ROUSSEAU, de LEJARD, de MOUSSET et BOUCHUT, et nos propres constatations (PIC et BONNAMOUR).

b) **Péricardite à grand épanchement.**

Appartenant en propre à la tuberculose, évoluant de façon subaiguë suivant un tableau clinique particulier, la péricardite à grand épanchement, bien qu'exceptionnelle, mérite une description plus détaillée.

Signalée par SERGENT, en 1893, à propos d'une observation personnelle, la première classique, puis par RENDU (1901), BOINET (1904) elle a fait l'objet d'une étude plus complète de BÉRARD et PÉHU (1907). Les faits ultérieurement signalés n'ont rien changé au tableau clinique qu'ils ont esquissé : seuls, le diagnostic et la thérapeutique ont été modifiés par l'emploi de la pneumo-séreuse.

La péricardite à grand épanchement survient le plus souvent chez des adultes jeunes (entre 19 et 40 ans). Cependant le cas de RICHARDIÈRE et TEISSIER concernait un enfant de 10 ans. Il s'agit d'un malade sans passé tuberculeux constaté (l'observation de HUDELO (1883) fait exception). La maladie évolue en deux phases, la phase latente et la phase d'asystolie.

1. *Phase latente.*

Le début est très insidieux. Le premier symptôme accusé, *la dyspnée*, qui restera le trouble dominant, est d'abord une dyspnée d'effort et peut affecter ce caractère pendant des semaines et même des mois. Peu à peu cependant l'essoufflement devient constant et c'est à cause de lui que le malade vient consulter. Il n'accuse ni douleur, ni angoisse précordiale, ni même dysphagie. Cette indolence paradoxale des grands épanchements opposée aux vives douleurs accusées dans les péricardites aiguës à faible épanchement est tout à fait comparable à ce qui s'observe dans les pleurésies (TRIPIER) où les plus petites collections liquidiennes sont souvent les plus douloureuses.

2. *Phase d'asystolie.*

Le malade prend peu à peu l'allure d'un grand cardiaque : les œdèmes périphériques et viscéraux apparaissent ; puis l'ascite

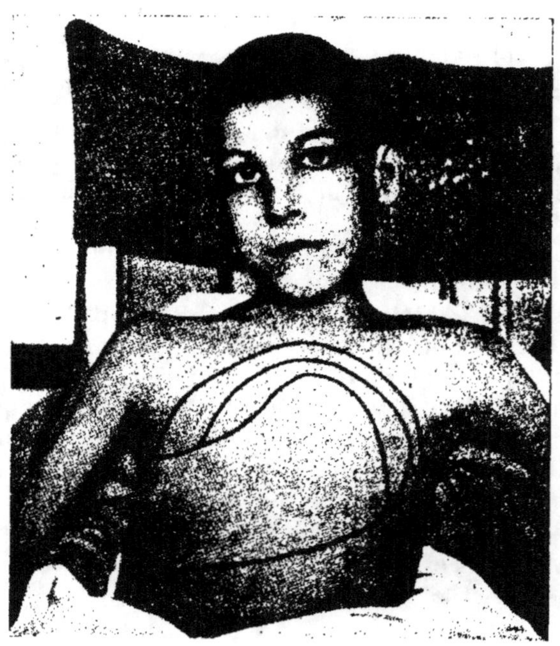

FIG. 1. — *Péricardite à grand épanchement.*
Limites successives de l'épanchement
(indiquées par des traits concentriques)
ex BOUVARD *in* th. de BLECHMANN

et les épanchements pleuraux, qui récidivent après les ponctions. Il s'agit souvent d'une asystolie hépatique, mais la gêne respiratoire croissante se traduit par de la cyanose.

L'état général est, à cette période, très altéré : l'amaigrisse-

ment de la face contrastant avec les œdèmes périphériques, donne
au malade un aspect insolite chez un cardiaque.

Signes physiques.

L'examen est habituellement pratiqué pour la première fois
alors que le grand épanchement est déjà constitué. L'inspection
ne permet de constater une voussure que de façon inconstante et

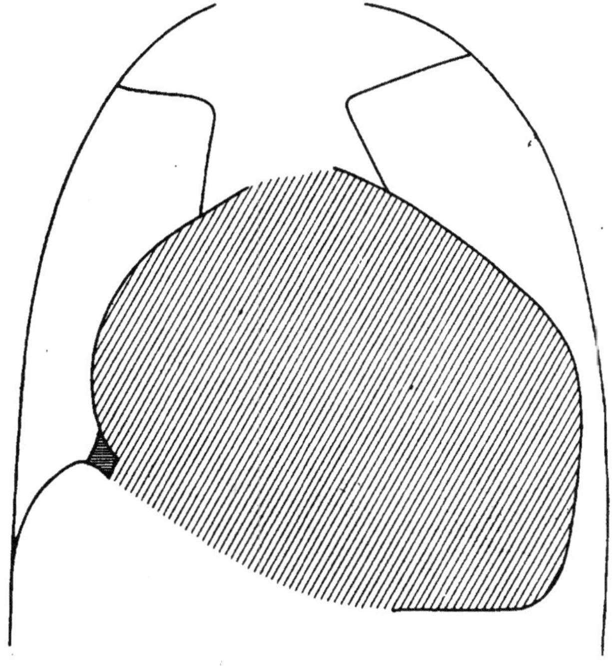

Fig. 2.

Péricardite tuberculeuse à gros épanchement (la ponction
a retiré 750 cc. de liquide hémorragique). Orthodiagramme
dû à l'obligeance de MM. Gallavardin et Gravier.

seulement chez les sujets jeunes et maigres. La disparition du
choc de la pointe est plus habituelle ainsi que l'élargissement de
la zône de matité précordiale.

L'auscultation fait entendre des bruits assourdis ; leur timbre peut cependant rester normal, témoin le cas de Hirtz (1898) où l'épanchement atteignait 2.790 grammes. Fait également paradoxal, des frottements peuvent persister.

A la phase d'asystolie, le cœur est en tachy-arythmie. Le pouls paradoxal de Kussmaul a été constaté.

Aspect radioscopique.

L'image radioscopique, bien étudiée par Destot dans le cas de Bérard et Péru est celle d'une grosse opacité médiane, de forme semi-lunaire, à base diaphragmatique, occupant presque tout le thorax, sauf de minces marges latérales de clarté pulmonaire, celle de droite étant mieux conservée.

Destot a pu constater que, malgré l'abondance de l'épanchement, les bords de l'aire opaque peuvent être soulevés par des battements atténués mais visibles synchrones à ceux du pouls.

Cet aspect à l'écran est l'élément sémiologique le plus typique de la péricardite à gros épanchement, avant la ponction.

Ponction.

La paracentèse du péricarde donne issue à une grande quantité de liquide, mais, ainsi que l'a récemment fait remarquer Gallavardin, il ne faut pas s'attendre à un écoulement rapide par le trocart : malgré un débit goutte à goutte on peut avec de la patience, arriver à retirer plus de 800 cc. Le liquide, habituellement rosé, renferme de nombreuses hématies, mais sa formule leucocytaire est variable : classiquement c'est une lymphocytose (Rendu, Weill, Descos) ; en réalité la formule est irrégulière, le plus souvent lymphocytaire, elle peut comporter une polynucléose ou se caractériser par l'abondance des cellules endothéliales ainsi que l'ont montré Gallavardin et Gravier (1926).

Barié a pu mettre en évidence dans ce liquide des bacilles de Koch. L'inoculation en est positive.

Après la ponction, l'épanchement se reproduit avec rapidité.

Évolution et terminaison.

Qu'elle soit abandonnée à elle-même ou ponctionnée de façon réitérée, la péricardite à grand épanchement évolue habituellement comme une cardiopathie non compensée. C'est une asystolie rapidement progressive, sans rémissions vraies, avec des accidents tels que des thromboses veineuses que l'on observe souvent en pareil cas. Ce peut être aussi le tableau de la cachexie cardiaque.

Enfin, on a pu voir l'épanchement se résorber et guérir (Rendu) ou, après une période latente de plusieurs années se terminer par une symphyse (Mouriquand, Bertoye et Charleux). L'évolution vers la symphyse peut être anormalement rapide et se faire en quelques mois (Gallavardin).

c) **Péricardite à épanchement de l'enfant : forme pseudo-pleurétique.**

Chez l'enfant, comme chez l'adulte, la péricardite tuberculeuse peut revêtir la forme aiguë inflammatoire ou avoir les allures lentement progressives de la péricardite à grand épanchement : le tableau clinique et la plupart des symptômes sont ceux observés chez l'adulte. Il est cependant une particularité sémeiologique qui tient aux petites dimensions du thorax infantile qui ne permettent pas aux poumons de fuir devant l'épanchement : c'est l'aspect *pseudo-pleurétique* de la péricardite.

Simultanément (1889) Pins, à Vienne, et Perret et Devic à Lyon, ont attiré l'attention sur cet aspect insolite.

Pins, constatant dans certaines péricardites à épanchement abondant *ou même moyen*, l'existence déjà signalée antérieurement d'une zone de matité et de souffle à la base gauche a montré que ces symptômes disparaissent ou tout au moins s'atténuent par l'inclinaison du petit malade en avant dans l'attitude genu-pectorale. Ce signe, constaté par Pins chez six de ses malades, est souvent en défaut (Weill).

La thoracentèse postérieure, pratiquée en vue d'évacuer l'épanchement pleural inexistant a pu, en pareil cas, donner issue au liquide péricardique (Ahsby).

Perret et Devic distinguent de cette forme pseudo-pleurétique, la forme *broncho pneumonique* où l'on constate, en plus de la matité et du souffle, des râles attribuables à l'existence simultanée d'une bronchite.

d) Forme pleuro-péricardique.

Nous ne faisons que signaler cette forme de polysérite étudiée par AMEUILLE. L'atteinte péricardique est masquée cliniquement par l'épanchement pleural et ce n'est qu'après l'assèchement de la plèvre par une thoracentèse que l'on peut, surtout si l'on a eu recours à la pneumo-séreuse, délimiter cliniquement les signes propres de l'épanchement péricardique et observer son aspect radiologique.

D. PÉRICARDITE SYMPHYSAIRE.

La symphyse péricardique tuberculeuse peut être l'aboutissant d'une péricardite sèche, ou même à épanchement, déjà constatée et diagnostiquée : c'est l'exception.

Le plus souvent, en clinique, elle se présente comme une affection autonome évoluant progressivement, sans que l'attention ait été antérieurement attirée sur le péricarde. Lors même que la symphyse est constituée, le silence péricardique contraste souvent avec l'intensité des manifestations à distance.

Il est des cas cependant nombreux où la symphyse péricardique reste une affection *latente*, soit que chez un tuberculeux ancien, à lésions pulmonaires prédominantes, la péricardite évolue dans l'ombre des autres lésions et que la mort survienne du fait d'une autre cause, méningite ou granulie soit que, primitive, elle réalise la forme cachectique de l'asystolie.

Lorsqu'elle a une expression clinique, la péricardite symphysaire ne donne lieu, le plus souvent, qu'à des *symptômes ectopiques* (WEILL), mais certains d'entre eux affectent avec elle des liens qui doivent faire soupçonner sa présence lorsqu'on les constate. C'est le cas, en particulier pour les signes d'asystolie à prédominance hépatique ou pour les épanchements multiples des séreuses. Ces manifestations donnent lieu à des formes cliniques que nous envisagerons d'abord, étudiant ensuite les signes physiques cardiaques ou vasculaires, également contingents ou présents dans toutes les formes.

a) **Forme hépato-ascitique (Pseudo-cirrhose ou syndrome de Pick.)**

Cette forme a été individualisée par PICK, de Prague, en 1896, sous le nom de « Péricardite chronique évoluant sous l'aspect d'une cirrhose hépatique ». Avant lui, WEINBERG (1887), HAYEM et TISSIER (1889) avaient bien noté la fréquence de la congestion du foie chez les symphysaires ascitiques ; HUTINEL avait aussi décrit les cirrhoses cardiaques et tuberculeuses chez l'enfant (1894), mais sans isoler aussi nettement que ne l'a fait le clini-cien de Prague cette forme clinique de la symphyse : aussi est-il légitime de lui conserver le nom de *syndrome de Pick* qui lui est souvent attribué.

On peut considérer ce syndrome comme l'expression clinique la plus fréquente de la symphyse tuberculeuse non latente. On l'observe également chez l'adulte jeune et chez l'enfant.

I) *Chez l'adulte.*

PICK, HAYEM et TISSIER, MOUISSET, de Lyon, et son élève BOU-TAVANT (1899) ont fixé les traits essentiels de cette forme clinique.

Il s'agit d'un homme jeune qui vient consulter pour des troubles qui rappellent les symptômes d'une cirrhose alcoolique du foie.

Le début a souvent été marqué par des *épistaxis* (LETULLE, FRANCK, HAYEM et TISSIER) puis rapidement le malade a vu son ventre augmenter de volume, a éprouvé quelque essoufflement, a constaté l'apparition d'œdème au niveau de ses malléoles.

L'aspect est celui d'un malade amaigri, au teint subictérique (l'ictère très léger peut être limité aux conjonctives).

L'examen objectif se porte d'emblée sur l'abdomen qui est con-sidérablement augmenté de volume, présente souvent une cir-culation veineuse collatérale évidente. Sous l'ascite, qui ne fait jamais défaut, on peut percevoir, surtout après la ponction, un foie *hypertrophié*, sensible au palper et constater l'augmenta-tion de volume de la rate, cette spléno mégalie étant moins ac-cusée habituellement que dans une cirrhose pure.

Au niveau du thorax, on constate des signes d'épanchement pleural généralement bilatéral.

L'examen cardiaque peut ne faire constater aucun signe pathologique ; d'autres fois, un examen minutieux mettra en évidence un ou plusieurs des nombreux signes attribués à la symphyse.

Les membres inférieurs présentent du subœdème.

Les urines, émises en moindre quantité que la normale, renferment de l'albumine et de l'urobiline.

L'évolution, assez lentement progressive, peut être entrecoupée de rémissions (VIERORDT), d'ailleurs exceptionnelles. Les ponctions d'ascite, les thoracentèses répétées deviennent de plus en plus nécessaires.

La durée de l'affection est de quatre à huit mois ; la mort survient par asphyxie lente, thromboses veineuses, ou du fait de complications infectieuses intercurrentes.

II. *Chez l'enfant.*

« La prédominance des phénomènes hépatiques est la règle dans l'asystolie infantile ». (MARFAN). Aussi la forme hépato-ascitique est-elle plus fréquente encore chez le jeune que chez l'adulte.

HUTINEL (1889), WEILL dès 1895, dans son traité des maladies du cœur chez les enfants (et dans la thèse de son élève BOISSIN) et surtout MOIZARD et JACOBSON (1898) ont tracé le tableau de cette forme hépato-ascitique de l'enfant.

Les symptômes sont pour la plupart les mêmes que ceux de l'adulte : le petit malade se présente au début comme un cirrhotique, fait tout à fait insolite à cet âge : il y a des épistaxis, de l'ascite avec hépatomégalie, grosse rate, urines rares, albumineuses, de l'urobilinurie, de la glycosurie alimentaire (HUTINEL), mais certains caractères différencient ce tableau de celui observé chez l'adulte : la ressemblance est moindre avec la cirrhose ; l'hypertrophie du foie est relativement plus considérable, elle est indolore. Il y a surtout, même à la phase cirrhotique une *dyspnée* plus vive et une *cyanose* précoce qui manque chez l'adulte ; cette cyanose marche de pair avec la dyspnée ; comme elle, elle s'atténue et s'exagère par crises (HUTINEL).

Il est singulier de constater qu'alors que la dyspnée est plus vive, les épanchements pleuraux, habituels chez l'adulte, sont ici inconstants. Il est vrai qu'un examen thoracique minutieux et surtout la radioscopie montrent des signes d'adénopathie trachéo-bronchique de façon presque constante.

A la phase cirrhotique, fait suite une phase vraiment cardiaque et l'évolution est assez longue (souvent plus d'un an) pour que l'on puisse constater, sous l'influence de l'insuffisance hépatique et de la gêne circulatoire, un arrêt de développement. Il se crée également des déformations des doigts, comme dans la maladie bleue.

La mort survient enfin, soit par asphyxie mécanique, soit du fait d'une granulie tardive.

b) **Forme de périviscérite.**

Nous avons vu la péricardite tuberculeuse, sèche ou à épanchement coexister avec une pleurésie — surtout gauche — ou lui succéder : la pleurésie est en effet presque toujours antérieure à l'atteinte péricardique.

La péricardite symphysaire elle-même succède habituellement à une pleurésie à épanchement, purulent dans plus de la moitié des cas (MOURIQUAND) presque toujours lorsqu'il s'agit d'une péricardite externe.

Il est cependant une forme clinique qui acquiert son autonomie du fait qu'un même processus symphysaire englobe en même temps les plèvres, le péricarde et les organes médiastinaux. C'est la *médiastino-péricardite adhésive de Griesinger-Kussmaul*. dont la forme grave constitue un des types de *périviscérite* décrits par HUCHARD et DEGUY et LABADIE-LAGRAVE.

Le syndrome clinique est celui d'une cardiopathie asystolisante sans signes physiques locaux autres que ceux révélés par la radiologie (et que nous envisagerons à part) mais avec une note médiastinale plus ou moins marquée. Le malade accuse de la *précordialgie*, des tiraillements profonds, une névralgie phrénique rebelle. Fait exceptionnel dans les péricardites tuberculeuses il peut y avoir des signes de compression vasculaire (souffle. œdème de Stockes) observés par ASHBY, BALZER, compression œsophagienne (dysphagie), compression nerveuse (paralysie du récurrent. THAYER, 1904). compression trachéo-bronchique. dyspnée, souffle juxta vertébral ou au contraire zone de silence respiratoire). Le malade est cyanosé. Le plus souvent, il coexiste des signes d'asystolie hépatique, mais ils ne sont pas au premier plan. La mort survient généralement par asphyxie ; elle peut être subite.

c) **Forme d'anasarque.**

Les premières observations signalées de symphyse tuberculeuse du péricarde appartenaient à cette forme : c'est le cas de celles de MILLIARD (1856) et de CORNIL (1872). WEILL et surtout MARFAN l'ont décrite chez l'enfant ; MERKLEN chez l'adulte.

Le tableau clinique peut être assez analogue à celui de la forme hépato-ascitique pour que l'on hésite à ranger dans l'une ou l'autre forme tel cas clinique de transition. Il en est ainsi, en particulier, lorsqu'on se trouve en présence de la forme *pseudo-péritonéale* où l'ascite prédomine, où le foie et même la rate peuvent être hypertrophiés en tant que viscères cardiaques.

Mieux différencié est le syndrome *pleuro-péritonéal* qui dans un premier stade rappelle la forme FERNET-BOULLAND de la tuberculose des séreuses avec d'emblée une prédominance des épanchements pleuraux et se complète ultérieurement par l'apparition d'œdèmes périphériques rapidement envahissants. Le malade est plutôt pâle que cyanosé ; la dyspnée est proportionnée à l'abondance des épanchements. Le malade peut être pris pour un brightique chlorurémique ou même pour un cancéreux atteint de généralisation au niveau des séreuses. L'attention n'est en effet nullement attirée sur le cœur qui peut ne présenter aucun signe physique notable pour témoigner de son altération.

L'évolution est de plusieurs mois ; la mort peut survenir par asphyxie du fait du brusque développement de gros épanchements pleuraux plusieurs fois ponctionnés, ou brusquement par syncope ou du fait de thromboses.

Il existe enfin une forme « *cardiaque* » de la symphyse tuberculeuse, mais cette forme, habituelle, au cours des symphyses rhumatismales est ici très exceptionnelle. Encore revêt-elle un aspect clinique assez particulier. On peut l'observer chez l'enfant, et chez l'adulte, mais c'est surtout la forme habituelle de la symphyse tuberculeuse du vieillard, d'ailleurs rare, bien étudiée par Mouisset et Bouchut, de Lyon.

Quel que soit l'âge du malade, il s'agit de symptômes asystoliques, d'abord discrets (dyspnée d'effort, œdèmes malléolaires) puis plus évidents : dyspnée continue, cyanose, œdème diffus, épanchements qui se développent progressivement alors que le malade n'avait aucun passé de cardiaque et que l'examen du cœur lui-même est souvent à peu près négatif. Ce qui caractérise cette asystolie, ce sont surtout sa *progressivité*, son *irréductibilité* sous l'influence du repos, de la diète, des ponctions et de la digitale, *la cyanose* précoce et parfois les signes de compression médiastinale.

Cette asystolie sans rémission fait mourir le symphysaire comme un grand cardiaque.

Signes physiques de la symphyse tuberculeuse.

L'étude des trop nombreux signes attribués à la symphyse péricardique est faite en détail dans les traités de cardiologie : nous nous bornerons à rappeler ceux d'entre eux qui sont les moins exceptionnels et les moins flous dans la symphyse tuberculeuse.

Il faut bien savoir, d'abord, qu'un examen cardiaque attentif, clinique et même radiologique peut ne déceler aucun signe de symphyse.

Lorsque des symptômes proprement cardiaques existent c'est l'inspection et le palper surtout qui les mettent en évidence.

La voussure précordiale est fréquente chez l'enfant, très exceptionnelle chez l'adulte.

Inversement, les ondulations de la paroi, la dépression systolique pluricostale ne s'observent guère chez les jeunes (Weill).

Hayem et Tissier ont insisté sur la disparition du choc de la pointe. Le *choc diastolique* serait cependant assez fréquent (11 fois sur 15 pour Mouriquand).

Lorsque la pointe est localisable, on constate habituellement sa fixité.

L'aire de matité précordiale, habituellement augmentée d'après Merklen reste normale pour Hayem et Tissier.

L'auscultation ne fait entendre aucun bruit anormal : ni arythmie, ni souffles. Les bruits sont simplement un peu affaiblis et il existe parfois un rythme fœtal. L'absence de souffles d'insuffisance fonctionnelle est un signe particulier de la symphyse tuberculeuse.

Les signes vasculaires sont aussi contingents : le pouls paradoxal de Küssmaul fait le plus souvent défaut. On constate de façon inconstante la turgescence des jugulaires et leur gonflement inspiratoire.

Les *signes radiologiques* ont plus de valeur, bien qu'eux aussi soient souvent en défaut. BÉCLÈRE (1904), DESTOT (1906) et plus récemment VAQUEZ et BORDET ont déterminé les caractères les plus typiques de la symphyse péricardique à l'écran.

En examen antérieur, l'ombre cardiaque paraît notablement augmentée d'étendue ; les sinus cardio-diaphragmatiques sont abolis ou relativement flous, les bords de l'ombre cardiaque sont imprécis, les battements très atténués.

Si l'on fait faire au malade d'amples mouvements respiratoires, on note que l'image cardiaque subit des déplacements moins étendus que normalement.

En faisant placer le malade lentement en position oblique on constate, l'absence de déplacement latéral de la pointe, c'est là le signe de plus grande valeur, bien que non pathognomonique (VAQUEZ).

Certains signes ne s'observent qu'en cas de péricardite externe ou de médiastino-péricardite. Ce sont : .

1° Le *signe de Broadbent* objectivé à l'écran : le retrait systolique des derniers espaces intercostaux est mis en évidence par un index opaque placé à l'épigastre et qui vu de profil, est entraîné vers la paroi à chaque systole.

2° L'existence de *dentelures*, parfois même *de pointes* le long de *l'ombre cardiaque*. Ces irrégularités de contour sont plus apparentes sur des clichés de radiographies instantanées, comme l'ont montré MORITZ, LEHMAN et SCHMOLL.

3° Enfin et surtout, l'existence très fréquente de taches sombres pulmonaires surtout apicales est un signe très important en faveur de la nature tuberculeuse de la symphyse.

DIAGNOSTIC

L'étude clinique nous a montré le polymorphisme des expressions symptomatiques de la péricardite tuberculeuse et très souvent la latence de cette affection. Elle nous a permis, en même temps, d'envisager les diverses éventualités au cours desquelles il faut savoir la dépister, et les difficultés souvent insurmontables du diagnostic.

Deux cas sont d'abord à envisager : le malade est-il un tuberculeux avéré ou non ?

A) *Le malade est un tuberculeux avéré.*

Trois éventualités se présentent :

Première éventualité : S'il s'agit d'un tuberculeux évolutif, particulièrement d'un phtisique, ce n'est que par une auscultation méthodique du cœur qu'il sera parfois possible de dépister une péricardite, le plus souvent sèche, qui constituera un épiphénomène.

Deuxième éventualité : Le malade est-il *un pleurétique,* atteint d'un épanchement le plus souvent de la plèvre gauche : c'est encore un examen physique répété et soigneux qui pourra permettre de dépister la péricardite révélée habituellement par un frottement qu'il ne faudra pas confondre avec un frottement pleural : si c'est une péricardite à épanchement, ce n'est qu'après une ponction pleurale que la collection péricardique sera mise en évidence. Il ne faut pas compter sur les signes fonctionnels (dyspnée, précordialgie) qui peuvent manquer dans la péricardite et être présents du seul fait de la pleurésie.

Troisième éventualité : le malade n'est pas traité pour des lésions tuberculeuses actuelles, mais il a eu des atteintes antérieures (adénopathies, pleurésie, voire même péritonite) qui le font considérer à bon droit comme un tuberculeux ancien : là encore, en présence de tout trouble douloureux ou dyspnéique mal expliqué, l'éventualité d'une péricardite doit toujours être présente à l'esprit.

B) *Le malade n'est pas préalablement classé comme tubercu-*

leux. Il faut : 1° faire le diagnostic de la péricardite et 2° la rapporter à sa véritable cause. En fait, le problème ne se présente pas toujours de façon aussi schématique et les éléments du diagnostic étiologique contribuent souvent à étayer le diagnostic différentiel : c'est le cas habituel lorsqu'il s'agit d'une péricardite symphysaire : aussi envisagerons-nous ce diagnostic à part.

I. — PÉRICARDITES AIGUËS ET SUBAIGUËS

La *précordialgie* est parfois très vive, avec des paroxysmes de douleurs pongitives qui rappellent, lorsque s'y joint une certaine angoisse, les états angineux. Ce n'est pas le syndrome de l'angine d'effort qui sera évoqué, mais celui de *l'angor névrosique* dont les paroxysmes se prolongent et parfois se répètent même au repos. La confusion est cependant bien exceptionnelle : dans la péricardite, la douleur est constante ; il s'y associe, dans cette forme douloureuse, aiguë, une dyspnée, parfois de la dysphagie, toujours de la fièvre, qui manquent dans l'angor. L'examen du cœur pourrait d'ailleurs trancher les hésitations.

La *péricardite sèche* sera reconnue à l'existence de frottements que l'on ne devra pas confondre avec des frottements pleuraux, encore moins avec des souffles cardiaques : il importe de savoir que, même dans la péricardite tuberculeuse, les frottements péricardiques peuvent être propagés à distance (CHABALIER).

L'*épanchement péricardique* a, comme signes essentiels, sa figure de matité précordiale, l'assourdissement des bruits — inconstant — et pouvant coïncider avec quelques frottements vers la base, la dyspnée plus accusée dans les formes aiguës et surtout l'*image radioscopique* : ombre triangulaire volumineuse dont les bords s'implantent perpendiculairement ou à angle obtus sur le plan diaphragmatique, dont les battements sont plus atténués que ceux d'un cœur normal.

On ne le confondra pas avec une *pleurésie médiastine* de l'étage inférieur, qui donne une même séméiologie et une image radioscopique analogue à cela près que le bord de l'ombre médiastine n'est animé d'aucun battement tandis que ceux-ci sont vi-

sibles, bien qu'atténués, à la limite de l'ombre péricardique
(DESTOT).

La *péricardite à très grand épanchement* peut elle-même créer
des difficultés de diagnostic. Pendant longtemps, la scène fonctionnelle est discrète, elle peut être méconnue ; les signes physiques sont inconstants, mais l'examen à l'écran radioscopique
lèvera tous les doutes. C'est dans ce cas que le radio-diagnostic,
toujours utile pour confirmer un diagnostic de péricardite, affirme sa prépondérance.

Il importe de bien connaître, enfin, la possibilité d'une péricardite à forme *pseudo-pleurétique*, chez l'enfant surtout : ne pas
trop compter sur le signe de Pins qui est assez infidèle. L'attitude
genu-pectorale, prise spontanément par le malade pour calmer
sa dyspnée a été donnée comme pathognomonique de la péricardite à épanchement. C'est, en réalité, un signe très exceptionnel,
et l'on peut le rencontrer en l'absence de péricardite, témoin un
malade de MOUISSET qui, atteint de cardiopathie valvulaire, avait
adopté la position genu-pectorale pour atténuer les douleurs d'un
ulcus du duodénum. LAUBRY et BRICOUT. CHEINISSE ont observé
des faits analogues.

Dans toute péricardite à épanchement, la ponction, qui sera
évacuatrice en même temps qu'exploratrice, lèvera tous les doutes ; mais, avec l'aide de la radioscopie, le diagnostic doit être
fait avant la ponction qui, en cas d'erreur, ne serait pas inof-
fensive.

*La péricardite est affirmée. Est-ce une péricardite tubercu-
leuse ?*

Plus que sur l'allure de la maladie qui, habituellement subaiguë et torpide peut aussi bien être aiguë et très inflammatoire, on
se fondera sur l'âge du malade, ses antécédents, l'absence de lésions cardiaques concomitantes.

Chez le jeune et chez le vieillard, la péricardite tuberculeuse
sera plus particulièrement suspectée.

Le malade peut n'avoir aucun antécédent pathologique notable, mais souvent, par un interrogatoire précis, on peut mettre
en évidence une lésion ancienne ou, par son examen, en consta-

ter les reliquats (adénopathie cervicale, pleurale gauche). Si le malade a eu des douleurs articulaires, il s'agit de rhumatisme subaigu, n'ayant pas cédé au salicylate.

Bien que la tuberculose puisse donner lieu à des endocardites, voire même à des lésions valvulaires, d'ailleurs exceptionnelles — la péricardite tuberculeuse ne s'accompagne habituellement d'aucun signe d'endo-myocardite, d'aucun souffle orificiel organique ou même fonctionnel.

Ces caractères permettront d'éliminer :

a) La *Péricardite rhumatismale*, plus fréquente à l'âge moyen, survenant souvent à la suite de rhumatismes francs avec un cortège de fièvre élevée, de fluxions articulaires, s'accompagnant d'assourdissement des bruits et de souffles d'origines diverses.

b) Les *Péricardites infectieuses*, dont la cause (scarlatine, fièvre typhoïde, erysipèles, septicémies) est facilement reconnue.

c) La *Péricardite brightique* parfois insoupçonnée ou confondue aussi chez le vieillard avec la péricardite tuberculeuse : le gros volume du cœur, l'intensité des frottements, l'hypertension et surtout l'azotémie (WIDAL) feront faire le diagnostic.

Le *Laboratoire* est appelé lui-même à faire la preuve de la tuberculose dans diverses conditions :

a) S'il s'agit d'un jeune enfant, une cuti-réaction positive aura la plus grande valeur.

b) Chez l'adulte, la séro-réaction d'ARLOING et P. COURMONT, la réaction de déviation du complément de BESREDKA pourront fournir des renseignements utiles, mais c'est surtout, lorsqu'il s'agit d'une péricardite à épanchement, l'étude du liquide retiré par ponction qui tranchera le débat. Sa nature hémorragique est un gros argument en faveur de la tuberculose. Celle-ci sera prouvée par la constatation du bacille de Koch dans le culot de centrifugation de ce liquide ou par l'inoculation au cobaye plus régulièrement positive. Mais il est exceptionnel que le Laboratoire soit nécessaire pour permettre d'affirmer la nature tuberculeuse d'une péricardite. Il n'intervient le plus souvent que pour confirmer le diagnostic.

II. — PÉRICARDITE SYMPHYSAIRE

La carence fréquente, sinon habituelle, des symptômes proprement cardiaques fait que c'est sur des symptômes à distance et l'allure générale de l'affection que sera basé le diagnostic.

A. — En présence de la forme hépato-ascitique, on pense à :

a) une *cirrhose*, mais certains éléments font hésiter d'emblée à admettre ce diagnostic.

1° — Il s'agit souvent d'un enfant, et l'on sait combien est rare à cet âge la vraie *cirrhose hépatique* attribuable alors à l'hérédo-syphilis. (LETULLE et BALLAND) ; à *priori* avant 3o ans, le diagnostic de péricardite symphysaire est beaucoup plus vraisemblable.

2° Le malade est-il un adulte, en âge d'avoir une cirrhose éthylique ? on est frappé par l'hypertrophie hépatique contrastant avec le développement de l'ascite, et parfois des œdèmes, la dyspnée qui, bien que légère, ne fait pas défaut, la cyanose fréquente des extrémités ; la rate est relativement peu hypertrophiée les urines sont celles d'un cardiaque autant que d'un cirrhotique. L'examen thoracique peut lever tous les doutes mais souvent aussi les signes de symphyse sont très discutables.

b. — Une *syphilis hépatique* peut donner le même foie hypertrophique sous une ascite abondante, de la fièvre, une altération de l'état général qui simulent le tableau de la symphyse hépato-péricardique : la constatation de stigmates syphilitiques, une réaction de BORDET-WASSERMANN positive, et surtout l'heureux effet d'un traitement d'épreuve feront reconnaître la vraie cause de ce syndrome.

c. — *Un cancer du foie* sera reconnaissable à la notion du néoplasme initial, le plus souvent digestif, s'il est secondaire — à la rapide progressivité des symptômes s'il est primitif, cas beaucoup plus rare : d'ailleurs, les bosselures de la tumeur hépatique, le caractère hémorragique de l'ascite, sa cytologie spéciale aideront au diagnostic. Mais il est une forme rare qui prêterait plus volontiers à la confusion : c'est le *Cancer avec cirrhose*, bien étudié par

Hanot et Gilbert, Courmont et Crémieu, Cade, Barjon et Garin ; toutefois les signes de cirrhose qui ont précédé le développement de la tumeur se manifestent par des hémorragies multiples qui n'atteignent jamais une telle intensité ni la même fréquence dans la symphyse péricardique.

B. — Lorsqu'on se trouve en présence d'une *Périviscérite*, manifestée par des signes de périphrénite, de symphyse pleurale et de médiastinite associés, c'est à la tuberculose que l'on pense d'abord et l'on recherche la symphyse. Celle-ci est généralement présente bien que cachée, mais elle peut faire défaut, et il existe une *médiastino-pleurite sans symphyse péricardique* décrite par Hutinel qui affecte le type de l'asystolie hépatique et ne se distingue de la forme symphysaire que par son évolution moins rapidement fatale. Une *médiastino-pleurite avec sinistro-cardie* peut également être confondue facilement avec une symphyse.

Il ne faut pas méconnaître surtout les périviscérites d'origine syphilitique, principalement médiastinales que Hutinel, Oulmont, Lian et Baron ont contribué à faire connaître : elles peuvent simuler le tableau clinique de la péricardite symphysaire, d'autant plus que la syphilis peut réaliser elle-même une symphyse épaisse comme l'un de nous a pu le constater dans un cas non diagnostiqué cliniquement (Cade et Morenas).

Il existe enfin des formes hybrides (Périviscérites syphilo-tuberculeuses, décrites par Sergent, Hutinel et Nadal où il est impossible de discerner le rôle respectif de l'une ou l'autre infection ; l'efficacité plus ou moins grande du traitement anti-syphilitique est un argument dans ce sens.

C. Sous le tableau clinique de l'*Anasarque*, lorsque la *néphrite* a été éliminée, ainsi qu'une *cardiopathie* valvulaire, il faut toujours rechercher la symphyse péricardique, surtout chez l'enfant : en pareil cas le diagnostic de symphyse, porté d'emblée, ne sera pas infirmé sans motifs péremptoires. On n'oubliera pas que Weill et Givre ont, sur une statistique de 17 enfants de 2 à 5 ans morts de cardiopathie grave rencontré 14 fois des adhérences du péricarde, tuberculeuses le plus souvent.

D. Enfin toute *Asystolie progressive* chez l'adulte jeune comme chez le vieillard, lorsqu'elle ne relève pas d'une cardiopathie valvulaire, ou qu'elle n'est secondaire ni à des lésions pulmonaires ni à une néphrite doit également faire penser à la symphyse tuberculeuse surtout si elle ne comporte aucune phase de rémission, si elle n'obéit pas à la thérapeutique. On devra toutefois éliminer soit la *myocardite subaiguë primitive* des jeunes sujets (de JOSSERAND et GALLAVARDIN) qui est plus rapidement asystolisante, soit le *gros cœur primitif* de TRIPIER et PAVIOT (voir. thèse de BONAFÉ, Lyon 1923) ou *myocardie* de LAUBRY et WALSER qui est observé dans l'âge moyen et donne lieu à un galop diastolique et plus souvent à une arythmie complète qui ne se rencontrent pas dans la symphyse.

Il ne faut pas compter, en effet, sur les signes cardiaques pour faire un diagnostic de symphyse tuberculeuse du péricarde. Lorsque ces signes sont nets (dépression systolique pluricostale épigastrique très caractérisée, localisation possible de la pointe du cœur en un point invariable suivant les positions, choc diastolique) ils sont plus en faveur d'une symphyse rhumatismale que d'une péricardite tuberculeuse symphysaire. Le cœur tuberculeux moins volumineux, plus étroitement enserré ne se débat pas aussi tumultueusement dans sa prison. La constatation d'une arythmie ou de souffles de dilatation fonctionnelle ou *a fortiori* organique seront également en faveur de la péricardite symphysaire rhumatismale.

Mais, en pratique, devant une symphyse, il est exceptionnel que l'on hésite sur sa nature rhumatismale ou tuberculeuse : l'histoire du malade suffit à en élucider la nature. C'est la symphyse elle-même qu'il reste plus malaisé de reconnaître.

PRONOSTIC

La péricardite tuberculeuse est une affection grave. Ainsi que GRAVIER le faisait récemment remarquer, elle témoigne d'une imprégnation tuberculeuse profonde car elle est très exceptionnellement, sinon jamais, primitive et coexiste souvent avec une adénopathie médiastinale qui l'a précédée, mais surtout son évolution naturelle en fait une cardiopathie des plus redoutables en la transformant en symphyse.

Evidemment, les péricardites symphysaires mises à part, toutes les péricardites tuberculeuses sont susceptibles de résolution et de guérison : RENDU n'a-t-il pas vu guérir une péricardite à grand épanchement ? Mais c'est là un fait très exceptionnel.

Lorsque la péricardite tuberculeuse survient chez un tuberculeux pulmonaire évolutif, ce n'est qu'un épiphénomène et le pronostic n'en est pas changé. Il y a, par contre, un antagonisme d'évolution, comme l'un de nous l'a signalé dans la thèse de DUMAINE, entre la péricardite symphysaire et la tuberculose pulmonaire : les lésions pulmonaires, surtout fibreuses restent en sommeil tandis que la symphyse évolue et le malade mourra en cardiaque.

La péricardite à grand épanchement est une forme grave de péricardite, elle provoque la mort par asphyxie, elle peut aussi, plus exceptionnellement, après avoir été ponctionnée, se transformer en péricardite symphysaire.

Cette évolution possible vers la symphyse assombrit le pronostic de toute péricardite tuberculeuse, car toutes les formes peuvent y aboutir, souvent sournoisement. La symphyse tuberculeuse constituée est la plus grave de toutes les symphyses. Même lorsqu'elle reste longtemps latente, elle aboutit toujours à une asystolie irrémédiable, rebelle à tous les moyens thérapeutiques médicaux. L'épisode terminal est cependant parfois une granulie.

La symphyse tuberculeuse primitive tue en l'espace d'un an (WEINBERG, VIERORDT, WEILL). Il appartient à la thérapeutique exclusivement palliative, de prolonger ce délai.

TRAITEMENT

Une thérapeutique est commune à toutes les formes de péricardites tuberculeuses, c'est celle qui s'adresse à l'infection tuberculeuse en elle-même.

L'*Hygiène* du malade s'inspirera de cette donnée que l'on a affaire à un *tuberculeux* : l'isolement n'est pas nécessaire, à moins que le malade ne soit porteur de lésions pulmonaires ouvertes, mais la chambre sera régulièrement aérée, la nuit comme le jour ; le malade sera exposé à la lumière. Le *repos au lit* est de rigueur dans toutes les formes aiguës ; il reste indiqué dans les formes chroniques, qu'il s'agisse d'un épanchement ou d'une symphyse, alors même que le malade manifeste l'intention de faire quelque exercice. Tout au plus le séjour au lit sera-t-il alors entrecoupé par des séances de chaise-longue, en plein air qui rendent plus facile l'héliothérapie. Comme dans toute autre tuberculose des séreuses, il faut s'efforcer de réaliser le minimum de travail possible pour l'organe atteint ; les conditions d'activité constante du cœur rendent ce repos très relatif ; encore faut-il éviter au muscle cardiaque tout surmenage inutile.

L'*Héliothérapie* trouve dans toutes les tuberculoses péricardiques une indication de choix. Ce n'est pas seulement au cours des péricardites sèches ou symphysaires que l'on y recourra avec profit : même lorsqu'il existe un gros épanchement l'exposition au soleil est utile et réalisable (P.-E. WEIL et LOISELEUR) ; la fièvre elle-même n'est pas une contre-indication. On procèdera avec prudence : la région précordiale seule sera exposée ; les premières séances ne dureront que cinq minutes et la progression ne s'élèvera pas au-delà de quarante minutes.

Lorsque les conditions de climat interdiront l'héliothérapie ou la rendront trop aléatoire, on pourra avoir recours à la *photothérapie* réglée strictement de la même façon.

L'alimentation sera l'objet de prescriptions minutieuses : il faut, en effet, se garder de mettre le malade au régime de diète relative des rhumatisants cardiaques. Seules les manifestations asystoliques, lorsqu'elles sont présentes, commandent une restriction alimentaire que l'on ne formulera qu'à regret.

Si la péricardite ne s'accompagne d'aucun signe d'insuffisance hépatique, l'alimentation comportera une grande variété d'aliments légers : laitages, légumes en purée, œufs, viande crue ou extrait de viande, entremets sucrés. Si le malade est en même temps un hépatique, les œufs, les graisses seront supprimés, mais la viande crue maintenue. P.-E. WEILL et LOISELEUR ont donné avec avantage à un tel malade, âgé de 14 ans, quotidiennement 200 grammes de foie de bœuf.

La *Thérapeutique médicamenteuse*, qui passe au deuxième plan, sera anti-bacillaire et, si c'est nécessaire, toni-cardiaque. S'agit-il d'un processus chronique ? l'huile de foie de morue chez l'enfant et l'adolescent, le gaïacol, chez l'adulte surtout, l'iode en combinaison organique doivent être préconisés. Si le processus est aigu, on doit recourir aux analgésiques surtout si la précordialgie est intense, aux hypnotiques et parfois aux anti-thermiques (cryogénine).

Les signes de défaillance cardiaque : dyspnée, cyanose, œdèmes, assourdissement des bruits du cœur indiquent l'usage de la digitale ou de l'ouabaïne ainsi que des diurétiques, selon les règles classiques. Les épanchements doivent être ponctionnés.

Des indications spéciales relèvent de la forme de la péricardite, nous allons les envisager successivement.

A) **Péricardite sèche.** — Ici plus encore que dans les péricardites rhumatismales, la *révulsion* est de mise : *application iodées fréquentes* sur la région précordiale, ou mieux *ignipuncture*. C'est là, avec l'*héliothérapie*, si l'on craint le passage à la chronicité de la péricardite, le seul traitement local.

B) **Péricardite à épanchement.** — S'agit-il d'un épanchement minime ? Là encore il suffira de recourir à la révulsion.

Si l'épanchement de moyenne intensité, vérifié à l'écran radioscopique, ne manifeste aucune tendance à l'accroissement, mieux vaut ne pas pratiquer une évacuation qui n'est pas sans danger, d'autant plus qu'il y a moins de liquide dans le péricarde.

Si les signes d'épanchement sont progressifs, si la dyspnée s'accentue, gênant le malade dans son repos, le forçant à s'asseoir sur son lit, provoquant de la cyanose, si enfin on constate radiologiquement surtout *l'existence indiscutable d'un gros épanchement, il faut intervenir* et là deux méthodes sont en discussion : *la ponction* et *la péricardotomie.*

a) La **Ponction du péricarde**. — Nous ne ferons pas l'historique dé cette intervention pratiquée, pour la première fois par

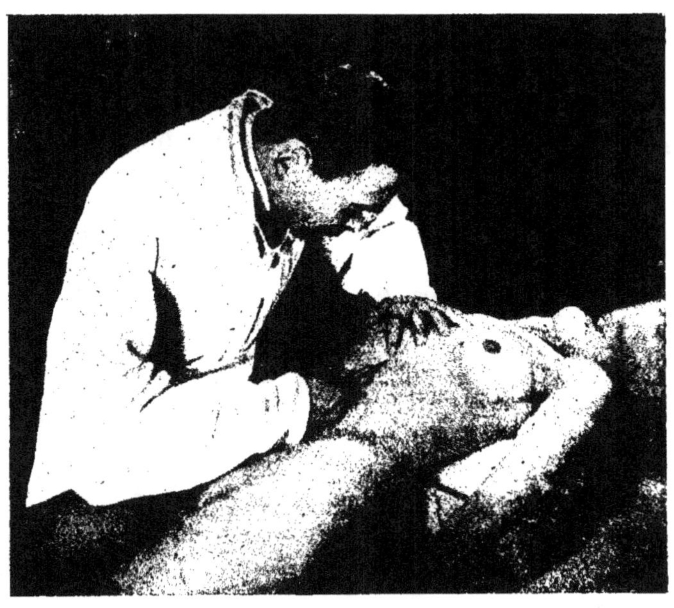

Fig. 3.

La ponction épigastrique (sous-xiphoïdienne) in th. de Blechmann.

Schuh, en 1840. Sa technique, délicate, car elle doit s'inspirer du soin de respecter les plèvres, les artères mammaires et de n'être pas vulnérante pour le cœur, a donné lieu à de nombreuses variantes. Citons seulement :

1° Le procédé de DIEULAFOY : ponction extramammaire gauche.

2° Le procédé de CASSAËT : ponction axillaire.

3° Le procédé de DELORME et MIGNON : parasternal gauche.

4° Le procédé de RÖTCH : parasternal droit.

5° Le procédé de ROBERTS et de DEGUY : ponction xipho costale gauche.

6° Le procédé de MARFAN : ou sous-xiphoïdien (1911). ·

JACOBSON avait, dès 1899, préconisé la voie xiphoïdienne pour aborder le péricarde. Le *procédé de Marfan*, en faveur duquel la remarquable thèse de son élève BLECHMANN (1913) est un chaud plaidoyer, est à la fois le plus récent et le plus employé aujourd'hui. La technique en est simple : il importe seulement de donner au trocart une inclinaison ascendante suffisamment tangentielle au bord postérieur de l'appendice xiphoïde pour ne pas léser le péritoine et les organes sous-jacents (et ne pas risquer d'infecter la séreuse s'il s'agit d'une péricardite purulente non tuberculeuse).

Lorsque l'épanchement est abondant et cependant cloisonné, on peut avoir intérêt à faire une ponction transthoracique extra-mammaire.

La ponction, faite avec un fin trocart est à la fois exploratrice et évacuatrice.

Quel sera le résultat de la ponction ?

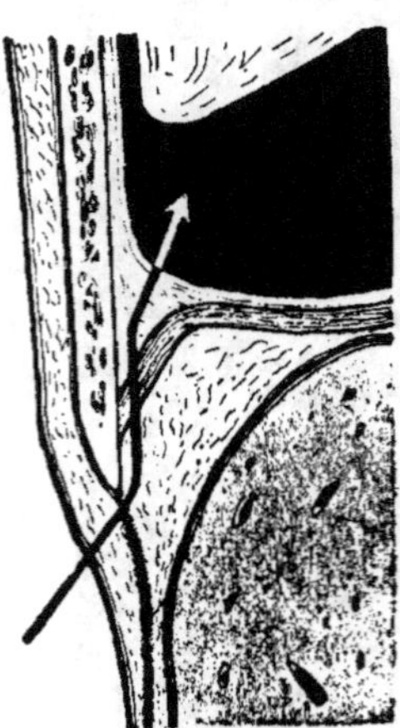

FIG. 4.

Le trajet du trocart dans la ponction sous-xiphoïdienne.

in th. de BLECHMANN.

Le plus souvent, le liquide se reproduit rapidement après la première ponction et la paracentèse doit être répétée. Cependant Mme MERCIER-BELLEVUE, de Bordeaux (1911), a pu obtenir par une

seule ponction l'assèchement définitif et peut-être la guérison
d'une péricardite à épanchement de 1.125 cc. Chez un malade
de THAYER une seule ponction de 1.250 cc. provoqua un assèchement définitif du péricarde, mais une symphyse tardive s'ensui-
vit.

Par contre, MARFAN et BLECHMANN ont dû ponctionner jusqu'à
dix-sept fois le même malade, toujours par la voie sous-xiphoïdienne.

La ponction peut être suivie d'une *injection modificatrice*.
TROUSSEAU avait déjà eu recours à l'injection d'eau iodée, utilisée
ensuite avec succès par ARAN et par RULLIER. RENDU a obtenu la
guérison d'un malade à qui il avait fait une injection intra-
péricardique de naphtol camphré (1901). AMAUDRUT a préconisé
l'hémostyl (1923). Noel FIESSINGER et LEMAIRE ont employé le
lipiodol et ont vu disparaître l'épanchement après deux injections intra-péricardiques de 5 cc. chacune (1925) (1). tandis que
l'huile goménolée, utilisée par GRAVIER avait abouti à un échec.
Il est prématuré de porter un jugement sur l'opportunité de telle
ou telle injection modificatrice, étant donné le peu d'expérience
que peuvent constituer une dizaine de tentatives.

De conception plus hardie est la **pneumo-séreuse péricardique**.
Employée pour la première fois par GESELSCHAP, de Groningue,
en 1910, l'insufflation d'air dans le péricarde, après évacuation
du liquide, a été reprise et étudiée par P.-E. WEILL et LOISELEUR
en 1916 : ces auteurs ont pu ainsi injecter successivement 500,
600 et même 750 cc. d'air après ponction en utilisant la pompe
de l'appareil de POTAIN. D'après eux, cette méthode offre les avan-
tages suivants :

1° meilleure visibilité de l'image péricardique à l'écran, le
niveau liquidien indiquant mieux l'opportunité des ponctions
ultérieures et facilitant l'accès du péricarde ;

2° amélioration des symptômes fonctionnels ;

3° traitement préventif de la symphyse, rançon habituelle des

---

(1) GATÉ et GARDÈRE (1926) ont eu un mauvais résultat avec le lipiodol qu'ils
pensent susceptible de favoriser la suppuration de l'épanchement.

soi-disant guérisons de péricardites tuberculeuses à épanchement.

Cette méthode séduisante a été utilisée par Begtrup-Hansen
(1916), J. Troisier, Jacquelin et Gayet (1923), Mariano- Castex
(1923). Ces auteurs n'ont pas observé d'accident et, bien que

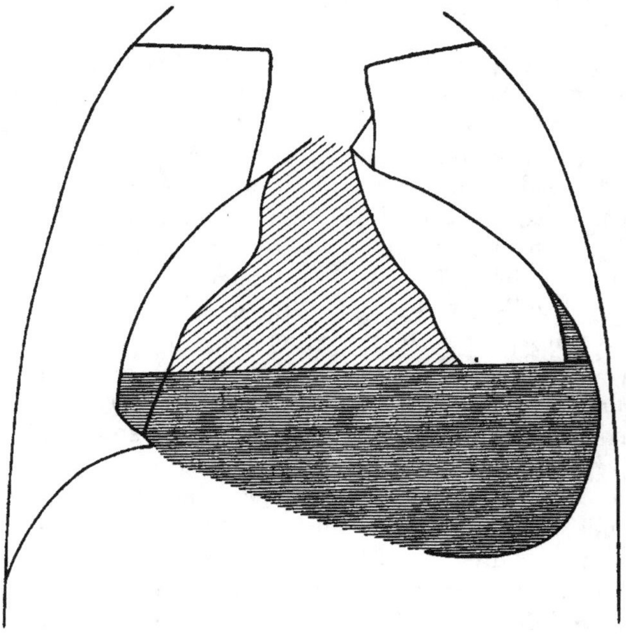

Fig. 5.

Même malade que fig. 2. L'épanchement a été ponctionné
— mais s'est reformé en partie. Une injection d'azote a été
pratiquée après la ponction ; l'image est celle d'un hydro-
pneumo-péricarde (orthodiagramme).

l'évolution vers la symphyse ne soit pas empêchée, comme l'es-
péraient P.-E. Weill et Loiseleur, dans les cas vérifiés ultérieurement il s'est formé une symphyse molle et la mort est survenue du fait d'une autre détermination tuberculeuse (J. Troisier,

Castex). Ce sont donc, pratiquement, de vraies guérisons que l'injection d'air compte à son actif.

Il nous paraît avantageux d'utiliser une méthode mixte combinant la pneumo-séreuse et l'injection de lipiodol : rien ne s'oppose à cette association et indépendamment des qualités curatives de l'une et de l'autre méthode, on y trouvera l'avantage d'une

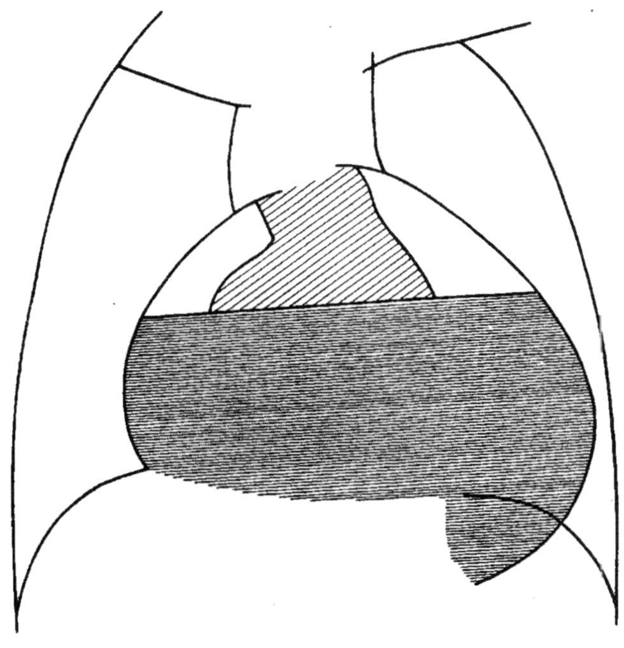

Fig. 6.

Même malade que fig. 2 et 5. L'épanchement ponctionné s'est reformé très abondant malgré l'injection d'azote (orthodiagramme).

plus grande facilité de contrôle radiologique, l'opposition entre la clarté aérienne et la ligne de niveau opaque du lipiodol facilitant l'appréciation du volume de l'épanchement.

b) **La Péricardotomie.** — Déjà préconisée par Larrey, la péricardotomie a été réglée, au point de vue technique chirurgicale, par Ollier, Delorme et Mignon, Voïnitch-Sianojentsky, Jaboulay, Bérard, Ogle et Allingham. Elle consiste dans une résection

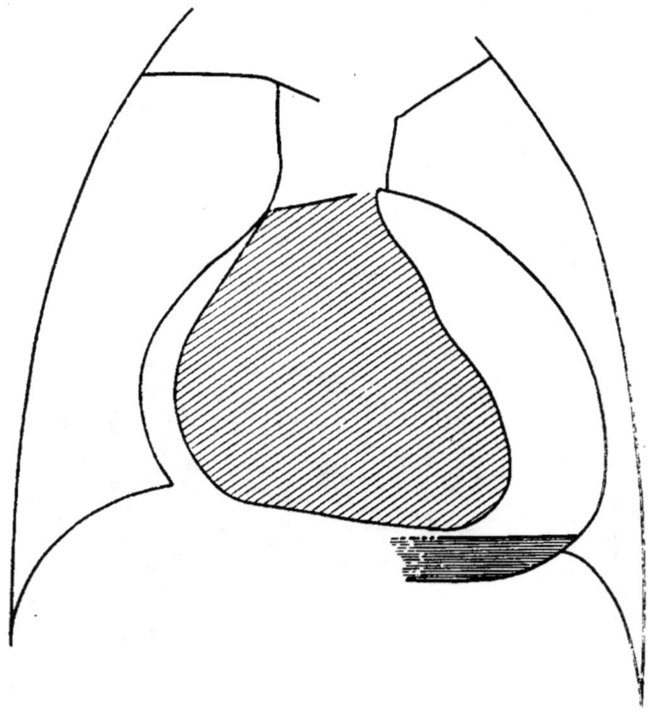

Fig. 7.

Même malade que fig. 2, 5 et 6.

Orthodiagramme montrant les limites du sac péricardique et du cœur à la suite d'une ponction presque totalement évacuatrice suivie d'une injection d'azote. Le niveau liquide (en teint foncé) est visible au-dessous de la pointe du cœur.

chondro-costale et parfois même sternale plus ou moins étendue suivant les techniques que nous n'avons pas à envisager ici. Le péricarde ainsi abordé est incisé et, suivant les cas, drainé, suturé ou laissé ouvert sous les plans superficiels refermés (ainsi que l'a préconisé JACOB). Le drainage n'est pas nécessaire dans la péricardite tuberculeuse même purulente, et comme il expose presque fatalement à l'infection secondaire, il doit être rejeté.

, Lorsqu'on laisse le péricarde ouvert sous la paroi refermée, on réalise un drainage interne qui n'expose pas au même inconvénient, mais risque d'ensemencer le médiastin par le bacille de Koch (SOULIGOUX) ou de provoquer une collection extra-péricardique (BOTREAU-ROUSSEL).

Les résultats de la péricardotomie sont le plus souvent favorables. ROCHARD, JACOB, BRESSOT ont ainsi obtenu de rapides améliorations ou d'apparentes guérisons, mais elle ne permet pas d'éviter la symphyse ultérieure (MOUCHET, BRESSOT, ROUVILLOIS et RIEUX).

Doit-on préférer la péricardotomie à la ponction ?

Les avis sont très partagés. Les chirurgiens sont, pour la plupart, de fervents péricardotomistes, invoquant en faveur de cette opération sa bénignité (toute relative) lorsqu'elle est pratiquée sous anesthésie locale, sa rapidité, le fait surtout que la ponction est aveugle et ne peut pas évacuer les épanchements cloisonnés, postérieurs surtout.

La péricardotomie réalise en outre la mise à jour d'une séreuse tuberculisée et ses bons effets ont été comparés à ceux de la laparotomie dans la péritonite tuberculeuse. Par contre, elle expose plus facilement à l'infection, peut créer une fistule et surtout elle réalise un traumatisme plus considérable que la ponction chez un malade en état de déséquilibre circulatoire déjà alarmant.

Nous pensons que — à moins d'accidents suffocants, et encore faut-il avoir à sa disposition une installation chirurgicale — c'est à la ponction qu'on doit de préférence s'adresser d'abord, ponction évacuatrice suivie d'injections lipiodolées ou d'insufflation d'air en petite quantité et prudemment.

Si malgré plusieurs ponctions successives et entre temps des séances d'héliothérapie, l'épanchement se reproduit toujours aussi rapidement, nécessitant de trop fréquentes ponctions, alors, on recourra à la péricardotomie évacuatrice, non suivie de drainage. Les indications sont ici les mêmes, que l'épanchement soit séreux, hémorragique ou purulent (non secondairement infecté).

C) **Péricardite symphysaire : son traitement chirurgical.** — Le traitement hygiéno-diététique de la tuberculose, la *cure de repos absolu* dans de bonnes conditions d'aération, sont ici indiquées plus que dans toute autre péricardite tuberculeuse. L'*héliothérapie* sera de même pratiquée rigoureusement et longtemps, de préférence à la révulsion locale, iodée ou ignée.

Mais ici également doit être discutée l'opportunité d'un traitement chirurgical.

C'est au Professeur E. WEILL, de Lyon, que revient le mérite d'avoir posé les premiers principes du traitement chirurgical de la symphyse péricardique (tuberculeuse surtout) : dès 1895, dans son traité des maladies du Cœur chez les enfants, il envisageait deux méthodes : l'une prophylactique, consistant dans l'ouverture systématique du péricarde avant la phase d'organisation fibreuse pour aider à la résorption des épanchements — l'autre, curative, débridant les adhérences péricardiques au moment où la symphyse, arrivée au stade fibreux, n'est plus guérissable médicalement.

Ces vues, révolutionnaires alors, sont entrées dans la voie des réalisations une dizaine d'années après.

On ne peut considérer, en effet, comme une réalisation l'intervention proposée par DELORME, en 1898, et qui aurait consisté en une cardiolyse intraséreuse, ou décortication des ventricules symphysés, les oreillettes devant échapper à la main du chirurgien. Cette opération n'a été réalisée que sur le cadavre. En admettant qu'elle soit possible, rien n'empêcherait l'adhérence des feuillets de se reformer.

BRAUER, d'Heidelberg, eut l'idée de libérer le cœur de sa prison ostéo-chondrale, rigide, en mobilisant la partie thoracique précordiale, et en 1902, il fit pratiquer par PETERSEN et par SIMON, sur 3 malades, l'opération qu'il avait réglée : ce furent trois succès.

Cette opération, dénommée improprement *Cardiolyse*, car il

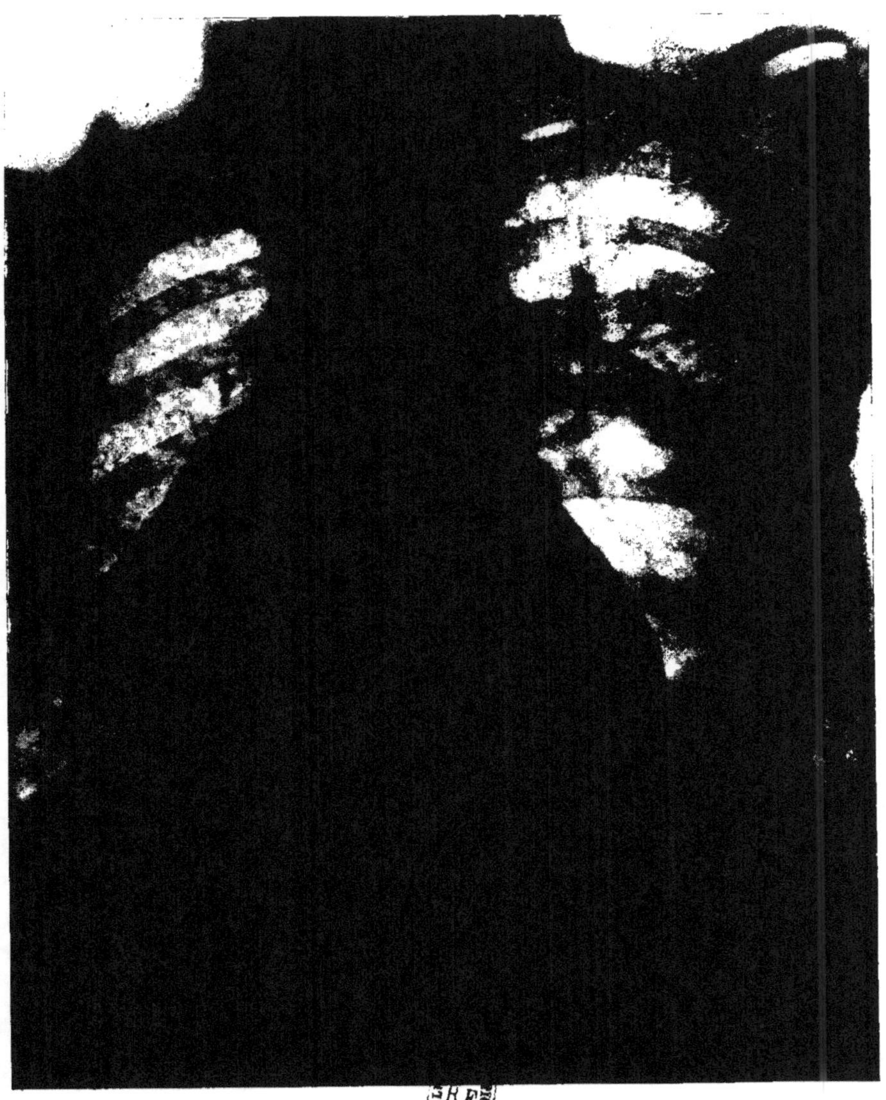

Gros épanchement péricardique ponctionné et traité par l'injection d'azote, réalisant un *hydro-pneumo-péricarde*. Les limites du sac péricardique et du cœur sont particulièrement nettes. (Radiographie inédite dûe à l'obligeance du Docteur GALLAVARDIN). Cliché du Docteur JAPIOT.

s'agit plutôt d'un désossement péricardiaque, a été employée peu
après par BERNHARDT, VON BECK, HUMBER, LENHARTZ, Fritz KOENIG.
En 1907 WENCKEBACH faisait opérer par ROCH le premier malade
en dehors de pays allemands. C'est DELBET et HIRTZ qui l'ont
appliquée les premiers en France.

D'excellentes revues de R. LERICHE et G. COTTE (1909), et de
ROUX-BERGER, (1910) en exposent les indications, la technique et
les résultats.

L'opération consiste dans une résection de la paroi thoracique
au niveau des IIIe, IVe et V^e côtes gauches sur une longueur de 7 à
8 centimètres ; le périoste antérieur est également réséqué, le
périoste postérieur laissé en place. Cette libération antérieure du
sac péricardique suffit. Il n'est pas indispensable et il peut être
dangereux de chercher à réséquer les lames fibreuses qui enserrent le cœur.

Ainsi comprise, l'opération de BRAUER est relativement bénigne, et la statistique des 38 premiers cas publiés ne comportait
pas d'accident opératoire mortel (voir thèse de GIGUET, Lyon
1914).

Dès les premières heures qui suivent l'intervention, le malade
accuse une sédation de la dyspnée ; les jours suivants, la cyanose,
les œdèmes même peuvent disparaître et ces heureux résultats
se maintiennent le plus souvent durant des mois, parfois même
des années: des opérés ont été revus en bon état de santé après 2, 3
et même 4 ans. Un malade de GALLAVARDIN, opéré par LERICHE,
a pu, après l'opération, reprendre son travail de charpentier,
monter sur les échafaudages et même travailler dans les caissons
à air comprimé.

Il existe cependant des échecs : les malades de SCHLAYER, de
PAYNTON et TROTTER, n'en succombèrent pas moins asystoliques
au bout de quelques semaines ; parmi ses 4 opérés, LERICHE
compte — à côté d'un beau succès 3 résultats nuls. Au cours de
l'intervention le plus grand danger réside dans l'anesthésie :
locale elle est insuffisante ; générale elle expose à la broncho-
pneumonie (éther), aux accidents d'insuffisance hépatique
aiguë (chloroforme).

C'est cependant, parmi les péricardites, la symphyse tubercu-

leuse qui constitue la meilleure indication de l'opération de
Brauer : les symphyses rhumatismales le plus souvent accompagnée d'endo-myocardite exposent plus aux échecs.

Mais, doit-on préconiser une telle opération dans toutes les symphyses tuberculeuses ?

Il faut d'abord que le diagnostic de symphyse soit formel : on a bien objecté le fait que la cardiolyse a pû parfois améliorer les conditions du fonctionnement du cœur dans ces énormes hypertrophies cardiaques, qui, accompagnées de dilatation, simulent même radiologiquement la symphyse — mais, dans le doute il vaut mieux s'abstenir. Or le plus souvent le diagnostic de symphyse ne repose que sur des présomptions.

Faut-il faire une cardiolyse alors que la symphyse se constitue, que les symptômes de défaillance cardiaque ne sont qu'ébauchés? L'évolution symphysaire n'est pas encore sûre à cette époque — les troubles auxquels doit pallier la cardiolyse ne sont pas encore survenus : il faut attendre.

Doit-on opérer un symphysaire en grande asystolie ? Les risques opératoires sont plus graves ; le cœur est forcé, le foie très déficient. Le résultat sera bien précaire.

Reste la symphyse nette de symptomatologie, chez un sujet jeune, et régulièrement progressive ; l'asystolie s'est montrée ; les moyens médicaux ont paré à une première crise ; les signes de défaillance reparaissent. C'est là la véritable indication de l'opération de Brauer, permettant parfois une longue survie dans des conditions longtemps acceptables.

Le malade opéré, le traitement hygiéno-diététique ne perd pas ses droits et l'on aura, le plus tardivement possible, de nouveau recours aux toni-cardiaques qui restent toujours les derniers agents thérapeutiques, malheureusement bien peu efficaces, de toute symphyse.

CHAPITRE II

TUBERCULOSE DE L'ENDOCARDE
ENDOCARDITE TUBERCULEUSE

HISTORIQUE

L'observation des faits anatomo-cliniques a précédé de long-temps l'apparition de l'endocardite tuberculeuse dans la nosographie.

Dès 1806, dans son Essai sur les Maladies du Cœur et des Gros Vaisseaux, CORVISART signale l'existence de petits tubercules indurés situés dans l'épaisseur de la mitrale chez un individu atteint de tuberculose pulmonaire, péricardique et costo-vertébrale : il ne s'agit là que d'une observation isolée.

Ce n'est que plus d'un demi-siècle après que WAGNER publie en 1861 un cas anatomo-clinique analogue à celui de CORVISART, observation souvent considérée à tort comme le premier cas décrit de tuberculose endocardique.

Dès lors, sous l'influence du développement des études anatomo-pathologiques, les cas se multiplient : LANCEREAUX relate dans son Traité d'Anatomie pathologique (1866) une observation d'endo-péricardite tuberculeuse, RINDFLEISCH (1869) observe dans deux cas l'existence de tubercules miliaires de l'endocarde incrustés près du bord libre de la mitrale. Une observation de LE-TULLE (1874) décrit l'atteinte de la paroi ventriculaire par de petits tubercules caséeux ; une statistique de PERROUD (1875) montre la fréquence de l'endocardite végétante dans la granulie.

L'avènement de la Bactériologie contribue à apporter une série de faits nouveaux encore plus démonstratifs que les constatations anatomo-pathologiques. HILLER (1880) déclare avoir constaté personnellement cinq cas d'endocardites liées à la tuberculose dont l'authenticité a été prouvée par la présence de bacilles au sein des lésions. BURKHART recherche et trouve le bacille de Koch dans trois cas d'inflammation de l'endocarde ; KUNDRAT de Vienne, (1883), fait les mêmes constatations chez plusieurs de ses tuberculeux. Des expérimentateurs (PONFIK, WEIGERT, WEICHSELBAUM) recherchent les voies de propagation du bacille et découvrent sa présence fréquente dans le sang. Tous les éléments se trouvaient ainsi réunis qui permettaient d'individualiser une *endocardite spécifiquement tuberculeuse.*

La rareté de ces lésions anatomiquement et bactériologiquement spécifiques, et, au contraire, la fréquence des altérations de l'endocarde chez les tuberculeux ont amené quelques pathologistes et cliniciens éminents à considérer comme relevant encore de la tuberculose ces lésions non spécifiques. C'est la conception émise presque simultanément par TRAUBE, ADAMS-SMITH, STOKES, PERCY KIDD (1887), M. OSLER (1890) et, en France, RAYMOND TRIPIER (1890). C'était là une thèse singulièrement hardie à une époque où l'antagonisme entre la tuberculose et les cardiopathies était presque unanimement considérée comme un dogme intangible.

La doctrine qui venait de se faire jour ne se trouvait qu'à l'état d'indications dispersées au hasard de publications anatomopathologiques ; un travail d'ensemble manquait qui en exposât les arguments de façon plus large et plus complète; aussi la thèse de P. TEISSIER (1894) sur les Lésions de l'Endocarde marquet-elle une date très importante dans l'histoire de la tuberculose de l'endocarde. P. TEISSIER rassemble tous les éléments cliniques anatomiques et bactériologiques et s'efforce de sérier les faits. Il distingue trois ordres de lésions : les unes proprement tuberculeuses, authentifiées par la présence du bacille ; un deuxième groupe de lésions non spécifiques, mais développées sous l'influence d'une tuberculose de l'organisme, lésions toxi-tuberculeuses, (sclérose généralisée ou localisée de l'endocarde) ; enfin l'endocardite aiguë par infection secondaire, favorisée simplement par la tuberculose.

L'endocardite tuberculeuse, déjà admise par TRIPIER fait l'objet de communications de LÉPINE, COURMONT à la *Soc. des Sciences Médicales de Lyon* (avril 1894). BARD constatant que l'on trouve souvent des endocardites guéries chez des tuberculeux et réciproquement des tuberculoses guéries chez des endocardiques, émet l'opinion que « beaucoup de rétrécissements mitraux sont peut-être des endocardites tuberculeuses guéries. » A Nancy, ETIENNE (1898) ayant observé cinq cas d'endocardite chez des tuberculeux trouve chez deux d'entre eux le bacille de Koch au sein des lésions et apporte de nouvelles preuves à l'appui de l'endocardite spécifiquement tuberculeuse qu'il oppose aux lésions banales de l'endocarde chez les tuberculeux ; il montre aussi, contrairement à la conception classique encore exposée par BANQUET (*Th. de Bordeaux*, 1898) que l'endocardite à bacilles de Koch peut, anatomo-pathologiquement, ne se différencier en rien des autres inflammations de l'endocarde. La notion de spécificité bactériologique se substituait ainsi à celle de la spécificité anatomique de la tuberculose. Les recherches contemporaines de PÉRON sur la tuberculose pleurale, celles de VAQUEZ, de LESNÉ et RAVAUT sur la phlegmatia alba dolens à bacilles de Koch orientaient d'ailleurs les conceptions pathogéniques vers la même voie ; la tuberculose était rencontrée dans tous ces cas au sein de lésions nullement spécifiques.

La puissante conception de PONCET, créant la tuberculose inflammatoire, quelque révolutionnaire qu'elle ait paru — n'est qu'une synthèse coordonnant des notions déjà acquises — mais encore dispersées et mal précisées. Par analogie avec ce que l'on observe au niveau des séreuses, certaines lésions inflammatoires de l'endocarde des tuberculeux peuvent être considérées comme bacillaires : comme la maladie de Bouillaud, le *rhumatisme tuberculeux* peut intéresser l'endocarde au même titre que les séreuses articulaires. En fait, PONCET et DOR établissent la présence du bacille de Koch dans un endocarde atteint de lésions purement inflammatoires (1901) et lorsque BEZANÇON présente à la *Société Médicale des Hôpitaux* un cas de Pseudo-rhumatisme tuberculeux avec localisation sur les séreuses *et sur l'endocarde* cette conception obtient les suffrages de GALLIARD et de JOFFROY.

Les thèses de VERDEAU et de CHAMBELLAND (1901), celle plus

complète de Minet (1905) exposent avec quelques statistiques, les idées de Poncet sur l'Endocardite tuberculeuse *inflammatoire*.

Dans un autre ordre d'idées, les recherches expérimentales se multiplient. Michaelis et Blum (1898) avaient réussi à produire chez un lapin inoculé une endocardite tuberculeuse, mais ils avaient réalisé un traumatisme valvulaire pour localiser l'infection tuberculeuse. Léon Bernard et Salomon (1904) ont repris ces expériences et cette fois, sans traumatisme valvulaire, par simple injection de bacille de Koch ont pu réaliser chez le lapin une véritable endocardite tuberculeuse, d'ordre *inflammatoire* sans lésions anatomiquement spécifiques.

Une observation de Braillon et Jousset, accompagnée de recherches bactériologiques précises durant la vie, acquérait la valeur d'une démonstration expérimentale et a pu servir de cas typique dans la description de l'endocardite tuberculeuse (1904).

Comme, dix ans avant, celle de P. Teissier, la thèse inaugurale de Braillon marque une nouvelle étape dans l'étude de l'endocardite tuberculeuse. Suivant le cours des doctrines pathogéniques nouvelles, l'influence des toxines a fait place à celle du bacille lui-même retrouvé dans le sang du tuberculeux : l'endocardite est considérée comme une localisation précoce à la suite d'une septicémie bacillaire, dont Jousset venait de faire connaître la réalité. Les études de Landouzy et de ses élèves (Gougerot, Laederich) contribuent à développer cette notion en montrant la fréquence de cette septicémie chez le jeune enfant. L'endocardite bacillaire (bien que privée d'éléments histologiques spécifiques), développée à la faveur de cette septicémie atténuée et curable du jeune âge, peut devenir le point de départ ignoré des cardiopathies valvulaires de l'adulte.

A l'étranger les publications de Meek (1908), de Stark (1917), en France, de nouvelles observations de Braillon et de Barbier (1918), de Nobécourt (1919) n'ont pas apporté de contributions réellement nouvelles à l'étude de la tuberculose de l'endocarde.

L'opinion médicale reste encore très réservée sinon en ce qui concerne son existence indiscutable du moins dans l'appréciation de sa fréquence et de l'authenticité des formes non spécifiques de beaucoup les plus souvent rencontrées.

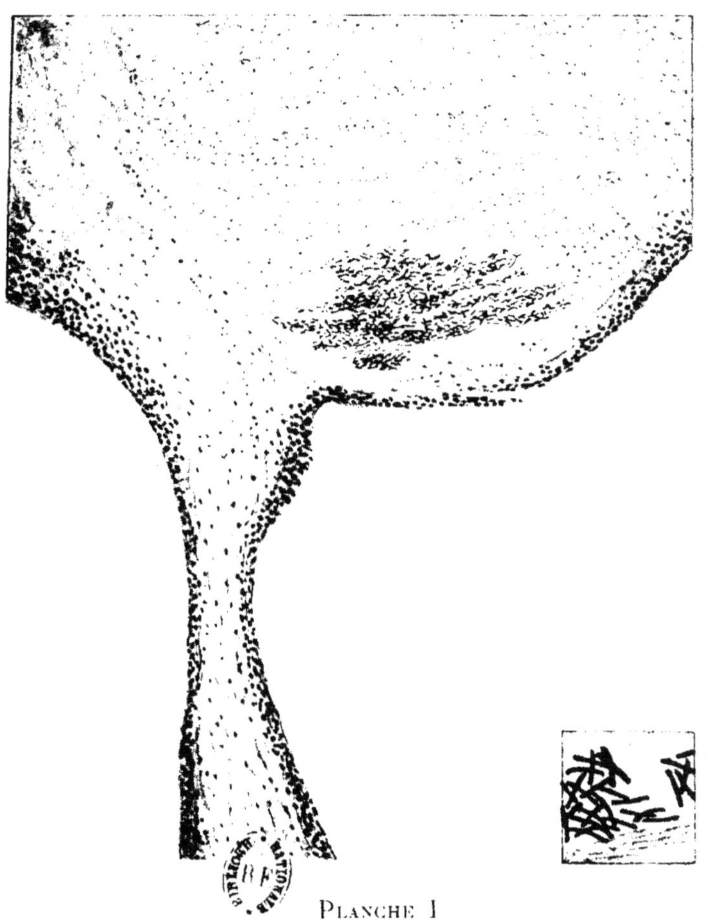

PLANCHE I

Tubercule sous-endocardique au voisinage d'une insertion valvulaire: à la limite de la masse caséeuse, et immédiatement sous l'endocarde, on observe un amas de bacilles de Koch (vus à un fort grossissement dans le petit carré au bas de la figure). Cas Pic et Paul Durand (inédit).

G. Deberque. Imp. Paris.   G. Doin et Cⁱᵉ. Éditeurs. Paris.
Page 59

I. — LES LÉSIONS SPÉCIFIQUES
(Tubercules et Granulations).

Les autopsies de tuberculeux, pratiquées en série, permettent quelquefois de rencontrer au niveau de l'endocarde des altérations qui portent en elles la signature de la tuberculose. Ce sont des faits exceptionnels et sans intérêt clinique parce qu'il est impossible d'en faire le diagnostic durant la vie, mais ils n'en méritent pas moins de retenir l'attention car ils prouvent la possibilité pour la tuberculose de localiser ses lésions au niveau de l'endocarde.

On observe ces lésions chez des sujets présentant de grosses lésions tuberculeuses d'autres viscères et plus particulièrement des poumons : il ne s'agit nullement de localisations primitives. Le plus souvent ces altérations sont limitées à une portion peu étendue de la surface endocardique mais elle peuvent intéresser aussi le myocarde et parfois même le péricarde.

Ces lésions consistent en tubercules, granulations et nodules.

A) **Tubercules de l'Endocarde.** — La tuberculose caséeuse de l'endocarde est d'une rareté extrême : les cas observés par Wagner, Lancereaux et par Letulle en constituent les premières descriptions.

Trouvaille d'autopsie, elle consiste dans la présence d'un ou plus souvent de plusieurs tubercules logés dans la mince paroi endocardique et faisant plus ou moins saillie dans la cavité cardiaque. Ces tubercules ont été plus souvent constatés dans l'endocarde pariétal que sur les valvules. Le volume du foyer de désintégration varie d'une tête d'épingle à un noyau de cerise. Sur la coupe, le foyer caséeux paraît séparé des cavités cardiaques par les couches superficielles de l'endocarde plus ou moins altérées. La structure est celle de tout tubercule. Le plus souvent, l'endocarde de voisinage ne présente pas de lésions inflammatoires ; cependant Vaquez a pu observer (1903) la présence d'un petit tubercule au sein d'une endocardite aiguë manifestée par un épaississement inflammatoire du bord libre de la mitrale.

B) **Granulie endocardique.** — Décrite par PERROUD (1875) qui l'avait observée chez un certain nombre d'enfants morts de granulie généralisée, la tuberculose miliaire de l'endocarde était considérée par WEIGERT comme existant d'une façon presque régulière dans la granulie.

D'après PERROUD, l'endocardite tuberculeuse de la granulie évolue en deux stades : au premier degré, on observe une série de petites nodosités rosées aux points d'accolement des valvules (granulations en traînées linéaires) ; au deuxième stade, il s'agit de végétations, jamais d'ulcérations. Ce n'étaient là, malheureusement, que des constatations macroscopiques non vérifiées par le microscope.

Les observations de PERROUD et de WEIGERT ne se sont pas trouvées corroborées par les recherches ultérieures. P. TEISSIER n'a pas rencontré un seul cas de granulations de l'endocarde dans la granulie. POTAIN LANDOUZY, BOUCHARD, HUTINEL, CHARRIN et ROGER déclarent ne l'avoir jamais constaté non plus. BRAILLON, examinant le cœur de seize enfants granuliques n'y a rencontré que deux fois des granulations et l'examen histologique de ces granulations a montré qu'il ne s'agissait pas de lésions spécifiques. Avec HAUTEFEUILLE, il conclut à l'inexistence de ces granulations miliaires de l'endocarde, bien que certaines lésions puissent les simuler macroscopiquement. L'endocarde, mal vascularisé, se prêterait d'ailleurs très mal, selon ces auteurs, à la formation d'un nodule miliaire.

La granulation tuberculeuse de l'endocarde paraît, d'autre part, totalement inconnue en pathologie expérimentale.

Il paraît donc en être de ces granulations comme des végétations de l'endocardite aiguë des granuliques, dont l'examen histologique et bactériologique a montré la nature infectieuse banale.

C) **Nodules tuberculeux.** — TRIPIER (1890) a observé chez un jeune sujet de 15 ans mort de tuberculose miliaire généralisée un nodule tuberculeux situé au niveau de la face inférieure de la valvule mitrale alors que la face supérieure était le siège d'une endocardite aiguë. « C'est, d'après lui, le premier cas où un nodule tuberculeux a été trouvé dans le cœur. Il s'ajoute aux cas signalés par divers auteurs de lésions de même nature dans les veines et les lymphatiques. » Et l'anatomo-pathologiste lyonnais tire de ses constatations un argument de haute valeur en faveur de l'existence de l'endocardite tuberculeuse aiguë.

Londe et Petit (1894) trouvent, dans un cas analogue, un nodule tuberculeux chez un sujet présentant par ailleurs des lésions d'endocardite végétante.

Benda (Berlin 1899) a constaté chez un enfant coxalgique mort de granulie l'existence d'un nodule jaunâtre (grain de chènevis) sur l'un des cordages de la mitrale : histologiquement ce nodule renfermait des cellules épithélioïdes (sans cellules géantes) et la surface était caséeuse et ulcérée. Il y avait de nombreux bacilles de Koch au sein de ces lésions.

Starck (Saint-Louis, 1917) a également observé à l'autopsie d'un de ses malades mort d'endocardite aiguë un endocarde pariétal infiltré de nodules tuberculeux.

Bien qu'il ne s'agisse là que d'observations isolées, il apparaît qu'il existe une forme de transition entre la tuberculose spécifique de l'endocarde et l'endocardite tuberculeuse sans caractères anatomiques distinctifs. La présence des nodules tuberculeux au sein de cette endocardite lui donne sa véritable signification.

II. — L'ENDOCARDITE TUBERCULEUSE

Il convient de réserver le nom d'endocardite tuberculeuse à l'inflammation de l'endocarde aiguë, subaiguë ou chronique manifestée par des lésions prolifératives, le plus souvent sans caractères histologiquement spécifiques, mais déterminée par le bacille de Koch ou par ses toxines.

C'est ainsi qu'endocardite chez les tuberculeux n'est nullement synonyme d'endocardite tuberculeuse, car diverses infections, en dehors de la tuberculose, peuvent léser le cœur du tuberculeux. Nous ne les envisagerons ici qu'accessoirement, et pour les éliminer.

ETIOLOGIE

Le fait que tous les auteurs n'accordent pas la même signification au terme d'endocardite tuberculeuse rend compte des grandes divergences des statistiques concernant la fréquence de cette affection. Pour ceux qui s'en tiennent à la conception de l'endocardite histologiquement spécifique, c'est là une éventualité clinique d'une extrême rareté. Par contre, en envisageant l'endocardite suivant la conception plus large de manifestation *étiologiquement* tuberculeuse, on se rend compte de sa fréquence au fur et à mesure que l'on sait mieux la rechercher.

L'endocardite tuberculeuse a été observée à tout âge. On peut la rencontrer chez le nourrisson. En 1897, Thiry en présentait un cas indiscutable observé sur un enfant de cinq mois. Landouzy et Gougerot (1908), ont pu observer en l'espace d'un an, à la Crèche de la Clinique Laënnec, 4 cas autopsiés d'endocardite du nourrisson (l'un d'eux concernait un enfant de 4 semaines). Ces auteurs considèrent, de ce fait, l'endocardite comme une manifestation fréquente, mais méconnue, dans la tuberculose du premier âge.

C'est, cependant chez les enfants plus âgés et les adolescents qu'elle semble acquérir son maximum de fréquence. « Je puis avancer, disait Barbier en 1905, que l'endocardite tuberculeuse est très fréquente chez l'enfant », et cet auteur s'appuyait sur une statistique de 46 autopsies d'enfants tuberculeux, morts en un an dans son service de l'Hôpital Herold, où il relevait huit cas d'endocardite. P. Teissier signale aussi cette prépondérance alors que Braillon considère l'affection comme aussi fréquente chez l'adulte.

L'*Hérédité tuberculeuse* ne paraît jouer un rôle que dans la genèse du rétrécissement mitral : l'endocardite bacillaire est presque toujours acquise (Braillon). Auché et Chambrelent ont cependant signalé une observation de tuberculose endocardique congénitale. Le *Sexe* ne manifeste également son influence qu'en ce qui concerne le Rétrécissement mitral, qui est, on le sait, beaucoup plus fréquent chez la femme.

Doit-on faire jouer un rôle aux *causes locales antérieures* ? FEN-
WICK aurait observé une endocardite tuberculeuse entée sur une
endocardite rhumatismale. Le fait est possible, mais des expériences de Léon BERNARD et SALOMON ont prouvé que la tuberculose
pouvait léser un endocarde antérieurement sain, et c'est vraisemblablement le cas habituel en clinique.

La lésion endocardique est-elle la première localisation de la
tuberculose dans l'organisme ? Cela n'est pas admis et serait en
désaccord avec les données actuelles de la pathologie générale. On peut cependant concevoir une septicémie tuberculeuse
de première invasion donnant lieu comme première manifestation localisée à une endocardite tuberculeuse. En fait, il semble
bien que d'autres localisations, ganglionnaires ou séreuses, ont
précédé l'apparition de la lésion endocardique. Quoiqu'il en
soit, il existe une endocardite tuberculeuse *cliniquement primitive* (*type Braillon-Jousset*). Pour BRAILLON, ce serait même la
variété étiologique la plus fréquente.

Bien mieux connue est l'endocardite secondaire survenant
chez un tuberculeux évident, le plus souvent un phtisique, parfois aussi un malade atteint de tuberculose chirurgicale. Ce sont
de tels sujets que concernent la plupart des statistiques publiées :
on ne peut, d'ailleurs en faire état qu'avec réserve, les endocardites rencontrées chez les tuberculeux ne relevant pas toutes de la
tuberculose.

Parmi les statistiques anciennes, citons celles de FROMMOLT
(1875) qui constate un cas de cardiopathie sur 12 autopsies de
phtisiques, de PERCY KIDD (1887) : un cas sur 18, de FENNI : un
cas sur 37 ; de FENWICK enfin qui sur 1.500 autopsies de
tuberculeux faites dans les Hôpitaux de Londres, a constaté 43
fois une endocardite (30 fois c'étaient des lésions d'endocardite
chronique, 13 fois de l'endocardite aiguë).

Avec TRIPIER, POTAIN, P. TEISSIER, la discrimination se fait entre les endocardites tuberculeuses spécifiques, et celles qui, non
spécifiques, relèvent aussi de la tuberculose et leur fréquence apparaît comme très différente.

1° *L'endocardite tuberculeuse spécifique* est très rare si l'on exige la présence de tubercules ou de follicules tuberculeux comme critères de la spécificité : P. Teissier n'avait pu en rassembler que 35 cas dans sa thèse, et les observations en restent très exceptionnelles. Si l'on considère au contraire, avec Braillon, comme spécifiques les endocardites où le bacille de Koch a été trouvé au sein des lésions, l'endocardite tuberculeuse vraie est moins exceptionnelle : il faut toutefois être sévère pour apprécier la valeur des inoculations de fragments d'endocarde prélevés sur la table d'autopsie et un certain nombre d'observations à inoculation positive n'offrent que peu de garanties à cet égard.

2° Beaucoup plus fréquente est l'altération non spécifique de l'endocarde observée chez des sujets notoirement tuberculeux, soit sous l'influence d'un bacille que l'on ne retrouve pas, soit du fait de la toxhémie bacillaire. Il s'agit ici de la *sclérose* de l'endocarde, reliquat probable de l'endocardite *inflammatoire*.

Dès 1879, Lebert, qui avait bien observé cette lésion, la rencontre chez 8% des tuberculeux. P. Teissier constate une sclérose endocardique chez 40 % des phtisiques en éliminant, il est vrai, les sujets âgés de plus de 35 ans.

Tripier admet également la fréquence de ces lésions endocardiques discrètes et cicatricielles, anciennes, avec ou sans lésions récentes. Pour lui « les nombreuses observations où se trouve signalée la concomitance de lésions endocardiques et de productions tuberculeuses diverses sont en faveur de l'identité d'origine de ces lésions, au moins dans un certain nombre de cas ».

Chambelland, dans une thèse inspirée par Poncet (Lyon 1902), recherche la fréquence des cardiopathies comparativement chez des malades atteints de tuberculoses médicales et chez ceux porteurs de tuberculoses chirurgicales.

Tandis que sur 100 tuberculeux « médicaux », il rencontre 11 cas d'endocardite avec ou sans lésions valvulaires — chez 100 sujets morts de tuberculose ostéo-articulaire, la proportion des lésions endocardiques n'est que de 6 % —. Il s'agit dans tous ces cas de lésions purement inflammatoires, non spécifiques sans doute, mais ne pouvant non plus être attribuées à un rhumatisme de Bouillaud antérieur.

3°. — *L'endocardite végétante des granuliques* mérite d'être envisagée à part. Sa fréquence serait très grande selon certains auteurs (PERROUD, WEIGERT, CANTILLO). Pour BARBIER, il serait bien plus rare de trouver chez les enfants morts de granulie un endocarde intact qu'un endocarde malade. L'endocardite végétante se rencontre, d'ailleurs, en dehors de la granulie, dans les diverses manifestations de la tuberculose, lorsque des infections secondaires viennent envahir un foyer d'ulcération et de désintégration : c'est le cas dans la phtisie cavitaire. Bien que, pour TEISSIER, on en ait exagéré la fréquence, cette endocardite végétante n'est pas une rareté. Mais s'agit-il bien d'une endocardite tuberculeuse ? Sur ce point, les auteurs à la suite de P. TEISSIER, ont abandonné la thèse de PERROUD et de TRIPIER, considérant ces lésions comme tuberculeuses au même titre que les autres. Sans doute l'endocardite bactériologiquement tuberculeuse revêt-elle volontiers la forme végétante, mais lorsqu'au cours d'une granulie, il survient une endocardite aiguë végétante, l'on admet qu'il s'agit le plus souvent d'une endocardite infectieuse banale : celle-ci peut d'ailleurs être greffée sur un endocarde altéré par la tuberculose.

Ainsi délimité — et il faut le reconnaître, certaines de ces limites sont encore imprécises, flottantes — le champ de l'endocardite tuberculeuse est encore vaste. Si l'endocardite anatomiquement spécifique est certainement très rare, des recherches bactériologiques précoces et minutieuses peuvent mettre en évidence le bacille de Koch au début de processus endocarditiques latents qui évolueront le plus souvent comme des scléroses endocardiques. valvulaires (rétrécissement mitral) ou non. Si l'on admet avec BRAILLON, que la sclérose endocardique, si souvent rencontrée chez les tuberculeux est le reliquat d'une endocardite spécifique. c'est là une affection singulièrement fréquente.

Il resterait à déterminer la fréquence de l'endocardite tuberculeuse par rapport aux autres variétés étiologiques d'endocardite : bien que selon toute probabilité la tuberculose ne cède le pas qu'à la maladie de Bouillaud, ce problème est encore entouré de trop d'inconnues pour pouvoir être abordé ici.

ANATOMIE PATHOLOGIQUE

L'endocardite tuberculeuse se caractérise, de prime abord, par la variété de ses aspects. Cette diversité morphologique est un des arguments sur lesquels s'appuient les auteurs qui refusent droit de cité à l'endocardite tuberculeuse non histologiquement spécifique : à ne voir les faits que sous l'angle histologique il ne s'agit ici, en effet, que de lésions inflammatoires plus ou moins banales.

Nous décrirons les divers aspects de ces lésions inflammatoires attribuées à la tuberculose en passant des formes les plus rapidement prolifératives aux formes subaiguës et chroniques lentement organisées.

1° **Forme végétante** (de HELLER). — L'endocardite végétante décrite par PERROUD, en 1875, dans la granulie, n'étant probablement pas le fait de la tuberculose, c'est à HELLER que revient le mérite d'avoir prouvé l'existence d'une endocardite tuberculeuse végétante (1880) : faisant une étude minutieuse de plusieurs cas personnels, cet auteur a pu déceler la présence de bacilles de Koch au sein de lésions dépourvues de spécificité anatomique. La thèse de LION (1889) apporte à ces faits un document confirmatif tandis que les bacilles ne purent être décelés dans quatre observations personnelles publiées par HANOT, en 1893, ni dans les deux cas observés par ÉTIENNE (de Nancy, 1898).

AGUERRE (1899) constate également des lésions d'endocardite végétante à bacille de Koch à l'autopsie d'un malade de son maître CORNIL. Il en est de même d'un malade de FERRAND et RATHERY (1903) chez lequel ces auteurs trouvent des lésions d'endocardite végétante de la grande valve de la mitrale avec présence de bacilles de Koch dans les lésions (ce malade était porteur d'une rate semée de granulations tuberculeuses, en l'absence de lésions pulmonaires).

JOUSSET et BRAILLON (1903) ont pû observer cliniquement et

anatomiquement un cas d'endocardite tuberculeuse primitive :
l'endocarde était couvert au niveau des valvules de végétations
anciennes et récentes.

Les lésions de l'endocardite végétante peuvent être très étendues, entourant les orifices valvulaires des cavités gauches surtout

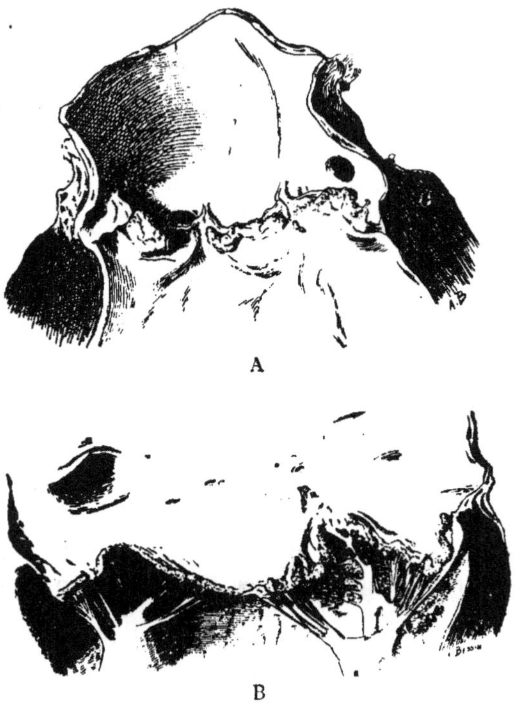

FIG. 9.
Endocardite tuberculeuse végétante (présence
de bacilles de Koch au niveau des lésions.)
A. Valvule aortique. B. Valvule mitrale.
(BRAILLON et JOUSSET.)

— exceptionnellement de la tricuspide — mais, au niveau d'une
valvule déterminée, elles ont une topographie précise. BRAILLON

insiste sur leur localisation étroite et caractéristique à la face musculaire pour les valvules auriculo-ventriculaires et à la face cardiaque pour les sigmoïdes et sur leur siège juxta-marginal : ces localisations sont communes aussi dans l'endocardite rhumatismale classique. Les végétations sont petites (volume d'une tête d'épingle), pressées les unes contre les autres, formant un liseré. Elles sont habituellement peu saillantes, mais elles peuvent être pédiculées et alors presque sphériques.

Ces lésions ne possèdent pas de caractères spécifiques, à l'examen histologique : c'est un coagulum fibrineux pénétré et organisé par des traînées conjonctivo-vasculaires émanées de l'endocarde enflammé.

Ce sont là les caractères macroscopiques et même microscopiques de l'endocardite du rhumatisme de Bouillaud. Toutefois dans cette dernière la végétation fibrineuse ne constitue qu'une petite partie des lésions cardiaques ; les lésions sont beaucoup plus diffuses et plus profondes : l'endocarde valvulaire est infiltré dans toute son épaisseur de nombreuses cellules à granulations basophiles. Au contraire, dans l'endocardite végétante tuberculeuse, de même que les végétations sont plus strictement localisées aux lieux d'élection valvulaires juxta-marginaux, le coagulum fibrineux est moins épais et les lésions inflammatoires de voisinage moins étendues. Entre les deux endocardites l'une rhumatismale pure, l'autre tuberculeuse, il n'y a pas de différence fondamentale, anatomiquement parlant ; dans des lésions analogues l'étendue et quelquefois la répartition des éléments seules diffèrent.

L'ulcération des lésions est exceptionnelle dans l'endocardite tuberculeuse : à tel point que BRAILLON considère l'absence de lésions ulcéreuses comme un élément de présomption en faveur de la nature tuberculeuse d'une endocardite. PERROUD avait déjà constaté dans des endocardites granuliques (il est vrai probablement non tuberculeuses) l'absence constante d'ulcérations.

Ce n'est pas une loi absolue : une observation indiscutable d'endocardite tuberculeuse à forme ulcéreuse a été rapportée par GIRODE, deux autres par Percy KIDD, de Londres, et par MOBSON, de Montréal, mais ces faits n'autorisent pas à envisager comme certains l'ont fait, une forme ulcéreuse dans l'endocardite à bacilles de Koch.

2° Forme inflammatoire atténuée. — C'est surtout chez de jeunes enfants que l'on a eu l'occasion de constater les lésions inflammatoires simples qui constituent cette forme : il s'agissait de sujets morts de septicémie bacillaire et l'atteinte de l'endocarde n'était qu'un épiphénomène.

Les observations de LANDOUZY et GOUGEROT, faites à l'autopsie de petits malades de la crèche Laennec (1908) peuvent fournir la description typique de ces lésions. Dans un cas « les deux valvules auriculo-ventriculaires, mais surtout la mitrale, sont épaissies, laiteuses, leurs bords semblent boursouflés ; ils sont ourlés de petits granules roses transparents, qui, à la palpation, donnent une sensation de mollesse et de résistance ». Ailleurs, les sigmoïdes sont infiltrées, rougeâtres et boursouflées, tranchant vivement sur le fond blanc laiteux de l'aorte : les bords épaissis sont lisses, sans granules.

Les lésions macroscopiques sont, en somme, *l'aspect boursouflé*, et, à la coupe, *l'infiltration fibrineuse*.

Accessoirement, et plus habituellement sur la mitrale, de petits nodules inflammatoires (non histologiquement tuberculeux) peuvent hérisser le bord des valvules, mais il ne s'agit pas là de véritables végétations : ces nodules d'ailleurs pourront faire défaut.

Les lésions histologiques sont celles des endocardites fibrineuses non folliculaires décrites par BRAILLON et par L. BERNARD et SALOMON (endocardites expérimentales).

LANDOUZY et GOUGEROT n'ont pu mettre en évidence les bacilles de Koch dans les coupes. L'inoculation de la lésion tuberculise cependant le cobaye.

Cette forme très rarement surprise à l'autopsie serait selon LANDOUZY l'une des plus fréquentes : c'est elle, en effet, que l'on rencontrerait à la base des cardiopathies valvulaires tuberculeuses dont le début remonte à une endocardite insoupçonnée de l'enfance. Nous envisagerons cette évolution en étudiant les lésions valvulaires attribuables à la tuberculose.

3° Forme fibro-calcaire. — LORTAT-JACOB et SABARÉANU ont voulu individualiser une forme anatomique spéciale d'après les constatations faites dans un cas personnel (1905). Il s'agissait d'un homme atteint de tuberculose pulmonaire fibreuse et d'une cardiopathie mitro-aortique ayant amené la mort en asystolie. L'autopsie montrait un orifice mitral sténosé enserré par un véritable collier rigide *quasi osseux* ; l'épaisseur de ce tissu atteignait en un point 1 centimètre et sa coupe offrait l'aspect de l'os spongieux, décalcifié ; il se résolvait en une trame fibrineuse emprisonnant quelques bacilles de Koch typiques au voisinage de zones décalcifiées. Les lésions pulmonaires étaient de même ordre. Il n'y avait pas d'athérome artériel. JEANSELME et P.-E. WEILL (1904) ont observé une lésion analogue chez un malade atteint de tuberculose de la rate.

Ce sont les 2 seules observations connues de cette évolution certainement très exceptionnelle, bien qu'il y ait lieu de rechercher la tuberculose en présence de toute concrétion calcaire des valvules (même avec athérome artériel concomitant). Il s'agit plus, d'ailleurs d'un mode d'évolution de l'endocardite que d'une forme anatomo-clinique particulière.

4° **Sclérose endocardique.** — Il est fréquent de constater chez des sujets morts de tuberculose pulmonaire ou présentant d'autres lésions bacillaires, un état de sclérose plus ou moins nette de l'endocarde. Le plus souvent, un examen attentif est nécessaire pour dépister cette lésion. La sclérose est soit généralisée, et elle prédomine alors au niveau des valvules et de l'endocarde auriculaire, soit localisée : dans ce cas elle est limitée aux valvules. P. TEISSIER a eu le mérite d'attirer l'attention sur cette lésion, de la décrire avec soin et d'établir le lien qui la rattache à la tuberculose.

A l'œil nu, la sclérose se traduit soit par une opalescence généralisée de l'endocarde, formant comme un voile blanchâtre qui masque le tissu rosé du myocarde sous-jacent — soit par une ou plusieurs taches opaques non proéminentes — ou encore par des traînées linéaires. Ces lésions sont plus accentuées sur les replis valvulaires où elles prennent un aspect cartilagineux.

L'examen histologique montre des lésions de sclérose banale : épaississement du tissu conjonctif, transformation fibreuse du tissu muqueux du bord libre des valvules : aucun élément spécifique.

Cette sclérose endocardique ne se rencontre pas exclusivement chez les tuberculeux : les vieillards, les cachectiques cancéreux peuvent la présenter. Sa constatation chez un jeune sujet est cependant aussi exceptionnelle en dehors de la tuberculose qu'elle est fréquente dans cette affection.

Pour P. TEISSIER, il ne s'agit pas d'une transformation fibreuse de lésions spécifiques : aucun fait n'est venu infirmer cette conception. La notion de la tuberculose inflammatoire est venue éclairer la pathogénie de cette sclérose ; on peut la concevoir en effet, comme un reliquat de poussées inflammatoires anciennes.

Les lésions associées. Etat des autres organes. — L'endocardite tuberculeuse, plus particulièrement dans sa forme végétante, s'accompagne souvent, du fait des altérations valvulaires qu'elle provoque, de lésions orificielles (retrécissements ou exceptionnellement insuffisances) que nous étudierons à part.

L'association de lésions endocardiques avec des localisations péricardiques ou myocardiques du processus tuberculeux est également assez fréquente (LANDOUZY et LAEDERICH 1908).

L'endo-péricardite tuberculeuse a été rencontrée par BARBIER 8 fois sur 46 autopsies d'enfants tuberculeux.

Parmi les observations connues de tubercules multiples du cœur, un certain nombre signalent la coexistence de tubercules endocardiques avec les tubercules myocardiques plus fréquents : il s'agit d'ailleurs plutôt de tubercules sous-endocardiques à développement intracavitaire.

Dans certains cas de symphyse péricardique ancienne, les lésions affectent à la fois toutes les tuniques du cœur.

L'endocardite tuberculeuse peut avoir donné lieu à un syndrome d'insuffisance cardiaque qui au niveau des viscères se manifeste par les lésions classiques de l'asystolie (œdème, épanchement, congestion). Dans nombre d'observations ces lésions asystoliques paraissent minimes.

Les lésions tuberculeuses des autres viscères sont elles-mêmes contingentes — du moins les lésions récemment en activité. Si l'endocardite végétante s'observe fréquemment chez des granuliques ou des tuberculeux cavitaires, on peut aussi ne trouver, en dehors du cœur, aucune lésion bacillaire en activité. L'endocardite se comporte dans ces cas comme une tuberculose primitive et locale (BRAILLON).

Conception d'ensemble. — Le polymorphisme des lésions observées répond moins à des différences fondamentales entre les diverses manifestations anatomiques de la tuberculose de l'endocarde qu'à une série d'aspects différents au cours d'un même processus. En fait, il semble bien qu'une même endocardite tuberculeuse puisse présenter plusieurs des aspects morphologiques décrits au cours des différents stades de son évolution.

Si l'on met à part les lésions purement spécifiques (tubercules, granulations miliaires), qui ne sont pas à proprement parler inflammatoires, nous pouvons voir se succéder sur le même endocarde les divers aspects (boursoufflures, végétations et sclérose) qui témoignent des stades successifs de l'inflammation endocarditique. C'est ainsi qu'ŒTTINGER et BRAILLON ont pu saisir sur une même coupe le passage des végétations de l'endocardite tuberculeuse simple à la lésion de sclérose définitivement constituée. Cette tendance à la sclérose est la caractéristique de toute inflammation de quelque durée qui évolue vers la guérison : c'est aussi la règle dans l'endocardite tuberculeuse. Très exceptionnellement des lésions inflammatoires banales emprisonnant des bacilles pourraient subir au lieu de l'évolution fibreuse la transformation crétacée.

Cette endocardite tuberculeuse ainsi constituée, sous un polymorphisme apparent, s'individualise aussi par la constatation du bacille de Koch au sein de ses tissus. A la suite des travaux de HALLER de BURKHARDT, de KUNDRAT, de VON LEYDEN, les observations se sont multipliées où le bacille tuberculeux a été trouvé au sein de lésions d'endocardite, en apparence banales : rappelons simplement celles d'ETIENNE (de Nancy), de PONCET et DOR, de FERRAND et RATHERY, VAQUEZ, BRAILLON et JOUSSET.

Ces constatations suffiraient à authentifier la nature tuberculeuse de ces endocardites, mais l'anatomie pathologique elle-même y contribue en montrant, au sein d'une endocardite simple, la présence d'éléments spécifiques comme TRIPIER a pu l'observer : il est possible d'admettre que le nodule tuberculeux, élément transitoire, soit plus fréquent dans ces lésions que ne le laisseraient supposer les examens histologiques, pratiqués à un stade tardif.

Il en est ainsi de l'endocardite tuberculeuse comme de la pleurésie ou de l'endophlébite de même nature, où l'élément inflammatoire est le plus souvent le seul apparent, mais où l'on retrouve parfois au sein de cet élément les édifications spécifiques de la tuberculose

PATHOGÉNIE

Le mode de production des lésions tuberculeuses *anatomiquement spécifiques* de l'endocarde n'a jamais sollicité l'intérêt des pathologistes. Ces faits, d'ailleurs très exceptionnels ne constituent que des singularités de localisation d'un processus tuberculeux banal en lui-même. Comment le tubercule, le nodule tuberculeux, sont-ils venus s'implanter sur l'endocarde ? L'association fréquente en pareil cas, sinon habituelle, de tubercules du myocarde montre qu'il s'agit d'un processus pariétal d'origine vasculaire, d'une migration embolique de bacilles. Peut-être pourrait-on admettre dans les cas où le médiastin renferme une adénopathie tuberculeuse et où le péricarde est également lésé une migration du bacille par voie lymphatique jusque vers la séreuse endocardique. Aucun fait ne permet de supposer que le tubercule de l'endocarde provienne d'un ensemencement superficiel par le sang circulant dans les cavités cardiaques.

Tout autre est le problème pathogénique de l'endocardite tuberculeuse proprement dite, de cette lésion à allure inflammatoire sans spécificité anatomique et dont l'authenticité est, de ce fait, souvent contestée. La tuberculose n'étant pas surprise, en quelque sorte, en flagrant délit, les auteurs se sont efforcés d'expliquer son mode d'action en lui faisant jouer un rôle dissimulé. Sous l'influence des doctrines pathogéniques alors en faveur, c'est à l'action des toxines que l'on attribuait l'endocardite à la fin du siècle dernier et ce n'est que plus récemment, grâce aux progrès de la technique bactériologique, que l'on a pu mettre en cause directement le bacille.

Rôle de la toxine tuberculeuse. — L'action directe du bacille étant considérée comme ne se manifestant que par des lésions spécifiques, c'est à l'action de la toxine tuberculeuse qu'ont eu recours Hanot (1893), Potain et son élève P. Teissier (1894) pour expliquer le mode de production des lésions endocardiques des tuberculeux qu'il s'agisse de lésions végétantes (Hanot) ou sclérogènes (P. Teissier).

C'est surtout en ce qui concerne la production de cette sclérose endocardique, d'édification très lente, observée chez des sujets porteurs de foyers tuberculeux multiples et anciens que cette doctrine toxinienne était séduisante. Le poison tuberculeux était assimilé à l'alcool sclérosant le foie ou au plomb sclérosant le rein.

Les lésions végétantes, aiguës, étaient plus difficilement explicables par cette théorie toxinienne ; cependant c'est encore à elle qu'a eû d'abord recours Poncet pour expliquer les manifestations inflammatoires de la tuberculose endocardique ; la constatation du bacille faite par L. Dor dans ces lésions elles-mêmes ne l'a amené que plus tard à une autre conception.

Cette présence du bacille au sein de la lésion endocardique souvent constatée, par ailleurs, est le principal argument qui s'oppose à la théorie toxinienne *para-tuberculeuse* de l'endocardite mais, il en est d'autres qui restent valables alors même que le bacille n'est pas retrouvé :

1° Pierre Teissier a vainement tenté de provoquer des lésions de sclérose endocardique par l'injection de tuberculine même longtemps répétée.

2° Auclair a, d'ailleurs, ultérieurement démontré que les poisons tuberculeux qui provoquent soit la caséification soit la sclérose sont des *endotoxines* — ne diffusant pas, par conséquent, à distance des bacilles.

3° Comme BRAILLON l'a fait remarquer, il existe au niveau des plèvres et du péricarde des lésions sclérosantes absolument identique à celles de l'endocarde — et dans la production de ces lésions le rôle du bacille n'est pas douteux.

Ces notions sont d'ailleurs en accord avec la doctrine de TRIPIER sur l'origine inflammatoire des scléroses, si nettement prouvée aujourd'hui en ce qui concerne les lésions fibreuses de la tuberculose pulmonaire.

Ces arguments fondés sur la pathogénie des lésions scléreuses sont *à fortiori* valables pour les lésions inflammatoires dans lesquelles le bacille a été mis plus souvent en évidence.

Rôle du Bacille. — Bien que la présence du bacille de Koch ait été constatée de bonne heure dans des lésions non spécifiques (HALLER 1880) ce n'est que tardivement que son action a été envisagée, en raison des idées pathogéniques alors en cours. Les arguments qui militent en faveur du rôle du bacille dans la production de l'endocardite, sont de divers ordre :

a) Présence du bacille dans les lésions. — Les observations sont fréquentes qui signalent la constatation du bacille de Koch au niveau des lésions endocarditiques, mais une critique minutieuse montre que le plus souvent les bacilles de Koch ont été rencontrés dans la partie la plus superficielle, la couche fibrineuse qui recouvre la néo-formation inflammatoire. Aussi, est-il permis de se demander avec VAQUEZ, s'il ne s'agit pas en ce cas de germes déposés par la circulation sur une lésion antérieure et qu'ils n'ont pas créée. Il est cependant, un certain nombre de cas d'endocardites non anatomiquement spécifiques où l'on a pu colorer des bacilles tuberculeux au sein des cellules mononucléaires qui sont à la base de la néoformation endocardique (cas de LEYDEN 1895 — de BRAILLON et JOUSSET 1903 — de MEEK 1908 — etc.). Dans ces cas, l'action locale du bacille ne peut être mise en doute.

b) L'Inoculation positive des Lésions. — De nombreux auteurs ont pratiqué l'inoculation au cobaye de fragments de valvules lésées ou de lésions endocarditiques (J. COURMONT 1894, ETIENNE 1898, DOR 1902, BRAILLON et JOUSSET 1904, LANDOUZY et GOURGEROT 1908). Il ne pouvait s'agir, malheureusement, que de fragments prélevés sur la table d'autopsie, soumis de ce fait à de multiples causes de contamination. A lire les protocoles d'autopsie et d'expériences, il n'apparaît pas que, le plus souvent, des précautions d'asepsie rigoureuses aient été prises (signalons cependant qu'ETIENNE, de Nancy, a pu tuberculiser un cobaye avec un fragment lavé dans de l'eau stérilisée).

Dans ces conditions, on ne peut admettre qu'avec une grande réserve comme preuve de la nature tuberculeuse d'une endocardite l'argument d'une inoculation positive. Ce n'est là qu'un élément de présomption.

c) *Présence du bacille dans le sang.* — Les recherches de POX-FICK, de WEIGERT, WEISHCELBAUM, RUTIMEYER, STRICKER avaient montré la présence fréquente de bacille de Koch dans le sang des sujets et des animaux infectés. La notion de cette « *bacillémie* » apportait un argument précieux en faveur de la possibilité de l'endocardite tuberculeuse. BRAILLON et JOUSSET ont pu, en utilisant la méthode inoscopique, déceler chez leur malade durant la vie la présence du bacille dans le sang circulant et cette constatation a été décisive pour leur faire admettre l'origine tuberculeuse de l'endocardite qui évoluait, en quelque sorte, sous leurs yeux.

En fait, le perfectionnement des moyens de laboratoire (centrifugations à grande vitesse) a permis de mettre en évidence de façon très fréquente cette bacillémie chez des tuberculeux qui ne présentent aucun signe clinique de cardiopathie et dont l'endocarde se montre intact à l'autopsie. Il y a même, comme le faisait déjà remarquer P. TEISSIER, en 1894, un désaccord évident entre la fréquence de la bacillémie constatée et la rareté des localisations du bacille sur l'endocarde.

Cette bacillémie ne peut donc être qu'un élément de présomption quand on la rencontre chez un sujet présentant des signes d'une endocardite de cause mal déterminée. Ce n'est pas une preuve absolue.

D) *L'Endocardite expérimentale.* — Les premiers, MICHAELIS et BLUM (1898) ont réussi à réaliser une endocardite tuberculeuse chez l'animal. Ils procédaient de la façon suivante : après avoir injecté une émulsion de bacilles de Koch dans la veine marginale de l'oreille du lapin, ils introduisaient un stylet dans la carotide, et le poussant vers les cavités cardiaques, ils traumatisaient les valvules sigmoïdes : ils s'arrêtaient quand ils percevaient le souffle diastolique symptomatique du reflux du sang dans le ventricule gauche. Au bout de six à huit semaines, les animaux succombaient à des lésions de granulie généralisée, et l'on trouvait au niveau de l'orifice aortique de fines végétations d'*endocardite verruqueuse* ; ces lésions ne présentaient à l'œil nu, ni en coupe, aucun des caractères anatomiques spécifiques des lésions tuberculeuses, mais on décelait à leur intérieur la présence de bacilles de Koch (coupes colorées au Ziehl).

Léon BERNARD et SALOMON ont repris, en 1905, ces expériences, mais ils ont voulu supprimer le traumatisme valvulaire. Leurs expériences ont porté sur deux chiens et six lapins. Chez le chien, ils introduisaient dans la carotide gauche non plus un stylet mais une sonde qu'ils faisaient progresser jusque dans le ventricule gauche, en injectant par ce moyen une émulsion de bacilles dans la cavité cardiaque. Chez le lapin, ils pratiquaient une injection intra-cardiaque de culture émulsionnée de bacilles tuberculeux. A vrai dire, le traumatisme n'était pas supprimé, le passage de la sonde irritant les valvules, et l'aiguille pouvant ensemencer le myocarde, mais ce traumatisme était moins brutal que dans l'expérience de MICHAELIS et BLUM.

Par ce procédé L. BERNARD et SALOMON ont réussi à tuberculiser le cœur de cinq des huit animaux en expérience (un chien et quatre lapins) ; les résultats, bien qu'inconstants, étaient tout à fait comparables : poussée de granulations diffuses dans le myocarde — surtout sous les séreuses — et sur l'endocarde ; partout ces granulations revêtaient le même aspect ; elles étaient d'autant plus nombreuses que l'animal avait été sacrifié plus tard (entre 20 et 50 jours). Le fait le plus intéressant c'est que malgré leur similitude d'aspect ces granulations différaient totalement de structure dans le myocarde et sur l'endocarde : tandis que les premières étaient constituées par des follicules tuberculeux typiques, les granulations endocardiques paraissaient purement inflammatoires, étant constituées par un coagulum fibrineux, mais, dans les unes comme dans les autres, le bacille de Koch pouvait être décelé.

Ces granulations endocardiques siégeaient sur toute la face interne du ventricule gauche, sans siège de prédilection ; il y en avait quelques-unes aussi dans le ventricule droit — et à l'origine de l'aorte. Bien qu'elles ne fussent pas plus nombreuses sur les valvules, elles acquéraient à leur niveau un plus grand développement. Les auteurs ont même observé en coupe dans les valvules les deux variétés de granulations : 1° dans le stroma valvulaire, entre les deux lames élastiques, des granulations épithéliolymphocytiques ; 2° sur la surface endocardique, des granulations fibrino-leucocytiques.

Ainsi était mise en évidence la spécialisation réactionnelle de l'endocarde vis-à-vis de l'infection tuberculeuse : le même bacille organisant des nodules typiques dans les autres tissus du cœur ne produit à son niveau que des lésions inflammatoires communes.

Bien que DEGANELLO ait vainement tenté, en 1908, de reproduire ces expériences, elles n'en demeurent pas moins comme des faits d'une haute portée au point de vue théorique.

Les voies d'accès du bacille. — *a)* La *voie sous-endocardique* est une voie d'exception pour la pénétration du bacille de Koch dans l'endocarde. Cette membrane est en effet pratiquement *avasculaire* lorsqu'elle est saine et l'on ne peut voir l'invasion bacillaire se faire par les vaisseaux et capillaires que lorsqu'une lésion de voisinage, un tubercule myocardique par exemple a progressé jusque vers l'endocarde et a lésé cette séreuse. Il est possible aussi qu'un endocarde enflammé par une autre cause se prête à l'invasion du bacille par les vaisseaux de néo-formation : FENWICK aurait vu une endocardite tuberculeuse se greffer sur une cicatrice d'endocardite rhumatismale, mais ce n'est là qu'une hypothèse bien difficile à vérifier.

b) L'*Infection en surface* par les bacilles véhiculés par le torrent circulatoire dans les cavités cardiaques paraît être le mode habituel de pénétration du bacille de Koch dans l'endocarde. La localisation fréquente des lésions vers les bords valvulaires, non vascularisés et plus directement en contact avec le sang circulant, est ici, comme pour l'endocardite rhumatismale, un argument en faveur de cette thèse.

Pour Braillon, le fait que la granulie, procédant par embolies capillaires, n'essaime pas de granulations réellement tuberculeuses dans l'endocarde constitue une preuve encore plus décisive, et cet auteur admet l'existence d'un véritable antagonisme entre la granulie d'Empis et l'endocardite tuberculeuse. L'expérimentation n'a pas fourni d'arguments en faveur de l'une ou l'autre thèse.

Les conditions favorisantes. — Le *terrain* joue certainement un rôle, car ce n'est pas chez n'importe quel tuberculeux que se manifeste une endocardite. On a bien vu survenir des endocardites chez des tuberculeux pulmonaires évolutifs à lésions ulcéreuses, mais il s'agit le plus souvent, en pareil cas, d'endocardites infectieuses, dûes, aux infections secondaires de la suppuration. L'endocardite véritablement tuberculeuse survient chez des sujets jeunes, heredo-arthritiques (Potain), offrant de ce fait une résistance spéciale à l'infection tuberculeuse. Les lésions de petite tuberculose présentées antérieurement par le malade n'ont pas été évolutives et la lésion endocardique elle-même manifeste le plus souvent des tendances cicatricielles.

La *pathologie comparée* éclaire remarquablement cette notion de l'importance du terrain. C'est ainsi que le singe, qui offre très peu de résistance à l'infection tuberculeuse, et chez qui les lésions tuberculeuses sont diffuses, ne présenterait jamais d'endocardite bacillaire. Au contraire, chez les bovidés atteints de pommelière (qui se comporte comme une phtisie à évolution très lente) les lésions de sclérose endocardique sont fréquentes ; il en est de même chez le cheval (Nocard). Cadiot a, enfin, observé chez le chien une endocardite bacillaire typique : or cet animal offre un terrain relativement peu favorable au développement de la tuberculose.

Mais c'est au *bacille* qu'appartient, semble-t-il, l'influence prépondérante. Il s'agit, en effet, le plus souvent, d'un Bacille de virulence atténuée, manifestant même parfois une véritable électivité pour la séreuse endocardique. C'est ainsi que Dor a pu, par l'inoculation au cobaye de végétations endocarditiques, obtenir chez l'animal des proliférations valvulaires ayant les mêmes caractères que celles qu'il avait observées à l'autopsie du malade. Au même titre que le degré de virulence des bacilles il faut faire intervenir leur nombre. C'est en effet la modalité de l'infection qui paraît conditionner l'évolution de l'endocardite. Une infection bacillaire massive provoque des lésions généralisées : souvent c'est une granulie, et l'endocardite n'est qu'un épiphénomène ; une septicémie bacillaire subaiguë se traduit par une endocardite progressive, évoluant à la fois comme une infection tuberculeuse et comme une cardiopathie valvulaire grave ; une infection atténuée, répondant à de petites migrations bacillaires, donnera lieu enfin à l'endocardite limitée à évolution sclérosante et cicatricielle.

Ainsi envisagée suivant toutes ses modalités l'endocardite tuberculeuse révèle sa véritable signification. Ce n'est pas une altération banale, attribuable à l'action d'une toxine : c'est une détermination tuberculeuse due à l'action directe du bacille. Les conditions qui interviennent pour modifier cette action du bacille sont seules responsables de la diversité d'évolution de cette endocardite dans sa période initiale. Lorsque l'endocardite a créé une lésion valvulaire, le trouble circulatoire qui en résulte intervient à son tour dans cette évolution : le malade cesse d'être un tuberculeux pour devenir un cardiaque.

SYMPTOMATOLOGIE

« L'endocardite tuberculeuse, dit Vaquez, n'a pas d'histoire clinique et constitue presque toujours une trouvaille d'autopsie ». Cela est rigoureusement vrai — si l'on envisage uniquement les lésions spécifiques du cœur (tubercules surtout) que rien ne permet de soupçonner au cours de la vie du malade atteint d'autres lésions tuberculeuses au contraire bruyantes et évidentes. Cela est vrai aussi en ce sens que l'on ne peut dégager de l'étude des observations des malades atteints d'endocardite tuberculeuse un complexe clinique formé de symptômes propres, donnant à cette affection une physionomie à part.

Il n'est pas sans intérêt — cependant, d'envisager les divers états cliniques dans l'ombre desquels évolue une endocardite tuberculeuse.

1° *Chez le nourrisson.* — C'est une septicémie tuberculeuse *subaiguë.* L'enfant, né de mère tuberculeuse — et contaminé à son contact le plus souvent — présente, après plusieurs mois de bonne santé, quelques troubles digestifs, de l'agitation, une fièvre ondulante. Sa courbe de poids fléchit progressivement et avec rapidité ; il s'amaigrit et, en un ou deux mois, prend l'aspect cachectique. Bientôt il devient dyspnéique, se cyanose et la mort survient.

Comme, même chez le nourrisson, la septicémie tuberculeuse peut être curable, ainsi que l'ont montré LANDOUZY et GOUGEROT ; il est probable que c'est au cours d'un de ces états fébriles accompagnés de troubles digestifs qui traduisent l'invasion tuberculeuse que se produit l'endocardite qui laissera une cicatrice valvulaire. Dans l'un et l'autre cas il n'y a *aucun symptôme cardiaque.*

2° *Chez l'enfant* et *chez l'adulte jeune.* — C'est encore une septicémie plus ou moins atténuée mais c'est aussi une cardiopathie. Il a lieu d'envisager une *forme aiguë grave,* septicémique, végétante — et une *forme subaiguë* curable évoluant vers la cardiopathie valvulaire.

La *forme aiguë* a été individualisée par BRAILLON et JOUSSET à la lumière d'une observation suivie avec le plus grand soin. Le début a été brutal, manifesté par des douleurs musculaires, de l'oppression et de la fièvre. La température se maintient élevée pendant une quinzaine de jours, sans être accompagnée d'aucune réaction digestive ou nerveuse, puis elle s'abaisse pour demeurer subfébrile. La dyspnée s'accroît, des douleurs articulaires apparaissent au deuxième mois. C'est enfin le tableau d'une insuffisance cardiaque rapidement progressive : asystolie à forme cachectique.

Les signes physiques ont été minimes : assourdissement du premier bruit dans le premier stade — quelques souffles discrets à la fin.

Dans un cas observé par Ferrand et Rathery (1903) le tableau clinique rappelait celui d'une endocardite infectieuse à forme lente : pâleur, amaigrissement, fièvre hectique et cachexie rapide : objectivement des signes de double lésions mitrales et grosse rate. L'autopsie montrait une endocardite végétante de la grande valve — à bacille de Koch — et une tuberculose splénique — sans lésions pulmonaires.

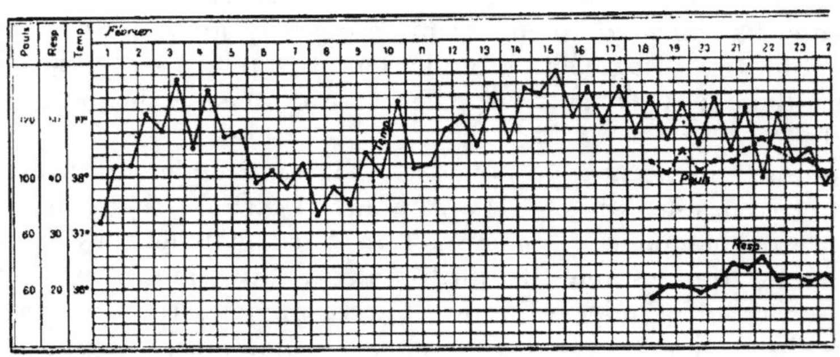

Fig. 10.

Endocardite tuberculeuse : fragment de courbe de température
(ex Braillon-Jousset).

La *forme subaiguë*, plus mal connue parce que lorsqu'elle guérit la preuve en reste à faire, a une symptomatologie, plus voisine de celle de l'endocardite rhumatismale de Bouillaud. Il s'agit le plus souvent d'enfants de 8 à 15 ans, pâles, porteurs d'adénopathies. L'affection se manifeste par de la fièvre, une légère dyspnée, quelques palpitations. La fièvre est le signe dominant, irrégulière mais de durée indéfinie, n'obéissant pas au salicylate. Au cœur, les signes sont ceux d'une endocardite banale : assourdissement du premier bruit à la pointe, souffles mal caractérisés. Barbier signale que l'on observe quelquefois en même temps une induration manifeste au doigt des artères radiales des 2 côtés ou d'un côté seulement.

L'évolution se fait vers la production d'une cardiopathie valvulaire ; l'endocardite peut progresser et donner lieu à un tableau asystolique précoce — mais l'inflammation peut aussi s'éteindre et la lésion valvulaire rester cicatricielle, fonctionnellement latente. ·

La *Sclérose valvulaire* n'a pas d'expression symptomatique. Peut-être pourrait-on la soupçonner lorsque chez un tuberculeux fibreux les bruits ont un *caractère parcheminé* — mais chez de tels malades les conditions de transmission pulmonaire des bruits cardiaques contribuent aussi à modifier leur timbre. Une telle subtilité d'auscultation, serait d'ailleurs, en l'espèce, dépourvue d'utilité pratique.

3° *Chez le vieillard*, c'est à titre exceptionnel qu'on peut observer des endocardites aiguës : la tuberculose n'imprime, d'ailleurs à leur aspect clinique aucune modalité spéciale ; l'un de nous avec BONNAMOUR a pu observer à l'Hospice du Perron plusieurs cas d'endocardites tuberculeuses subaiguës séniles avec asystolie progressive.

EVOLUTION ET PRONOSTIC

Si l'on admet que la sclérose endocardique, si souvent constatée à l'autopsie de tuberculeux fibreux, traduit un reliquat d'endocardite tuberculeuse ancienne, la plupart des endocardites tuberculeuses, par ailleurs latentes, auraient des tendances résolutives et ce seraient les moins mutilantes des lésions de l'endocarde. Cela est très vraisemblable mais la preuve n'en est pas établie.

L'étude des faits que l'on peut considérer comme probants montre, au point de vue évolutif, l'endocardite tuberculeuse sous deux aspects :

a) Il s'agit d'une septicémie tuberculeuse à localisations secondaires multiples (tels le cas BRAILLON-JOUSSET, l'observation FERRAND et RATHERY) : l'endocardite, quelque rapidement végétante qu'elle soit, ne commande pas l'évolution, précipitée par l'infection tuberculeuse. Cependant elle ajoute une teinte cardiaque au tableau de la cachexie terminale.

b) L'infection tuberculeuse est subaiguë à tendances peu évolutives : l'endocardite se développe progressivement, s'organise et c'est à une cardiopathie valvulaire que l'on aura affaire, avec l'évolution que déterminent les troubles de l'hydraulique et de la dynamique cardiaques. L'influence d'une cardiopathie ainsi constituée sur les autres lésions tuberculeuses, particulièrement pulmonaires, fera l'objet d'une étude spéciale. Un nouveau régime circulatoire, du fait même de ses défectuosités, modifie souvent heureusement l'évolutivité des lésions tuberculeuses.

Au cours d'une tuberculose pulmonaire ulcéreuse l'apparition d'une endocardite végétante (souvent non tuberculeuse mais infectieuse) modifie peu le tableau clinique et n'influence pas un pronostic déjà fatal. *Le tuberculeux meurt avec son endocardite et non par elle.*

Il en est de même, *à fortiori*, au cours de la granulie.

LES ELEMENTS DU DIAGNOSTIC

En l'absence d'une séméiologie précise et de signes pathognomoniques, le diagnostic de l'endocardite tuberculeuse est presque uniquement un diagnostic de présomption.

Dans certains cas même, on ne saurait trop le dire, rien, absolument rien, ne peut faire soupçonner la lésion spécifiquement tuberculeuse de l'endocarde que l'on trouvera à l'autopsie. C'est le cas, le plus souvent, à la période terminale d'une tuberculose excavée ou au cours d'une granulie.

En fait, en clinique, on doit songer à l'endocardite tuberculeuse dans deux circonstances :

1° en face d'un tableau de septicémie lente, nuancé de quelques troubles cardiaques.

2° devant une endocardite subaiguë à allure anormale.

Dans la première éventualité, on éliminera :

1° *La fièvre typhoïde*, qui peut associer à son syndrome infectieux des troubles de fléchissement vasculaire en imposant pour une atteinte cardiaque — ou même très exceptionnellement donnant lieu à une endocardite.

Aux signes cliniques (courbe thermique de WUNDERLICH, splénomégalie, taches rosées, ulcérations du voile) s'ajoutent les signes de laboratoire : les troubles ne survenant guère avant le troisième septennaire, le séro-diagnostic sera positif. On éliminera de même les *infections paratyphiques.*

2° La fièvre *méditerranéenne* (Mélitococcie) se manifeste avec une courbe thermique habituellement ondulante mais souvent irrégulière, des accès de sueurs nocturnes, des douleurs rhumatoïdes, parfois même quelques signes pleuro-pulmonaires discrets qui peuvent simuler la septicémie tuberculeuse — mais les complications cardiaques y sont très exceptionnelles. Le séro-diagnostic de WRIGHT tranchera le diagnostic.

3° *Certaines endocardites infectieuses* à forme lente donnant lieu à une fièvre irrégulière, de long cours, à une altération de l'état général et un minimum de signes cardiaques (tachycardie, souffles d'insuffisance parfois très discrets) offrent également un tableau analogue à celui de l'endocardite tuberculeuse subaiguë du type Braillon-Jousset ; mais la splénomégalie qui ne manque jamais, l'apparition fréquente de purpuras, de pseudo-panaris d'OSLER ou des manifestations emboliques plus évidentes — une hemoculture positive enfin font affirmer l'endocardite maligne.

Toutes les septicémies subaiguës avec tendances cachectisantes peuvent à un premier stade faire égarer le diagnostic d'endocardite tuberculeuse primitive, mais quand le malade, toujours fébricitant, de plus en plus émacié arrive à la phase cardiaque, la dyspnée, la cyanose, les souffles organico-fonctionnels qui succèdent à l'assourdissement des bruits sont autant de signes qui font penser à une endocardite spéciale.

Le jeune âge relatif du sujet, la notion d'une contagion dans un foyer tuberculeux orientent vers une infection tuberculeuse. Le laboratoire permet de l'affirmer en décelant la présence du bacille de Koch dans le sang (*méthode inoscopique de Jousset*).

On se trouve en présence d'un malade atteint d'une *endocardite évidente* manifestée par de la tachycardie de l'assourdissement des bruits à la pointe, quelques souffles discrets ou organiques. L'affection n'est pas survenue au décours d'une maladie infectieuse — mais a été précédée de douleurs rhumatoïdes plus ou moins vives.

On a porté d'emblée le diagnostic le plus rationnel, celui de *rhumatisme de Bouillaud,* mais le traitement salicylé appliqué correctement, c'est-à-dire avec des doses suffisantes (6 à 10 grammes de salicylate en ingestion *pro die*) et un régime lacté strict n'a pas amené de sédation des douleurs ni de chute de la température. L'inefficacité apparente du salicylate, observée lors de la complication endocardique n'aurait que peu de valeur diagnostique, l'endocardite rhumatismale la plus franche pouvant se montrer rebelle à l'action de traitement. Mais, *constatée avant l'endocardite,* lors du syndrome rhumatismal articulaire, cette inefficacité permet d'éliminer presque à coup sûr le rhumatisme de Bouillaud.

Un interrogatoire plus précis apprend que le malade a des antécédents tuberculeux héréditaires ou collatéraux. Lui-même a eu des adénopathies dans l'enfance, des bronchites tenaces, une pleurésie. Un examen minutieux dénote l'altération d'un sommet. Souvent aussi le malade porte des stigmates ou conserve une légère impotence attribuables à une arthrite tuberculeuse.

L'examen du cœur lui-même, lorsqu'il est atteint d'endocardite pure, ne permet pas de trancher le débat entre le rhumatisme de Bouillaud et la tuberculose, peut-être constate-t-on une tonalité plus dure, plus parcheminée des bruits dans le premier cas, mais ce n'est là qu'une nuance.

Par contre, l'association d'une péricardite à la lésion endocardique, en l'absence de fluxions articulaires, acquiert une haute valeur diagnostique en faveur de la tuberculose. (BRAILLON).

Le laboratoire, dans ce cas d'endocardite subaiguë sans syndrome septicémique ne peut donner les mêmes certitudes qu'en face de la forme Braillon-Jousset : l'inoscopie sera souvent négative et si la réaction de BESREDKA ou le séro-diagnostic d'ARLOING et P. COURMONT en se montrant positifs témoignent d'une imprégnation tuberculeuse on ne peut se fonder sur eux pour affirmer que l'endocardite présente est due à la tuberculose.

Ce n'est, en somme, qu'un faisceau d'arguments d'ordre clinique qui constitue les éléments du diagnostic de l'endocardite tuberculeuse : aussi le clinicien n'a-t-il d'abord que des présomptions, mais une observation plus longue du malade, les effets de la thérapeutique, la survenue d'autres manifestations tuberculeuses du même ordre transforment ces présomptions en quasi-certitude.

INDICATIONS THERAPEUTIQUES

L'endocardite tuberculeuse offre peu de prises à la thérapeutique. Spontanément curable dans ses formes les plus communes, elle a une évolution irréductiblement fatale dans la septicémie tuberculeuse dont elle ne constitue qu'un épisode.

Le traitement préventif s'adresse surtout aux jeunes enfants, si l'on admet que la plupart des lésions organiques du cœur constituées dans le jeune âge sont d'origine tuberculeuse. Une *prophylaxie* sévère s'impose : l'enfant sera séparé de sa mère tuberculeuse et tenu à l'écart de toute contamination : c'est au moins une mesure de prudence, la notion récente de la transmission placentaire de la tuberculose par un virus filtrant, possible sinon fréquente, permettant d'émettre des doutes sur l'efficacité absolue de cet isolement. La prémunition par le vaccin bilié de CALMETTE et GUÉRIN pourra en pareil cas, trouver également une indication opportune, si l'épreuve du temps justifie les espoirs que l'on fonde sur cette récente découverte.

En face d'une endocardite tuberculeuse constituée encore évolutive, le traitement est, avant tout, celui de la tuberculose : repos au lit dans une chambre bien aérée, ensoleillée si possible : alimentation légère mais substantielle n'excluant ni la viande (peu cuite) ni les légumes frais. Arsenothérapie : médication gaïacolée.

Localement, la révulsion est particulièrement indiquée : applications de teinture d'iode ; pointes de feu ; petits vésicatoires sur la région précordiale.

On s'inspirera de l'idée qu'il s'agit le plus souvent d'une tuberculose inflammatoire évoluant dans le sens d'une cardiopathie pour préférer aux sanatoria de montagne les stations de faible altitude et surtout pour préconiser, comme pour une tuberculose articulaire, la cure méditerranéenne.

A un stade plus avancé, le traitement est celui d'une cardiopathie organisée et non plus celui d'une tuberculose en évolution.

CHAPITRE III

LES LÉSIONS VALVULAIRES D'ORIGINE TUBERCULEUSE

Lorsque le clinicien, élevé suivant les doctrines classiques, se trouve en présence d'une cardiopathie valvulaire, l'étiologie tuberculeuse possible de cette affection se présente bien rarement à son esprit ; le rhumatisme de Bouillaud, la syphilis sont soigneusement recherchés — et sont d'ailleurs le plus souvent légitimement retrouvés — ou sont admis sur la foi d'arguments cliniques ou de données de laboratoire souvent contestables. L'athérome est également mis en cause s'il s'agit d'un vieillard et l'on se contente de ce diagnostic sans rechercher si cet athérome n'est pas lui-même le reliquat d'une inflammation chronique, telle que la tuberculose, comme la syphilis, peut en réaliser.

Il est cependant un certain nombre de faits qui, passés au crible de la critique la plus serrée, se montrent exempts de toute étiologie rhumatismale même en étendant la maladie de Bouillaud jusqu'à ses limites les plus extrêmes, ni syphilitique même en interrogeant les test humoraux attribués à la vérole.

Chez certains de ces malades, cardiopathes à étiologie indéterminée, la tuberculose est présente dans les antécédents héréditaires et se manifeste par des stigmates multiples : n'est-on pas alors autorisé à l'incriminer ?

Sans doute, l'association d'une cardiopathie valvulaire et de manifestations tuberculeuses, pulmonaires ou autres n'implique-t-elle pas *a priori* l'origine tuberculeuse de la cardiopathie. Il peut y avoir une simple coïncidence, le fait est, en clinique, assez fréquent de cardiopathies à étiologie nettement rhumatismale ou syphilitiques évoluant chez des tuberculeux. La tuberculose pulmonaire peut aussi être favorisée par la cardiopathie, comme c'est le cas, parfois, moins souvent qu'on ne l'a dit, pour le rétrécissement de l'artère pulmonaire.

Il n'en reste pas moins un certain nombre de cas qui ne trouvent une étiologie possible que dans une tuberculose familiale ou acquise antérieurement à la cardiopathie.

Divers arguments militent en faveur de l'origine tuberculeuse d'un certain nombre de lésions valvulaires, arguments tirés de la pathologie infantile, de l'anatomie pathologique, de l'évolution clinique.

L'étude de l'endocardite tuberculeuse nous a montré sa fréquence chez les enfants : or cette endocardite infantile se caractérise par sa latence, son évolution subaiguë et sa curabilité en tant que lésion inflammatoire. On en connaît les reliquats sous forme de sclérose endocardique tapissant les parois des cavités auriculaires et ventriculaires d'un revêtement blanchâtre, nacré et résistant. Pourquoi les valvules voisines, éminemment vulnérables échapperaient-elles à cette endocardite ?

Pierre TEISSIER, BRAILLON, LANDOUZY et GOUGEROT se sont attachés à rechercher les liens unissant la lésion valvulaire constituée, et principalement le rétrécissement mitral pur, avec l'endocardite tuberculeuse, œuvre difficile car l'extrême chronicité des lésions, leur lenteur évolutive ne permet pas de saisir sur le vif les formes de passage.

Deux observations de LANDOUZY et GOUGEROT (1908) sont cependant éminemment suggestives : l'une concerne un enfant de 12 mois chez lequel les deux valvules auriculo-ventriculaires, mais surtout la mitrale, sont épaissies, laiteuses, avec des bords boursouflés, ourlés de petits granules transparents. L'examen histologique montre des lésions d'endocardite fibrineuse, non folliculaire semblables à celles obtenues par L. BERNARD et SALOMON ; l'inoculation d'un fragment de valvule tuberculise le cobaye. L'autre observation, chez un enfant de quatre semaines témoigne de lésions analogues de « mitralite marginale fibrineuse nodulaire ».

NOBÉCOURT et BARBIER, ont observé des faits analogues chez des enfants plus âgés et admettent la production de lésions orificielles du fait d'endocardites valvulaires tuberculeuses à allure subaiguë.

Le propre de l'endocardite tuberculeuse subaiguë du jeune sujet est de créer au niveau des valvules des épaississements, des soudures partielles et non des mutilations, des déchirures telles que l'on en observe à la suite d'endocardites aiguës rhumatismales, d'où leur tendance à constituer des *sténoses* et non des insuffisances. POTAIN et Pierre TEISSIER ont particulièrement insisté sur ce caractère sténosant. Aussi est-ce en face de lésions orificielles sténosantes que l'on doit rechercher la trace de la tuberculose.

Exceptionnellement cependant une endocardite tuberculeuse plus aiguë, végétante peut laisser à sa suite des lésions d'insuffisances associées ou non à la sténose : les observations, beaucoup plus rares, en sont également plus discutables.

A) Les lésions sténosantes.

I. *Rétrécissement mitral tuberculeux.*

La notion de l'origine endocarditique du rétrécissement mitral pur, la première admise, impliquait l'existence d'une endocardite fœtale ou tout au moins infantile évoluant, dans ce dernier cas, de façon latente et atténuée. Il fallait donc qu'intervienne une infection chronique héréditaire ou précoce comme cause de cette endocardite : il est singulier que l'on n'ait pas d'emblée pensé, entre autres causes, à la tuberculose. Le dogme de l'antagonisme entre la tuberculose et les cardiopathies qui régnait dès le début et jusque vers la fin du XIXᵉ siècle doit être considéré comme la cause de cet oubli.

C'est Raymond TRIPIER qui le premier, en 1890, envisage la nature tuberculeuse de certaines endocardites anciennes, ayant donné lieu à une maladie du cœur proprement dite. Il fonde cette opinion sur la constatation récente, faite par lui, d'un nodule tuberculeux typique sur la face inférieure de la mitrale, alors que la face supérieure était le siège d'une endocardite aiguë, susceptible de provoquer une lésion valvulaire chronique ; il s'appuie aussi sur le fait que dans de nombreuses observations se trouve signalée là concomitance de lésions endocardiques et de productions tuberculeuses diverses ; ces premières affirmations jettent les bases de l'origine tuberculeuse possible de certaines lésions valvulaires sans apporter de conclusions précises concernant le rétrécissement mitral.

Cette opinion est combattue, d'ailleurs, en 1892 par POTAIN qui « avoue n'avoir jamais pu saisir une lésion valvulaire se développant sous l'influence de la tuberculose » et reste convaincu que dans les cas de coïncidence le rétrécissement mitral, est antérieur à l'apparition des tubercules.

Pierre TEISSIER, dans sa thèse classique sur l'Endocardide tuberculeuse (1894), reprend et développe la conception émise par TRIPIER : pour lui, l'endocardite tuberculeuse *à forme scléreuse* est génératrice de lésions valvulaires et peut provoquer la sténose de tous les orifices, la mitrale étant cependant le siège d'élection de ces lésions : il n'admet pas les insuffisances ou les lésions plus complexes attribuées à la tuberculose.

POTAIN, gagné par ces idées revient en 1899 sur ses premières affirmations, il reconnaît « qu'il n'est presque aucun cas de rétrécissement mitral pur dans lequel l'examen clinique et l'anatomie pathologique ne nous montrent l'existence ou les traces de la tuberculose pulmonaire ou de la sténose », mais il faut examiner attentivement les sommets du poumon pour y dépister la lésion. L'éminent maître de la Charité explique ainsi la genèse du rétrécissement mitral pur : à l'origine, c'est une endocardite scléreuse qui entraîne presque toujours une déformation des valvules lésées et un rétrécissement de l'orifice correspondant ; cette sténose atteint presque toujours l'orifice mitral. Comme, à l'inverse de l'endocardite rhumatismale, cette endocardite scléreuse tuberculeuse ne provoque aucune rétraction des valves, il s'ensuivra un rétrécissement mitral pur.

Ainsi se trouve énoncée avec ses arguments étiologiques et pathogéniques la thèse de l'origine tuberculeuse de la sténose mitrale ; à ces arguments Joseph TEISSIER a ajouté un élément de présomption d'ordre humoral en démontrant la fréquence des séro-réactions d'Arloing et P. Courmont positives chez les sujets atteints de maladie de Durozier.

Les tendances actuelles de la cardiologie, hostiles à l'origine congénitale du Rétrécissement mitral pur et surtout à la pathogénie de la malformation fœtale, devraient faire admettre plus généralement cette conception de la sténose mitrale par endocardite tuberculeuse : Vaquez, Gallavardin, Laubry, Lian admettent en effet que le rétrécissement mitral pur est provoqué par une endocardite acquise dans l'enfance à la fois discrète et très lente dans son évolution mais, faute de preuves péremptoires d'ordre anatomo-pathologique ou bactériologique, le rôle de la tuberculose reste le plus souvent, pour ces auteurs, hypothétique, aussi bien que dans d'autres cas celui de la syphilis ou d'autres infections occultes.

II. *Rétrécissements tricuspidien, pulmonaire et aortique.*

Le *rétrécissement tricuspidien*, bien que plus rare que les sténoses des orifices pulmonaire et aortique mérite d'être envisagé le premier après le rétrécissement mitral, car pour lui, comme pour ce dernier, la tuberculose paraît être l'élément étiologique le plus important lorsque la sténose est pure.

Comme dans la maladie de Durozier la sténose est ici constituée par un entonnoir créé par la soudure des bords des valvules : de même aussi que pour le rétrécissement mitral, la pathogénie s'accommode mal de la doctrine de la malformation congénitale car il s'agit presque toujours d'une lésion isolée : l'épaississement des bords valvulaires est d'ailleurs le témoin d'une endocardite discrète initiale. Aussi, Potain et Pierre Teissier admettent-ils la tuberculose comme cause de la sténose dans l'un aussi bien que dans l'autre cas.

La tuberculose est susceptible de créer un rétrécissement tricuspidien de façon plus tardive ainsi qu'en fait foi une observation de Potain (1895) dans laquelle « la tuberculose a déterminé d'abord un rétrécissement mitral qui a enrayé sa marche puis un rétrécissement tricuspidien qui l'a accélérée ». On sait en effet que le rétrécissement tricuspidien comme la sténose **pulmonaire** voit souvent son évolution se compliquer de tuberculose pulmonaire.

Le *rétrécissement pulmonaire*, et nous entendons ici exclusivement le rétrécissement orificiel, est le plus souvent congénital : à ce titre la tuberculose peut intervenir dans sa production comme cause dystrophiante, ainsi que HANOT et MOSNY ont voulu l'établir. Mais le rétrécissement pulmonaire acquis que CONSTANTIN PAUL, VIMONT ont contribué à faire connaître se présente lui aussi habituellement avec des caractères qui l'apparentent étroitement avec la sténose mitrale pure : diaphragme membraneux constitué par la soudure des bords valvulaires avec un minimum de sclérose témoignant de l'endocardite causale extrêmement discrète.

La tuberculose pulmonaire qui complique souvent cette sténose pulmonaire a une allure torpide, ralentie, que l'on concevrait mal si elle n'évoluait pas sur un terrain déjà immunisé par des lésions anciennes de même nature : l'état ischémique du poumons justifierait en effet une progression et une extension rapide des lésions. Aussi bien est-ce la lésion valvulaire dont l'origine tuberculeuse est le plus généralement admise, au moins dans un certain nombre de cas.

Existe-t-il de même un *rétrécissement aortique* tuberculeux ? Son existence a été soupçonnée par POTAIN et surtout par Pierre TEISSIER, mais aucun document n'est encore venu permettre de l'affirmer.

Il est cependant une forme de sténose que GALLAVARDIN a eu le mérite de mettre en évidence (1909) sous le nom de Retrécissement aortique non rhumatismal des jeunes sujets, qui par son analogie troublante avec le rétrécissement mitral de DUROZIER pose les mêmes problèmes étiologiques que cette affection. Dans les cas qu'il a rassemblés, tous étudiés au point de vue étiologique, GALLAVARDIN n'a pas noté d'antécédents tuberculeux, il est vrai, mais il admet qu'il s'agit « d'une lésion acquise, développée lentement, dans l'enfance ou l'adolescnce à la faveur d'une endocardite subaiguë ou chronique » exactement comme dans le rétrécissement mitral pur. D'autre part, depuis cette étude, LIAN (1922) et tout récemment ROUBIER et TOURNIAIRE (1928) ont constaté deux fois, comme unique élément étiologique de cette affection, l'existence d'antécédents tuberculeux héréditaires et personnels.

B) Les lésions complexes. Insuffisances associées.

L'endocardite tuberculeuse pouvant revêtir une forme végétante, il peut s'ensuivre des lésions valvulaires plus accentuées qu'elles ne le sont du fait d'une simple endocardite inflammatoire subaiguë ; les très rares faits de lésions scléreuses observés par GIRODE, Percy KIDD et HOBSON font concevoir encore mieux la production d'insuffisances valvulaires. En fait il s'agit là de faits tout à fait exceptionnels et il est dans le génie de l'endocardite tuberculeuse de produire avant tout des sténoses.

TRAUBE (1864), FROMMOLT (1875) ont attribué à la tuberculose des cas d'insuffisance aortique constatés chez des phtisiques : il est difficile de faire état de ces observations anciennes où il peut s'agir de simples coïncidences.

Plus convaincante est la belle observation de FERRAND et RATHERY (1903) où ces auteurs ont pù observer une insuffisance et un rétrécissement associés de l'orifice mitral récemment provoqués par une endocardite végétante : la nature tuberculeuse en était prouvée par l'existence de bacilles de Koch à l'intérieur des végétations : cette endocardite paraissait d'ailleurs être secondaire à une tuberculose de la rate.

LORTAT-JACOB et SABAREANU (1907) ont retrouvé. d'autre part, chez un malade atteint d'insuffisance aortique et de rétrécissement mitral des lésions fibro-calcaires, reliquats d'une endocardite ancienne, enserrant l'orifice mitral comme un collier rigide : la coupe d'un fragment de ces lésions décalcifié permettait de constater la présence de quelques bacilles de Koch.

Il s'agit là évidemment d'observations rarissimes mais il n'est pas douteux que la tuberculose, si elle était recherchée systématiquement, apparaîtrait comme moins exceptionnelle au sein dé lésions valvulaires même assez complexes.

Si la tuberculose se classe bien après la maladie de Bouillaud et

la syphilis comme cause de cardiopathie valvulaire, elle n'en
constitue pas moins un élément étiologique trop négligé. Il faut
chercher les raisons de ce discrédit dans le caractère essentiellement insidieux de l'endocardite tuberculeuse qui ne se laisse que
rarement surprendre, dans l'absence de signature spécifique au
niveau des cicatrices valvulaires, elles-mêmes discrètes au point
d'être prises pour des malformations, dans la forme même de la
tuberculose causale qui est avare de manifestations viscérales, séreuses ou périphériques évidentes.

Nous devons reconnaître aussi que, dans cet ordre d'idées, le
domaine des faits précis est bien restreint par rapport à celui des
hypothèses.

CHAPITRE IV

TUBERCULOSE DU MYOCARDE

HISTORIQUE

Bien que VIRCHOW et plus récemment PETER aient refusé au muscle cardiaque la faculté de se tuberculiser, les premières observations sont anciennes qui décrivent la découverte fortuite, à l'autopsie, de tubercules myocardiques. Lorsqu'en 1805, BAYLE esquisse une description sommaire de la tuberculose du cœur (dans ses Remarques sur la dégénérescence tuberculeuse non enkystée du tissu des organes), il rappelle que LIEUTAUD en cita quelques cas et en rapporte deux observations personnelles. LAENNEC, à son tour, prétend en avoir observé trois ou quatre cas.

C'est, cependant, une observation de TOWNSEND, publiée à Dublin en 1832, qui est souvent considérée comme le premier cas connu de tuberculose myocardique : il s'agissait de volumineux tubercules de l'oreillette gauche ayant amené la mort par compression des veines pulmonaires.

Dans la suite, les observations ne tardent pas à se multiplier : il s'agit de cas isolés publiés par SAUZIER (1834), ARAN (1846), RECKLINGHAUSEN, KLOB, POTAIN, WALDEYER, MURCHISON : joints aux observations précédentes ces cas permettent à HABERLING, de Breslau, de faire dans sa thèse le premier travail d'ensemble sur la tuberculose myocardique (1865).

Les mémoires de SANGER (1878), de POLLAK (1891), de BRET (1893), de LABBÉ et de BARIÉ (1896), les thèses de VALENTIN (1894) et de FUCHS (1898) inspirées l'une par POTAIN, l'autre par LETULLE, constituent autant de mises au point basées sur un nombre croissant de cas mieux observés.

Certains aspects particuliers sont mis en lumière dans d'autres travaux: au point de vue anatomique, c'est, avec CABANNES (1899), la tuberculose des oreillettes, avec HARTOG, les grosses conglomérations tuberculeuses, tandis qu'avec DEMME la pathogénie s'enrichit de la notion de la tuberculose primitive du myocarde.

Mais il ne s'agissait dans toutes ces études que de la tuberculose histologiquement spécifique du myocarde. A mesure que s'élargissait la conception du polymorphisme des processus tuberculeux, on a vu s'étendre le champ de la tuberculose myocardique. Comme pour l'endocarde, aux lésions spécifiques sont venues s'adjoindre les lésions purement inflammatoires. Le tubercule, sorte de tumeur du myocarde, la granulation miliaire, ne sont pas les seules lésions tuberculeuses : la sclérose plus ou moins diffuse est décrite comme l'élément essentiel de la myocardite tuberculeuse. Cette sclérose myocardique, observée par BREHMER dans un cas particulièrement démonstratif, car la tuberculose y laissait sa signature, est considérée par WEILL (Traité des Maladies des Enfants) comme d'origine tuberculeuse alors même qu'aucune lésion spécifique n'est constatable au niveau du cœur. Les travaux de TRIPIER et de ses élèves à Lyon, d'ARMAND-DELILLE à Paris montrent, par ailleurs, la nature inflammatoire de cette sclérose soit qu'il s'agisse à l'origine d'une tuberculose folliculaire dont les éléments disparaissent ensuite, soit que, selon la doctrine de PONCET, l'inflammation tuberculeuse elle-même ne revête aucun caractère histologiquement spécifique : une observation très intéressante de JOSSERAND et GALLAVARDIN (1901) représente une forme typique de cette myocardite tuberculeuse non folliculaire.

Ce dualisme des manifestations de la tuberculose myocardique se retrouve sur le terrain expérimental : tandis que CADIOT, GILBERT et ROGER chez la chèvre. L. BERNARD et SALOMON chez le chien et le lapin réussissent, par l'inoculation de bacilles, à réaliser une tuberculose folliculaire du cœur, KOSTIOURINE et KRAINSKY produisent chez l'animal, par des injections répétées de tuberculine, des lésions de myocardite banale.

RAVIART a rassemblé, dans une étude statistique et analytique très documentée toutes ces notions concernant la tuberculose myocardique (1906). Depuis ce travail, de nombreuses observations sont venues s'ajouter à la statistique des cas de tuberculose évidente du cœur, déjà bien connus quoiqu'exceptionnels, mais notre ignorance persiste en ce qui concerne la myocardite tuberculeuse. Si l'existence de cette lésion n'est pas discutable, sa fréquence, les critères qui permettent de l'admettre, en l'absence de preuves histologiques, sont encore à déterminer. Ce n'est là d'ailleurs qu'une modalité étiologique de la myocardite chronique diffuse, lésion complexe dont l'étude est négligée au profit des lésions limitées aux parties nobles du myocarde.

ETIOLOGIE

Si l'on envisage uniquement les cas de tuberculose folliculaire du myocarde, les seuls dont il soit fait état dans la plupart des statistiques, la tuberculose du muscle cardiaque est une lésion rare. RAVIART a pu cependant en rassembler 184 cas dont 80 publiés de 1895 à 1905 : une vingtaine de cas ont été publiés depuis son étude.

En fondant une série de statistiques (WILLIG, SANGER, KLOB, REIMER, LABBÉ, RAVIART), on constate :

1° Chez l'enfant ; 27 cas de tuberculose myocardique sur 1063 autopsies de tuberculose généralisée soit 2,64 %.

2° Chez l'adulte 22 cas sur 6.620 sujets atteints de tuberculoses multiples, soit 0,33 %.

Le *sexe masculin* a été plus souvent atteint (les 2/3 des cas).

A priori l'âge paraît influer beaucoup sur la fréquence de cette localisation myocardique, mais on s'en rend mieux compte encore en suivant cette statistique de RAVIART, d'après laquelle sur 184 cas :

15 sujets avaient moins d'un an,

14 de 1 à 5 ans,

12 de 5 à 10 ans,

9 de 10 à 15 ans,

et ainsi de suite suivant une progression descendante, 23 cas seulement sur la statistique globale concernant des sujets de 40 à 86 ans.

On s'est demandé le pourquoi de cette grande prédominance chez l'enfant, et les raisons les plus vraisemblables en sont : d'abord la plus grande fréquence de la granulie chez le jeune et surtout la prédilection de la tuberculose ganglio-médiastinale pour l'enfance.

Quant à la rareté de l'atteinte myocardique elle-même, la cause n'en réside pas, comme on l'a longtemps soutenu, dans le fait que le tissu cardiaque participerait à une immunité conférée à tout l'appareil circulatoire par son abondante irrigation sanguine ; ce n'est pas non plus parce qu'un organe fonctionne plus activement qu'il risque moins de se tuberculiser, suivant l'axiome erroné de PETER. Le myocarde se laisse difficilement tuberculiser *parce que c'est un muscle :* comme BOLLINGER l'a établi, le tissu musculaire occupe, en effet, le degré le plus inférieur dans l'échelle des localisations tuberculeuses sur les divers organes : encore faut-il remarquer que la tuberculose apparaît plus fréquemment sur le myocarde que sur les autres muscles striés.

De même, les lésions proprement tuberculeuses sont moins exceptionnelles au niveau du myocarde que sur l'endocarde, qui réagit plus souvent, il est vrai, par des altérations non spécifiques à l'action du bacille de Koch.

Les circonstances étiologiques dans lesquelles survient la tuberculose myocardique sont habituellement du même ordre : c'est dans la presque totalité des cas une *tuberculose secondaire* et la lésion primitive est souvent difficile à déterminer parmi les multiples localisations tuberculeuses dont le malade est porteur : des foyers osseux ou ostéo-articulaires (coxalgie) sont signalés dans un certain nombre de cas ; le plus souvent les poumons et *surtout les ganglions médiastinaux* sont le siège de lésions caséeuses. Suivant les cas, c'est une granulie qui a semé ces lésions sur un myocarde sain, ainsi que sur d'autres organes, ou ce sont des tubercules du cœur cœxistant avec d'autres lésions caséeuses.

Il existe cependant quelques observations de tuberculose myocardique *primitive* (ou, tout au moins, dans lesquelles aucune autre lésion tuberculeuse n'a été dépistée). Tel est le cas publié par Demme (1886), où l'auteur a constaté chez un jeune garçon de 5 ans, mort du fait de crises dyspnéiques très violentes, trois gros tubercules dans la paroi externe du ventricule gauche, en l'absence de toute autre lésion tuberculeuse ailleurs. Knopf, Noel et plus récemment Gunewardene, Weill et Dufourt ont observé des cas analogues. Le petit malade de Weill et Dufourt, âgé de 2 ans, avait eu une séro-réaction négative à son entrée à l'hôpital.

Il est enfin un certain nombre de *causes favorisantes :* tout ce qui diminue la résistance et la contractilité du myocarde intervient comme cause secondaire : c'est le cas pour la péricardite. Le traumatisme lui-même, signalé par Hartog, a été incriminé par Semprun, Stoïcesco et Babès.

Pathologie comparée. — La tuberculose du myocarde est en général aussi rare chez l'animal que chez l'homme. Elle est particulièrement exceptionnelle chez le bœuf où elle a cependant été signalée par Gruby, dès 1847, et chez le cheval. Chez le chien, par contre, elle serait assez fréquente puisque Cadiot a pu, sur 40 cas de tuberculose, constater trois fois des tubercules myocardiques ; d'ailleurs, Straus, Petit, Nocard et Leclainche en ont rapporté un certain nombre de cas. Il en serait de même chez le singe, d'après Gervais et Jahan.

ANATOMIE PATHOLOGIQUE

Lanceraux, qui considérait la tuberculose comme aussi fréquente que la syphilis au niveau du myocarde, en a classé les lésions sous trois grandes formes : 1° *Les tubercules ;* 2° *La tuberculose miliaire :* 3° *La myocardite tuberculeuse.* A ces types fondamentaux Raviart a adjoint une forme de transition entre le tubercule et la myocardite : l'infiltration tuberculeuse. Les lésions sont localisées ou diffuses : les premières ont une topographie essentiellement variable.

La statistique établie par Raviart nous apprend que sur 182 cas, les lésions siégeaient :

Sur le Ventricule gauche, 49 fois.

Sur l'Oreillette droite : 46 fois.

Sur le Ventricule droit, 45 fois.

Sur l'Oreillette gauche, 25 fois.

Sur tout le Cœur gauche, 2 fois.

Sur tout le Cœur droit, 3 fois.

Sur toutes les parties du cœur, 12 fois.

Il ne semble pas que l'on puisse tirer de ces chiffres d'autre notion que celle de la tuberculisation un peu plus fréquente au niveau du cœur droit, en relations fonctionnelles plus directes avec les poumons que sur le cœur gauche.

CABANNES a insisté sur la localisation souvent auriculaire des gros tubercules et a individualisé, un peu artificiellement, la tuberculose chronique des oreillettes. Il existe bien quelques cas où la tuberculose s'est fixée exclusivement sur les deux oreillettes, ou plus volontiers sur l'oreillette droite, mais il n'y a pas lieu d'en faire des formes spéciales de tuberculose du cœur.

1° **Les Tubercules.** — De toutes les lésions histologiquement tuberculeuses, le tubercule est la plus fréquente (83 cas sur 182 dans la statistique de RAVIART).

Exceptionnellement solitaires (cas de SINGER, POLLAK, LABBÉ, PIC et CADE, HAUSHALTER, etc.), les tubercules myocardiques sont le plus souvent multiples et leur nombre varie de deux à trois jusqu'à 13 (dans le cas de FONTOYNONT).

Leur forme est soit arrondie, soit bosselée (nodules conglomérés). Leur volume varie de la dimension d'un grain de blé jusqu'à celle d'une noix ou même d'un citron (cas d'EISENMENGER). Ils peuvent siéger dans toutes les parties du myocarde, mais paraissent acquérir un plus gros développement dans les parois des oreillettes. Rarement enclavés au sein du tissu myocardique, (cas DURANTE), le plus souvent ils font saillie sur une des faces du myocarde, soit sous l'endocarde, soit sous le péricarde.

Les gros tubercules donnent lieu parfois à des déformations extérieures ou intra-cavitaires. Dans un cas de BAYLE la surface du cœur était bosselée par 12 « *tumeurs obrondes* ». CLAESSENS a observé un tubercule du volume d'un œuf de poule dans la paroi de l'oreillette droite : cette tumeur bombait dans la cavité au-

riculaire et réduisait à l'état de fente l'orifice de la veine cave supérieure. Dans le cas de SEMPRUN, concernant un nègre argentin,

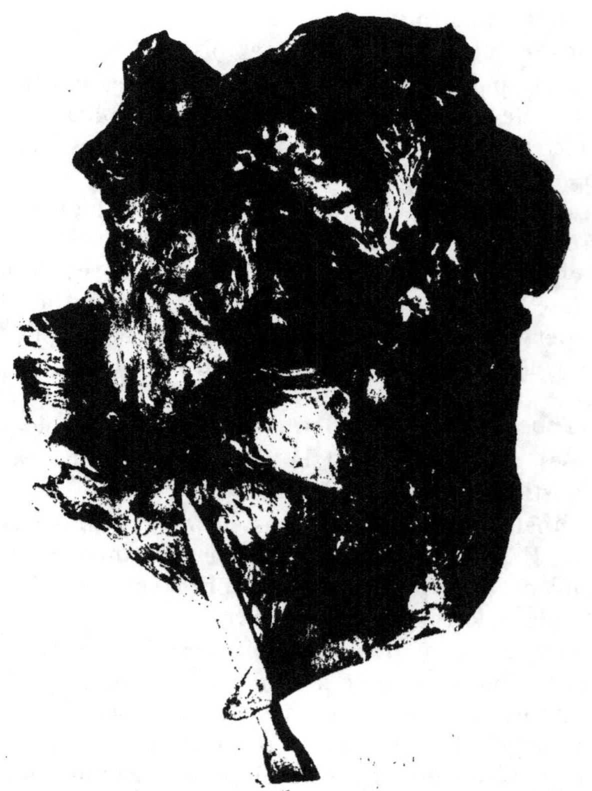

FIG. 11. — Tuberculose myocardique.

Volumineux tubercule de la paroi antérieure de l'oreillette
droite (les cavités auriculaires sont incisées sur leur face
postérieure). D'autres tubercules plus petits font saillie
au-dessous.

Obs. personnelle inédite (PIC et P. DURAND).

l'oreillette droite, aussi volumineuse qu'un cœur tout entier, ren-

fermait une série de tubercules comme des œufs de pigeon dans
ses parois épaissies et bosselées. Chez le malade de Puth (1882) un
tubercule de trois centimètres de diamètre provoquait une sténose
tricuspidienne.

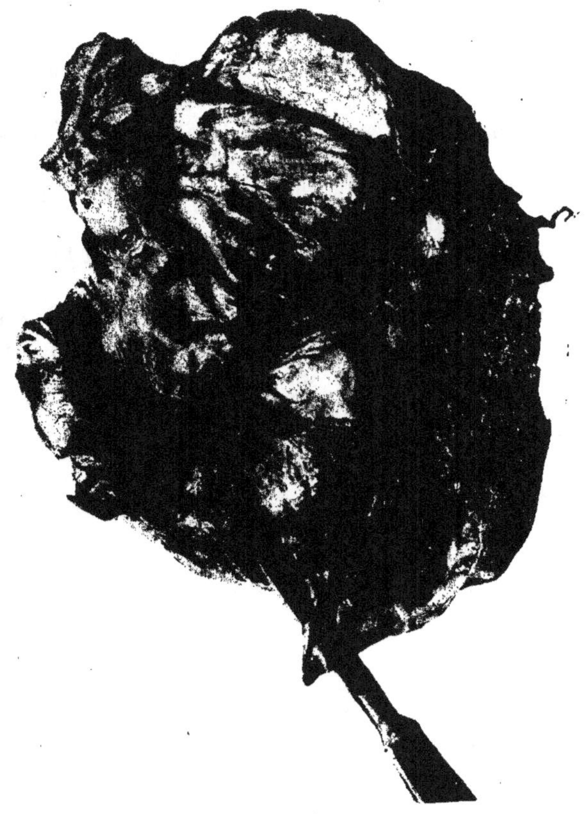

Fig. 12. — Tuberculose myocardique.
Même pièce que figure 11. Le gros tubercule de la
paroi auriculaire droite a été incisé.

Lorsque les tubercules font saillie dans les cavités cardiaques
l'endocarde n'est que très rarement lésé et érodé.

A la coupe, ces tubercules présentent le plus souvent une surface de section sèche, rappelant l'aspect du mastic. Si l'on rencontre parfois des points ramollis au centre, il est très exceptionnel que le caséum se soit liquéfié en un abcès gommeux, comme dans un cas de WEILL et DUFOURT (1922) ou que la collection ainsi formée vienne s'ouvrir dans les cavités cardiaques (MURCHISON, NATTAN-LARRIER). De toute façon, le tubercule n'a pas de limites nettes, pas de coque scléreuse à l'état cru ; il se différencie ainsi de la gomme syphilitique, mais lorsqu'il est ramolli, aucun caractère macroscopique ne permet de le discerner parmi les petits abcès d'autre origine, d'ailleurs aussi rarement rencontrés dans le myocarde. La faible tendance à se ramollir ou à s'ulcérer que l'on constate chez ces tubercules myocardiques a été attribué à l'asepsie du milieu dans lequel ils se développent.

L'examen histologique montre cette lésion, pseudo-tumeur ou gomme tuberculeuse, comme étant constituée par un amas de produits tuberculeux aux divers stades de leur désintégration. La masse caséeuse centrale amorphe a ses caractères habituels : à la périphérie, on peut reconnaître : 1° des follicules embryonnaires ; 2° des follicules typiques avec leur double couronne ; 3° des follicules anciens dont le centre est déjà caséifié.

Ce qui est plus caractéristique c'est le fait que ces éléments folliculaires se diffusent plus ou moins loin dans les interstices du tissu musculaire, sans interposition d'une coque fibreuse.

Cependant le tissu fibreux existe parfois sous forme de travées interstitielles et l'on peut voir de larges bandes fibreuses séparer les grosses masses caséeuses s'insinuant ensuite entre les faisceaux de fibres musculaires (PIC et CADE). RAVIART et CAUDRON ont également vu des proliférations conjonctives pénétrant en travées au sein du tubercule.

La présence du bacille de Koch est habituelle au sein de ces lésions mais elle n'a pas toujours été mise en évidence. Parfois très abondants (SEMPRUN, LABBÉ, PÉRON), ces bacilles n'existaient dans d'autres cas qu'en très petit nombre (POLLAK, RAVIART et CAUDRON). Dans le cas de FONTOYNONT, ils formaient un véritable *feutrage péri-vasculaire* : il en était de même dans le cas personnel dont nous reproduisons les coupes histologiques (voir fig. 14)

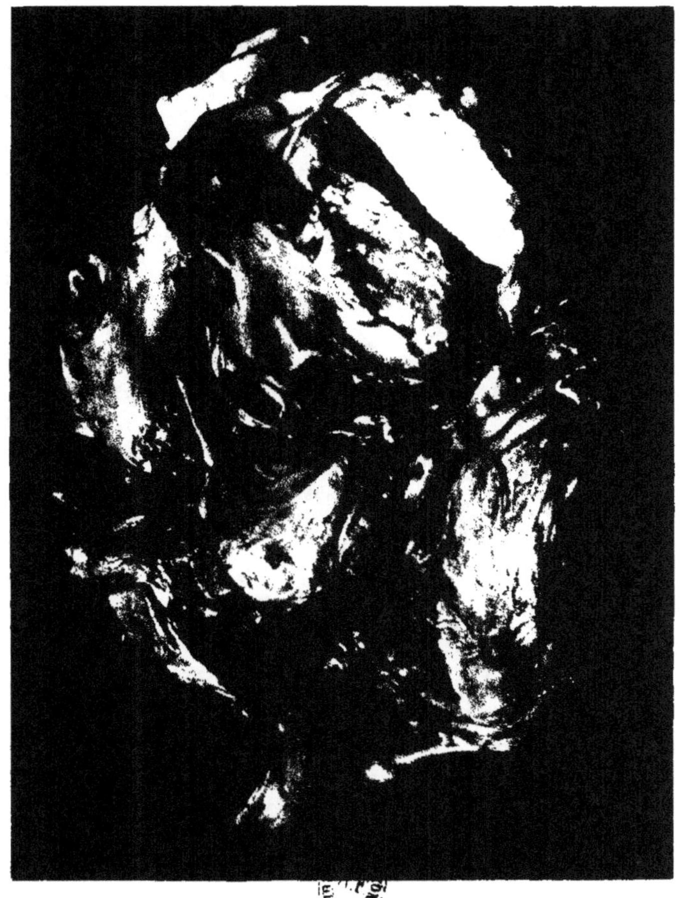

Planche II

Tuberculose Myocardique

Volumineux tubercule sectionné de la paroi antérieure de l'oreillette droite ; les cavités auriculaires sont
incisées sur leur face postérieure . Cas Pic et Paul Durand
inédit .

G. Deberque. Imp. Paris.   G. Doin et Cⁱᵉ. Éditeurs. Paris.

Page 105

Les lésions de voisinage, indépendamment des proliférations conjonctives interstitielles, consistent en altérations des fibres musculaires du type atrophique simple, vacuolaire ou non (Fuchs). Le plus souvent, ces altérations sont assez strictement limitées. On a vu, cependant, ces lésions diffusées à tout le muscle, réaliser une myocardite dont la présence des tubercules signait la nature.

Ce qui est plus particulier, c'est l'existence de petits tubercules au niveau de l'origine des gros vaisseaux (aorte et pulmonaire) constatée dans les cas d'Eisenmenger, de Semprun et de Hirschprung. Il semble bien que dans ces cas la tuberculose ait eu une affinité, bien singulière, pour l'appareil circulatoire.

L'état du péricarde au voisinage du tubercule myocardique est lui-même variable. Bien que le péricarde ait été souvent trouvé sain, sa lésion est beaucoup moins exceptionnelle que celle de l'endocarde.

On peut observer soit de la péricardite adhésive limitée et non spécifique, soit un épanchement et des lésions miliaires si un processus granulique est venu se surajouter, soit enfin une vraie symphyse (Pic et Cade).

Toutes ces altérations de voisinage peuvent faire défaut, et le ou les tubercules se développent comme de petites tumeurs limitées, sinon encapsulées dans un myocarde en apparence sain : tumeurs solides, résistantes à la coupe, en tout comparables aux gommes syphilitiques ; aussi Virchow affirmait-il que beaucoup de prétendus tubercules n'étaient que des syphilomes. L'examen histologique, la constatation des bacilles au sein de la lésion permettent d'éviter cette erreur entre deux lésions également exceptionnelles.

2° **Les granulations miliaires.** — Les auteurs ne sont pas d'accord sur la fréquence ou plutôt la rareté comparée des granulations et des tubercules au niveau de l'endocarde. Tandis que Bret considère les granulations comme plus fréquentes, Barié les tient pour plus rares que les tubercules. C'est aussi l'opinion de Raviart qui dans sa statistique générale compte 40 cas de tuberculose miliaire contre 83 cas de tubercules : il est vrai que cet auteur estime ce chiffre comme étant inférieur à la réalité, les gramulations passant beaucoup plus facilement inaperçues que les tubercules souvent volumineux.

WEIGERT aurait fréquemment rencontré des localisations myocardiques dans la granulie généralisée, mais ORTH, ZIEGLER se sont élevés contre cette notion de fréquence et SIMMONDS n'a pas trouvé une seule granulation dans le muscle cardiaque à l'autopsie de 126 enfants granuliques.

Lorsque ces granulations sont observées, il s'agit de grains de mil perdus au sein du tissu musculaire, ou visibles par transparence à travers l'endocarde ou la séreuse péricardique ; selon ZIEGLER les granulations auraient une prédilection pour la région sous-endocardique du ventricule droit.

Leur nombre, difficile à déterminer, car il faudrait pour n'en point laisser inaperçues découper le cœur en minces lamelles, est assez variable. RECKLINGHAUSEN en a compté une vingtaine dans les cas qu'il a observé.

L'examen histologique montre ces granulations implantées entre les faisceaux musculaires. Elles sont constituées par des amas de cellules rondes avec quelques cellules géantes.

WEBER et FUCHS ont mis en évidence le bacille de Koch au sein de ces ganulations.

3° Tuberculose Diffuse du Myocarde. — C'est une lésion rare, caractérisée par une *infiltration* tuberculeuse, diffuse, en nappes plus ou moins étendues, dans le myocarde.

RAVIART en a relevé 12 cas (sur 182 cas de tuberculose myocardique) et l'a ainsi décrite : « Ce sont tantôt des plaques blanches plus ou moins homogènes siégeant au niveau des ventricules, des stries blanchâtres zébrant les parois des oreillettes (cas de SANGARELLI), des points jaunes cireux — tantôt le cœur tout entier présente un aspect lardacé, squirrheux (cas de HUTINEL)... »

Le cas observé par TOWNSEND, en 1832, constitue une forme intermédiaire entre le tubercule simple et cette infiltration diffuse : les parois de l'oreillette gauche étaient littéralement transformées en une masse solide de matière tuberculeuse de près de un pouce d'épaisseur.

DA COSTA a trouvé chez un nègre de 14 ans la paroi du ventricule droit convertie par places en une masse jaune, s'infiltrant dans les tissus voisins.

Ce qui est caractéristique de cette forme et la distingue macroscopiquement du tubercule myocardique c'est que les régions atteintes sont à peine déformées. Ce n'est pas une tumeur qui se développe au sein du myocarde, c'est une transformation de son propre tissu. L'infiltration tuberculeuse est en cela comparable à l'infarctus myocardique et peut-être a-t-il une origine vasculaire et une topographie segmentaire commandée par les mèmes conditions d'irrigation.

Au point de vue histologique, cette infiltration blanchâtre est constituée par les éléments habituels de la tuberculose : ce sont des coulées de cellules embryonnaires avec, au centre, des cellules géantes et épithelioïdes, dissociant les fibres musculaires altérées, s'insinuant à la place du tissu conjonctif.

La présence de nombreux bacilles de Koch (HUTINEL, M. LABBÉ, STOÏCESCO et BABÈS) atteste également la nature franchement tuberculeuse de cette lésion.

4° Myocardites Tuberculeuses. — L'atteinte plus ou moins généralisée du myocarde sous l'influence de la tuberculose se présente soit avec la signature histologique de la lésion causale : ce sont les myocardites folliculaires — soit sans aucun élément spécifique de la tuberculose : il s'agit alors de myocardites non folliculaires.

1) **Myocardites folliculaires.** — Au sein d'altérations diffuses des divers éléments du myocarde, où prédominent les lésions interstitielles d'aspect banal, on constate l'existence de follicules typiques ou simplement de cellules géantes (1). En l'absence d'autres notions étiologiques, la présence de ces éléments tuberculeux donne à la lésion sa véritable signification.

Deux formes ont été observées, l'une scléro-tuberculeuse, l'autre, hémorragique.

---

(1) Une prolifération de *cellules géantes* caractérise également la *myocardite rhumatismale nodulaire*. L'aspect histologique bien spécial des *nodules d'Aschow* permet de reconnaître cette lésion. En l'absence de ces nodules, la constatation de cellules géantes doit orienter le diagnostic vers la myocardite tuberculeuse et faire rechercher la présence du bacille au sein des lésions.

a) Forme scléro-tuberculeuse. — C'est le type le moins exceptionnel. Décrit par BREHMER (*Thèse de Halle* 1883), il a été observé ensuite par BRÜCKER (1903) Walther LUSCHER, de Bâle (1921) et LENOBLE (1922).

L'altération myocardique est constituée par une sclérose visible à l'œil nu : les faisceaux fibreux, parallèles à certaines travées musculaires, semblent se perdre à l'intérieur du muscle ; à leur niveau, on rencontre de petits nodules faisant saillie sur la surface de la coupe. Le myocarde est légèrement décoloré avec, par places, des points plus fermes d'un blanc grisâtre. Le cœur est légèrement hypertrophié.

Dans le cas de BREHMER, au microscope, pas un seul point du myocarde examiné n'était sain : au milieu des néoformations conjonctives, qui dominaient, on trouvait des amas embryonnaires assez bien limités avec un assez grand nombre de cellules géantes. Il n'existait nulle part de points caséifiés, mais certains amas constitués par une substance finement granuleuse paraissaient provenir de la fonte des cellules musculaires.

Chez le malade de BRÜCKER, le myocarde blanchâtre avait en certains endroits une apparence « calleuse » ; à ce niveau la sclérose avait remplacé le muscle ; des follicules plus ou moins nets, et un tubercule typique signaient la nature de la lésion. Walther LUSCHER, LENOBLE décrivent, dans leurs cas, des lésions microscopiques analogues.

Le point le plus caractéristique dans cette forme de myocardite, c'est la tendance à la formation de *callosités* (*Schwierigkeiten des Herzens* des Allemands) tissu cicatriciel emprisonnant quelques éléments spécifiques.

MEYER et OBERLING, de Strasbourg, ont observé chez un sujet présentant des lésions de myocardite scléreuse l'existence de petits nodules tuberculeux dans la paroi postérieure des ventricules, la cloison interventriculaire et plus particulièrement la région du faisceau de His, ce qui, durant la vie, avait donné lieu à un syndrome de Stokes-Adams. Il s'agit là d'une variété spéciale scléro-nodulaire. La localisation des lésions maxima au niveau des parois auriculaires est considérée par LENOBLE comme plus habituelle ; cet auteur attribue volontiers à une myocardite régionale, localisée à l'atrium, l'arythmie complète constatée chez un certain nombre de tuberculeux.

b) Forme hémorragique. — Décrite par Guido Sotti (1904) qui en a rapporté deux cas à *l'Académie de Turin*, cette forme se caractérise par l'existence dans le muscle cardiaque de nombreux foyers hémorragiques qui se traduisent par des taches rosées, rougeâtres ou nettement ecchymotiques en surface ou en coupe.

Histologiquement, on observe une forte dilatation vasculaire et des foyers hémorragiques dissociant les fibres musculaires. Des follicules tuberculeux ont été rencontrés au voisinage de ces lésions, avec présence de bacilles de Koch.

Chez des sujets porteurs de tubercules myocardiques, l'existence de foyers hémorragiques a été également parfois constatée (FAUVEL, PIC et CADE).

II) **Myocardites tuberculeuses non folliculaires.** — Ce groupe comprend un certain nombre de *myocardites interstitielles* histologiquement banales, mais que certaines ressemblances avec les myocardites vraiment tuberculeuses, et surtout les conditions de terrain où elles sont apparues, permettent de considérer comme également tuberculeuses. Toutefois il faut reconnaître que, du point de vue anatomo-pathologique pur, cette assimilation peut paraître arbitraire.

Admise par BARD et PHILIPPE, constatée par CARPENTER (1896), ROSENSTEIN (1900) dans des cas particulièrement typiques, cette myocardite tuberculeuse afolliculaire a fait l'objet d'un intéressant travail de R. MASSINI, de Bâle (1921). Elle s'observe le plus souvent chez des enfants, mais peut se voir à tout âge.

Le cas de CARPENTER concernait un enfant de 1 an atteint de coxalgie et mort subitement. L'autopsie montrait un myocarde parsemé d'aires blanches, rondes ou ovales pénétrant en profondeur : à leur niveau au microscope, on voyait un enchevêtrement de faisceaux de tissu conjonctif entourant et dissociant des îlots de fibres musculaires opaques et atrophiées.

Le malade de ROSENSTEIN, un jeune garçon de 11 ans, également coxalgique, était atteint de lésions tuberculeuses polyviscérales et mourut subitement. A l'autopsie, on constata une myocardite interstitielle avec début d'anévrysme du ventricule gauche à la pointe. L'examen histologique montrait un péricarde épaissi et infiltré de cellules rondes, une dégénérescence graisseuse des fibres myocardiques atrophiées et comprimées par des travées fibreuses et des faisceaux conjonctifs plus jeunes, avec quelques amas de cellules rondes. L'examen de 60 coupes n'a pas montré une seule formation folliculaire.

BOHDAN-KORYBERT-DASKIEWICZ a également rapporté (1923) l'observation d'une myocardite interstitielle ayant donné lieu à la formation d'un anévrisme du cœur, également chez un enfant.

La myocardite tuberculeuse interstitielle volontiers atrophique, se complique, en effet assez facilement d'anévrysme du ventricule : aux observations de ROSENSTEIN et de BOHDAN-KORYBERT il y a lieu d'ajouter celles de François DAINVILLE et E. THIN et un quatrième cas observé par ONDEDAL ; ce dernier, il est vrai, concernant un cas de myocardite folliculaire.

La raréfaction marquée des fibres myocardiques, les conditions de nutrition très défectueuse du myocarde du fait des lésions d'endartérite concomitante rendent compte de la facilité avec laquelle se produisent ces dilatations anévrysmales d'une paroi ventriculaire amincie.

Les cas que nous venons d'envisager se distinguent sinon par des caractères histologiques spécifiques, du moins par une physionomie spéciale (constatation de la myocardite chez un enfant ou un jeune sujet, aspect atrophique des lésions, qui ont tendance à créer des anévrysmes), mais il est probable que nombre de myocardites interstitielles d'aspect tout à fait banal reconnaissent également une origine tuberculeuse ; les résultats de l'inoculation et la constatation de lésions tuberculeuses de voisinage peuvent en témoigner.

LIEBERMEISTER, s'attachant à rechercher des lésions de myocardite chez les grands tuberculeux en a rencontré assez fréquemment : il a pu déceler soit par l'antiformine soit par l'inoculation la présence de bacilles de Koch au sein de lésions dépourvues de tout élément spécifique au point de vue histologique.

LENOBLE s'est également fondé sur le caractère positif d'inoculations du myocarde, faites, il est vrai, avec de sérieuses précautions d'asepsie, pour admettre l'origine tuberculeuse de plusieurs cas de myocardite banale survenus chez des sujets atteints de grosses lésions tuberculeuses d'autres organes.

Ces lésions concomitantes de la myocardite tuberculeuse sont habituellement multiples : au premier rang, il convient de signaler l'*adénopathie trachéo-bronchique* qui ne manque guère et qui peut être associée à d'autres adénopathies tuberculeuses. Les lésions pulmonaires, le plus souvent discrètes, consistent en tubercules crétacés. Il existe souvent aussi des lésions plus ou moins cicatricielles au niveau des autres viscères.

La cœxistence de telles lésions, évidemment tuberculeuses, avec une myocardite interstitielle est un argument de valeur pour attribuer la myocardite à la tuberculose surtout s'il s'agit d'un sujet jeune, *a fortiori* d'un enfant.

PATHOGÉNIE

A) *Les données de l'Expérimentation*. — La rareté de la tuberculose myocardique soit spontanée soit provoquée chez les animaux de laboratoire a été la cause d'échecs fréquents pour les expérimentateurs.

Chez le cobaye, CALMETTE n'a pu obtenir des tubercules myocardiques qu'en inoculant sous la peau des produits peu virulents donnant lieu à une bacillose à évolution lente.

Sur le chien, PÉRON a pu avec peine, et deux fois seulement, réaliser par inoculation de bacilles dans le sang une forme de tuberculose myocardique tout à fait insolite : les lésions, térébrantes, provenaient de l'endocarde par extension, ce qui ne s'observe pas en clinique.

CADIOT, GILBERT et ROGER, expérimentant sur la chèvre, ont obtenu la tuberculisation du myocarde en inoculant sous la peau et dans le péritoine des bacilles provenant de tuberculose équine : au bout de 8 mois, le myocarde présentait des lésions multiples, entre autre un tubercule du ventricule gauche de la grosseur d'un haricot.

Enfin, Léon BERNARD et SALOMON, en réalisant chez le chien et le lapin la tuberculose expérimentale du cœur, par injection intraveineuse de cultures bacillaires atténuées ont observé des nodules tuberculeux intra-myocardiques et sous-péricardiques; la présence de follicules typiques dans ces lésions contrastait avec l'aspect histologique banal des végétations endocardiques.

Il faut, en effet constater, qu'en médecine expérimentale, toutes les lésions myocardiques produites par inoculation de bacilles ont été des lésions tuberculeuses spécifiques sans caractère inflammatoire ou dégénératif.

Attribuant la myocardite tuberculeuse non folliculaire à l'influence des toxines, KOSTIOURINE et KRAINSKY (1892) ont injecté de façon répétée de la lymphe de Koch à divers animaux et auraient provoqué ainsi des lésions de dégénérescence myocardique.

B) *Les données de la Clinique.* — L'histoire clinique des malades et les constatations de l'autopsie permettent le plus souvent d'établir quelle a pu être la voie d'accès du bacille pénétrant dans le myocarde.

Bien qu'appendu à un pédicule et apparemment isolé dans sa séreuse le cœur peut être envahi suivant des voies variées, par toute sa périphérie. On admet que la propagation de l'infection tuberculeuse se fait soit par contiguité, soit pas voie lymphatique ou enfin par voie sanguine.

C'est *par contiguité* que le myocarde se tuberculise quand le sujet est porteur d'une péricardite bacillaire, et surtout d'une symphyse du péricarde. Ce mode de propagation, affirmé anciennement par FAUVEL est manifeste lorsque les follicules n'occupent que la zone la plus externe d'un myocarde emprisonné dans une coque symphysaire (BRUCKER, HUTINEL). Cette voie d'accès n'est utilisée que dans un certain nombre de cas : souvent, chez les sujets atteints de péricardite tuberculeuse, le myocarde est indemne et il existe aussi de nombreux cas de tuberculose myocardique sans péricardite.

La *voie lymphatique* est probablement suivie par le bacille

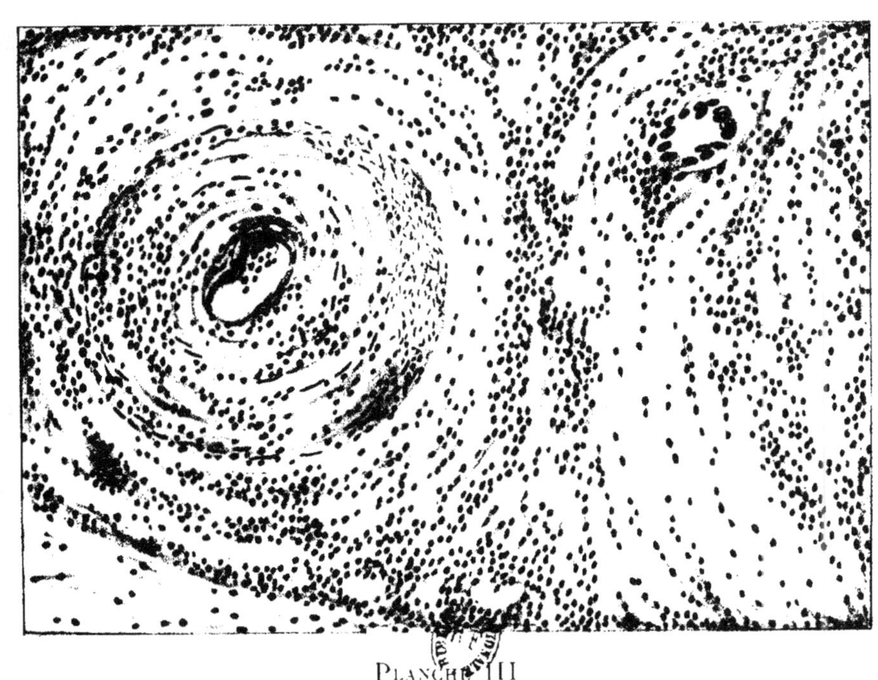

PLANCHE III

TUBERCULOSE MYOCARDIQUE

Lésions d'artérite et infiltration interstitielle peri-artérielle : amas de bacilles de Koch dans l'adventice : présence de nombreuses cellules géantes dont l'une, en haut et à gauche de la figure est particulièrement typique. Cas Pic et Paul Durand inédit.

G. Deberque. Imp. Paris.   G. Doin et Cⁱᵉ, Éditeurs. Paris.
Page 113

lorsque le tubercule myocardique est accompagné d'une adénopathie médiastinale ou d'une pleurésie : SANGER a attiré l'attention sur la fréquence de ces adénopathies chez les sujets atteints
de tuberculose du cœur. En admettant que l'atteinte ganglionnaire soit antérieure à la lésion myocardique, il est probable que
la contiguité joue un rôle non moins efficace dans la propagation
des lésions, car ce sont les parois des oreillettes, les plus voisines
de la masse médiastinale, qui sont le plus souvent le siège des tubercules (CABANNES). On peut objecter à cette thèse que la tuberculose des ganglions peut être secondaire à la lésion myocardique et que, pour passer des ganglions au myocarde, les bacilles
devraient remonter le courant lymphatique : il est vrai qu'en cas
d'adénopathie, il existe une stase (WEILL) qui supprime ce courant défavorable.

La *voie sanguine*, enfin, véhicule les bacilles qui donnent lieu
aux foyers miliaires de la granulie, ici comme au niveau des autres organes. KLOB avait déjà noté (dès 1866) que les granulations
miliaires se trouvent sur le trajet des dernières ramifications des
coronaires. C'est aussi la voie sanguine qui est vraisemblablement en cause lorsque la myocardite tuberculeuse localisée revêt
la topographie d'un infarctus du myocarde ; l'organisation folliculaire paraît s'être constituée sur une zone frappée d'ischémie.

A côté de ces trois voies habituelles, il faut faire une place à la
voie endocardique, bien qu'elle paraisse très exceptionnellement
suivie. Il semble bien que dans les cas de STOÏCESCO et BABÈS.
d'AUCHÉ et CHAMBRELANT le bacille ait pénétré dans le myocarde
après avoir lésé l'endocarde. Dans d'autres cas (ROKITANSKY, KLEBS
MICHAELIS, KOTLAR) le bacille a pu atteindre le muscle par l'intermédiaire d'un caillot organisé.

Il semble que la voie d'accès ait une influence sur la localisation des lésions : les granulations miliaires d'origine sanguine
sont plus abondantes au niveau des ventricules, tandis que les
gros tubercules, d'origine lymphatique probablement, sont plus
fréquents au niveau des oreillettes.

La pathogénie des myocardites tuberculeuses est plus com-
plèxe ; les lésions éparses en nombreux foyers de la myocardite
folliculaire paraissent être réalisées par une dissémination par

voie sanguine. Quant à la myocardite interstitielle histologiquement banale, aux doctrines toxiniennes d'abord émises, se substitue la pathogénie bacillaire: la présence de traînées de cellules rondes inflammatoires à leur niveau semble témoigner d'une infection bacillaire ancienne dont les éléments spécifiques auraient disparu.

ETUDE CLINIQUE

I. Symptomatologie. — « C'est la partie la moins connue de l'histoire de cette maladie », dit BARIÉ. En fait, la tuberculose myocardique est une trouvaille d'autopsie et il est difficile rétrospectivement d'attribuer à cette affection certains des troubles présentés par le malade. En effet, sauf dans les cas très exceptionnels de tuberculose myocardique considérée comme primitive, les lésions atteignent divers organes et ce sont les lésions associées, surtout pulmonaires ou trachéo-bronchique qui ont, durant la vie, attiré l'attention.

Souvent silencieuse, même dans le cas de gros tubercule du cœur (cas de POLLAK), la lésion myocardique a pu cependant donner lieu à quelques symptômes fonctionnels.

Les *palpitations* sont le symptôme le plus souvent signalé.

Des accès *de dyspnée vive* accompagnés de *cyanose* et suivis d'une sédation complète ont été observés dans un certain nombre de cas (obs. de TOWNSEND, de LABBÉ, de STOÏCESCO, de BABÈS). Chez le petit malade de DEMME ces paroxysmes dyspnéiques étaient suivis au bout de cinq minutes de perte de connaissance ; les crises de dyspnée et de cyanose constituent la manifestation clinique la plus caractéristique de la myocardite tuberculeuse mais, observées surtout chez l'enfant, elles manquent souvent chez l'adulte.

Quelques observations, celle d'EISENMENGER particulièrement, signalent un symptôme également insolite :un *collapsus* d'apparition soudaine, de courte durée, à disparition également brusque. Il se produit ainsi un collapsus à répétitions avec, dans l'intervalle, des phases de bien-être avant le collapsus terminal.

Une scène *asystolique*, également *transitoire*, peut également être la traduction clinique d'une myocardite tuberculeuse interstitielle, ainsi qu'en témoigne l'intéressante observation récemment publiée par GALLARVARDIN et GRAVIER (1926) : une jeune femme n'ayant d'autres antécédents qu'une pleurésie dans l'enfance et des adénopathies cervicales et axillaires dans la suite entre à l'hôpital en pleine crise asystolique ; des phénomènes emboliques (hémiplégie gauche, oblitération artérielle du membre inférieur droit) se produisent alors que les phénomènes asystoliques cèdent à la thérapeutique. Une rémission se prolonge pendant 7 mois, puis reparaissent des signes légers de défaillance cardiaque avec fièvre modérée mais continue. La mort survient subitement vingt-deux mois après la crise d'asystolie initiale. GALLAVARDIN et GRAVIER considèrent, à juste titre, ce cas comme un exemple typique de myocardite tuberculeuse en activité, évoluant sous forme de poussées subaiguës avec longues rémissions Peut-être cette forme de myocardite apparaîtrait-elle comme beaucoup moins exceptionnelle si l'attention des cliniciens avait été plus anciennemment attirée sur elle.

L'*asystolie*, symptomatique de la myocardite tuberculeuse peut être au contraire, régulièrement progressive jusqu'à la mort, comme dans l'observation rapportée en 1901, par JOSSERAND et GALLAVARDIN, qui constitue comme le type de la myocardite tuberculeuse subaiguë progressive.

Tandis que cette dernière forme aboutit irrévocablement à la mort, il est permis d'admettre que la forme à poussées successives soit susceptible de guérison.

Plus exceptionnellement, c'est un trouble rythmique qui traduira une tuberculose myocardique par ailleurs latente. Une *tachycardie* accusée chez un tuberculeux à lésions pulmonaires non évolutives doit attirer l'attention sur le myocarde (HIRSHPRUNG). Il en est de même d'une *arythmie complète* — fait insolite chez un tuberculeux exempt de lésions myocardiques. Une *brachycardie* permanente sans symptômes fonctionnels peut également traduire une myocardite, mais il peut s'agir aussi d'un véritable *syndrome de Stokes-Adams* — comme dans l'observation de MEYER et OBERLING — et dans ce cas l'atteinte du faisceau de His par les lésions tuberculeuses paraît plus évidente.

De même, à côté de tachycardies latentes, on peut observer, comme ce fut le cas pour un malade de LENOBLE, un syndrome de *tachycardie paroxystique*.

Ainsi, latente dans certains cas, les plus fréquents peut-être, la tuberculose myocardique peut se présenter sous des apparences cliniques assez variées.

Est-il possible d'attribuer tel tableau clinique à la myocardite diffuse, tel autre au tubercule solitaire ?

On a pu le penser, le tubercule se caractérisant par la latence extrême ainsi qu'en témoignent la plupart des observations, la granulie myocardique étant également dépourvue d'expression clinique tandis que la myocardite donne lieu plus volontiers aux dyspnées paroxystiques, au collapsus, aux diverses arythmies. En fait, il est des myocardites absolument latentes et l'on conçoit qu'un tubercule localisé dans l'oreillette droite puisse donner une arythmie complète, ou sur le faisceau de His un syndrome de Stokes-Adams.

L'évolution seule pourrait établir une différenciation si la latence extrême de l'atteinte tuberculeuse n'empêchait de pouvoir lui attribuer une phase de début. Il est admis en effet qu'un tubercule se développe en plusieurs années : on en a rencontré chez des sujets morts âgés (quatre cas sont connus entre 70 et 80 ans), tandis qu'une myocardite subaiguë paraît évoluer en l'espace de quelques mois, mais encore existe-t-il dans ce cas des périodes assez longues de rémission entre plusieurs atteintes inflammatoires.

II. **Eléments de diagnostic.** — Il ne saurait être question d'établir un diagnostic clinique de la tuberculose myocardique dans sa forme granulique.

S'agit-il au contraire d'une myocardite chronique manifestée par de l'arythmie et quelques troubles d'insuffisance cardiaque, le fait que l'on constate ce syndrome chez un tuberculeux doit faire songer à son origine également tuberculeuse. surtout si la syphilis et le rhumatisme de Bouillaud sont hors de cause.

Mais on pensera surtout à l'atteinte tuberculeuse du myocarde si l'on se trouve en présence d'un enfant ou d'un adulte jeune porteur d'adénopathies trachéo-bronchiques : ces dernières manifestations sont en effet de règle chez les sujets atteints de tubercules cardiaques ou de myocardite bacillaire : un examen radioscopique montrant à la fois les ombres médiastinales révélatrices de l'adénopathie et l'augmentation anormale du volume du cœur, sera d'un précieux secours.

Il est d'autre part certaines manifestations cliniques qui. sans être absolument propres à la tuberculose myocardique s'observent surtout dans cette affection : le *collapsus à répétition* et les *crises de dyspnée avec cyanose* entrecoupées de phases de latence absolue.

L'évolution marquée par des phases d'asystolie soudaine. apparemment inexplicable, des phases latentes et la mort subite doit faire également penser à la myocardite tuberculeuse.

Il sera légitime de rapporter également à une lésion myocardique tuberculeuse une tachycardie paroxystique et surtout un syndrome de Stokes-Adams chez un tuberculeux avéré indemne d'antécédents syphilitiques ou rhumatismaux : ce sont là d'ailleurs des éventualités très exceptionnelles.

Il est un cas, enfin. où la myocardite bacillaire peut être soupçonnée à plus juste titre : c'est lorsqu'un malade atteint de cirrhose cardio-tuberculeuse de Hutinel présente des troubles du rythme associés à des signes d'insuffisance cardiaque encore plus rapidement progressifs que ne le comporterait la symphyse péricardique seule : Lenoble, Lasnier et Alice Armand Hugon ont signalé des cas particulièrement typiques de cette myocardite tuberculeuse associée à la périviscérite et à la cirrhose hépatique.

Indications thérapeutiques.

Le traitement, on le conçoit, ne peut être entrepris que dans les cas très exceptionnels où une myocardite tuberculeuse est soupçonnée. Les moyens en sont d'ailleurs très limités. Il s'adressera d'abord au trouble cardiaque : on s'efforcera de maintenir la tonicité du muscle et de régulariser le rythme par le repos au lit, les toni-cardiaques, la quinidine — mais on devra adjoindre à cette thérapeutique cardiaque les règles générales de la cure anti-tuberculeuse : aération, alimentation suffisante, climato-thérapie.

———

CHAPITRE V

L'HYPERTROPHIE CARDIAQUE IDIOPATHIQUE
ET SON ORIGINE TUBERCULEUSE

L'étude du cœur des tuberculeux nous permettra d'envisager parmi les réactions de cet organe sous l'influence de la phtisie des réactions d'hypertrophie, fréquentes surtout dans la phtisie fibreuse, qui trouvent leur principale cause dans les conditions circulatoires nouvelles créées par l'obstacle pulmonaire. La cause de cette hypertrophie secondaire est ici évidente et ce n'est là qu'une modalité du cœur du tuberculeux.

Tout autre est le problème que nous avons à envisager ici.

Il existe une forme de cardiopathie cliniquement primitive et autonome caractérisée par une insuffisance cardiaque rapidement progressive et irréductible liée à une hypertrophie souvent considérable du cœur. Le tableau clinique esquissé à grands traits est le suivant : il s'agit d'un sujet jeune, adulte entre 25 et 45 ans le plus souvent, qui, sans passé pathologique notable, a éprouvé un dyspnée d'effort rapidement progressive, installée depuis quelque mois à peine et entre à l'hôpital avec des manifestations de subasystolie : il s'agit en effet d'une insuffisance cardiaque totale le plus souvent. Le cœur apparaît d'emblée comme considérablement augmenté de volume, la pointe battant dans le VIe ou le VIIe espace, en dehors du mamelon ; il existe de la tachycardie et le plus souvent un bruit de galop plus ou moins typique. On croirait avoir affaire à une néphrite chronique mais la tension artérielle est normale ou même abaissée et il n'y a pas de signes d'imperméabilité rénale. Les manifestations asystoliques cèdent assez bien au traitement classique, mais l'insuffisance cardiaque ne tarde pas à reparaître, de plus en plus rebelle à la thérapeutique. L'évolution fatale, se fait, le plus souvent, en un an, parfois moins.

A l'autopsie, on se trouve en présence d'un cœur extrêmement hypertrophié, pesant jusqu'à 800 et même 900 grammes ; l'augmentation de volume porte aussi bien sur le cœur droit que sur le cœur gauche, si bien que le cœur paraît globuleux : les poumons et les reins ne présentent pas d'autres altérations que celles créées par l'asystolie. L'examen histologique montre, au niveau du myocarde lui-même, des lésions minimes qui souvent font défaut, si bien que le problème pathogénique ne paraît pas éclairci même après un examen anatomo-pathologique soigneux.

Tripier a décrit cette hypertrophie sous le nom de « *gros cœur primitif* » que lui a conservé l'Ecole Lyonnaise ; elle s'apparente avec *l'hypertrophie idiopathique* des auteurs allemands (Bauer, Bollinger), mais cette dernière, observée chez les grands buveurs de bière a été attribuée à l'abus de cette boisson, reconnaissant ainsi une pathogénie à la fois mécanique et toxique.

Elle s'identifie plus étroitement avec le syndrome récemment décrit par Laubry et son élève Walser (1925) sous le nom de « *myocardie* » mais non d'une façon absolue cependant, car ces auteurs ont décrit des cas de myocardie sans hypertrophie cardiaque : qu'il s'agisse du gros cœur primitif de l'Ecole Lyonnaise ou de la myocardie de Laubry et Walser, c'est un même syndrome d'insuffisance cardiaque, une même carence de lésions histologiques, une même absence d'étiologie évidente.

Une notion, inconstante il est vrai, mais bien caractérisée dans les cas les plus typiques, mérite d'être mise en relief, car elle peut être la clé de la pathogénie de cette insuffisance, c'est, malgré l'hypertrophie du muscle cardiaque, l'absence d'hypertension ou mieux *l'hypotension habituelle*.

Cette hypertrophie cardiaque idiopathique s'observe chez des sujets encore jeunes, de 25 à 50 ans, exempts de passé pathologique chargé, ce qui complique le problème étiologique.

Cependant, en serrant les faits de plus près, on constate de façon particulièrement fréquente l'existence de la tuberculose à l'état d'épisodes anciens dans l'histoire du malade ou de cicatrices au niveau de ses viscères. C'est PAVIOT qui le premier soit dans des publications personnelles (1914), soit dans la thèse de son élève MERLAND (1915) a mis cette notion en évidence.

Depuis, les auteurs qui ont étudié cette hypertrophie idiopathique, BONAFÉ dans une excellente thèse inspirée par BOUCHUT, ultérieurement LAUBRY et WALSER n'ont pas attribué à la tuberculose un rôle plus important qu'aux diverses toxi-infections. Il n'en est pas moins vrai que sur les 21 observations de « gros cœur primitif » rapportées dans la thèse de BONAFÉ, 9 fois on retrouve des lésions tuberculeuses viscérales à l'autopsie et dans 2 autres cas un nodule fibreux dans le lobe supérieur et une sclérose pulmonaire diffuse paraissent devoir être de même nature.

Nous avons été nous-mêmes frappés de la fréquence des lésions tuberculeuses, minimes et cicatrisés, mais cependant indiscutables, chez les sujets morts de gros cœur idiopathique, ces lésions étant le plus souvent passées inaperçues pendant la vie : sans doute, les autopsies minutieusement pratiquées montrent-elles, dans le milieu hospitalier, la fréquence de cicatrices tuberculeuses chez des sujets morts d'affections étrangères à la tuberculose mais, chez les sujets atteints de gros cœur idiopathique, il y a là plus qu'une coïncidence.

Comment l'infection tuberculeuse, chronique et latente, peut-elle créer cette hypertrophie cardiaque si particulière? Diverses pathogénies peuvent en rendre compte.

a) L'hypertrophie cardiaque peut être le fait d'une *myocardite tuberculeuse subaiguë.*

Sans doute est-ce le propre de l'hypertrophie dite idiopathique de ne se caractériser que par un minimum de lésions histologiques. Il n'en existe pas moins quelques stigmates qui peuvent être considérés, ainsi que l'a montré PAVIOT, comme les reliquats d'une inflammation exceptionnellement lente et discrète du myocarde : déchets cellulaires et scléreux dans les espaces interstitiels ; l'hypertrophie elle-même serait pour cet auteur, le fait de l'inflammation très lente du myocarde, arrivant à augmenter numériquement le nombre des fibres cardiaques.

Il existe d'ailleurs des formes de transition entre ces altérations minimes et la myocardite vraie ainsi que le mettent bien en évidence les trois observations de Josserand et Gallavardin sur l' « Asystolie progressive des jeunes sujets par myocardite subaiguë primitive ».

Dans aucun cas de gros cœur idiopathique l'examen histologique n'a montré de lésions spécifiquement tuberculeuses, aussi bien cette hyperplasie musculaire ne pourrait-elle être que le fait d'un processus de tuberculose inflammatoire.

b) Mais il est des cas où aucune lésion histologique parenchymateuse ou même interstitielle si minime soit-elle n'a été rencontrée : ces cas seraient même les plus fréquents pour Laubry et Walser qui considèrent les lésions que nous signalions comme secondaires et très contingentes.

C'est ici que l'on a fait intervenir l'action des *toxines*. Walser admet une action toxique indéterminée. Paviot et Merland avaient déjà mis en cause la toxine tuberculeuse considérant l'hypertrophie du myocarde comme étant d'origine « tuberculineuse ». Cette théorie n'a reçu aucune sanction expérimentale.

c) La conception originale et séduisante émise par Herring (1921), puis plus récemment par Dumas (1925) attribuant un rôle important à *l'hypotonie* comme facteur d'insuffisance et d'hypertrophie cardiaque ouvre la voie à une pathogénie nouvelle. Jusqu'alors, la cause de l'hypertrophie que l'on ne trouvait ni dans un barrage rénal ni dans un obstacle pulmonaire n'était recherchée qu'au niveau du cœur. Dumas, étudiant la circulation périphérique, a mis en relief son importance et le retentissement qu'ont les troubles de cette circulation sur le fonctionnement du cœur : ce dernier, en effet, se trouve aussi bien lésé quand il existe une « fuite » tensionnelle périphérique, comme c'est le cas chez les sujets atteints d'anévrysme artérioso-veineux, que lorsqu'au contraire le courant sanguin se heurte à un obstacle.

De même qu'une vaso-constriction périphérique crée un barrage physiologique, l'hypotonie des artérioles provoque une véritable fuite tensionnelle que le cœur ne peut compenser qu'au prix d'un surmenage intensif : il se dilate et s'hypertrophie en même temps, prenant peu à peu les caractères du gros cœur primitif.

Lorsque l'hypotonie est transitoire, comme c'est le cas au cours de maladies infectieuses telle la fièvre typhoïde, le cœur se dilate, mais n'a pas le loisir de s'hypertrophier. Il n'en est pas de même si la cause d'hypotonie est durable, comme c'est le cas dans une infection chronique.

Or, est-il une maladie infectieuse chronique à action plus hypotonique que la tuberculose ? La clinique nous montre le tuberculeux comme habituellement hypotendu. Le laboratoire confirme en montrant, entre les mains de Bouchard et Charrin l'action vaso-dilatatrice de la tuberculine, à tel point que ces auteurs la dénomment *ectasine*. Ne pourrait-on pas admettre qu'une « *intoxination* » tuberculeuse longtemps prolongée, issue d'un foyer enkysté mais non éteint, ne puisse créer à la longue du fait de cette action ectasiante sur les terminaisons artérielles un surmenage du cœur qui se traduise par une hypertrophie, plus tardivement par une insuffisance irrémédiable ?

Si cette action des toxines tuberculeuses peut s'exercer directement sur la paroi artérielle, comme en font foi les expériences de Charrin, il ne faut pas négliger, non plus, l'influence possible des glandes endocrines et particulièrement des surrénales. Sergent a montré la sensibilité de ces glandes à l'influence des toxines tuberculeuses, se traduisant par des symptômes d'insuffisance surrénale chronique, latente ou discrète. Peut-être doit-on faire jouer un rôle aussi à cette hypo-épinéphrie conditionnée par la tuberculose dans la pathogénie de cette insuffisance cardiaque chronique ; Josué et Belloir n'ont-ils pas fait connaître l'asystolie aiguë d'origine surrénale? Ce ne sont là évidemment qu'hypothèses, mais la question, nous semble-t-il, mérite d'être posée.

Quelle que soit la pathogénie que l'on invoque pour expliquer la production de cette hypertrophie cardiaque « idiopathique » : myocardite discrète, intoxication chronique ou réaction secondaire à une hypotonie vasculaire périphérique, la tuberculose est susceptible de tout expliquer, de tout réaliser. Or la clinique montre sa fréquence chez de tels malades et la carence habituelle de toute autre notion étiologique.

Nous ne croyons pas cependant que la tuberculose soit la cause unique de cette affection ou de ce syndrome : toute infection ou même intoxication chronique à action hypotonique nous paraît susceptible de les réaliser.

CHAPITRE VI

LESIONS CONGENITALES D'ORIGINE TUBERCULEUSE

L'influence que peut exercer la tuberculose des générateurs sur
la production de dystrophies congénitales du cœur n'a sollicité
l'intérêt que de rares cliniciens. Les raisons en sont multiples :
l'hérédité tuberculeuse, jadis admise comme un dogme, a été violemment battue en brèche, lorsqu'à la lumière de la bactériologie
se substituait à elle la notion de contagion ; d'autre part le problème ainsi posé est difficilement soluble, car l'anatomie pathologique, la bactériologie n'apportent ici aucun secours ; les malformations congénitales ne portent aucune signature étiologique
même lorsqu'on y rencontre des reliquats d'endocardite.

On ne peut se fonder alors que sur des données statistiques,
sur des observations cliniques qui en elles-mêmes ne fournissent
aucune certitude, sur les résultats d'une expérimentation particulièrement délicate.

C'est la notion de la fréquence du rétrécissement congénital de
l'aorte chez les chlorotiques, vu par VIRCHOW qui a attiré l'attention sur la nature hérédo-tuberculeuse possible de telles malformations : TROUSSEAU, POTAIN admettaient en effet que la chlorose
est fonction d'hérédité tuberculeuse ; le rétrécissement aortique,
précédant de longtemps les manifestations cliniques de la chlorose, devait être ainsi attribué à la tuberculose dse ascendants.

HANOT, en 1806, fait la même remarque au sujet du rétrécissement de l'artère pulmonaire, à propos de 3 cas personnels
observés chez des enfants issus de parents tuberculeux.

REISS (1893), dans une thèse inspirée par POTAIN, avait déjà noté la quasi-constance des lésions tuberculeuses chez les sujets atteints de *maladie de Roger* et, à propos d'une observation personnelle, GALLAVARDIN admettra ultérieurement, comme lui « qu'il ne semble pas y avoir là une simple coïncidence ».

Le rétrécissement mitral pur, classiquement considéré comme congénital est attribué par R. TRIPIER et par P. TEISSIER à la tuberculose, mais ces auteurs, il est vrai, admettent plutôt une endocardite de l'enfance qu'une atteinte fœtale comme cause de cette lésion. Une certaine confusion n'en accrédite pas moins la notion que le rétrécissement mitral congénital est d'origine tuberculeuse.

MOSNY (1903), rassemble ces notions en une étude générale sur les « Manifestations cardio-vasculaires de l'Hérédo-dystrophie para-tuberculeuse », en se basant surtout sur l'analyse d'un certain nombre d'observations assez typiques.

LANDOUZY et LAEDERICH (1911), grâce à des expériences bien conduites, prouvent la possibilité pour la tuberculose de créer des lésions dystrophiantes chez le fœtus, en particulier au niveau du cœur. Sur le terrain de la clinique, ce problème n'en reste pas moins discutable.

I. **Arguments en faveur de l'origine hérédo-tuberculeuse de certaines dystrophies congénitales.** — Il convient d'abord de définir ce qu'est l'hérédité tuberculeuse, dont l'existence elle-même est souvent contestée.

LANDOUZY, dès 1883, distinguait deux sortes d'hérédités : l'une, hérédité de graîne, l'autre hérédité de terrain.

La première a été jusqu'à ces derniers temps considérée comme étant d'une extrême rareté : les observations indiscutables rassemblées par divers auteurs (CHABRIN, PEHU et J. CHALIER) permettaient de l'admettre mais de la considérer comme pratiquement négligeable. La connaissance récente des virus filtrants, susceptibles de passer de la mère à l'enfant à travers le placenta, appelle une révision de cette notion d'hérédité de graine : peut-être est-ce là un phénomène moins exceptionnel qu'on ne le pensait.

L'hérédité de terrain ou hérédité *dystrophiante*, dûe à des influences toxiniennes ou humorales, peut être invoquée au contraire dans la plupart des cas sans que l'on puisse d'ailleurs faire rigoureusement la preuve de son action nocive. C'est à elle surtout qu'il faut penser en présence de manifestations hypotrophiques comme on en observe au niveau de l'appareil cardio-vasculaire des tuberculeux.

Les observations cliniques montrent la fréquence de cette hérédité tuberculeuse, qu'elle s'exerce sous l'un ou l'autre de ces modes, chez les sujets atteints de certaines dystrophies congénitales.

Le *Rétrécissement de l'artère pulmonaire* est parmi ces manifestations la plus typique : son origine congénitale est admise, en effet, dans la grande majorité des cas : or, non seulement les sujets qui en sont atteints meurent habituellement porteurs de lésions bacillaires, mais eux-mêmes sont presque toujours issus de souche tuberculeuse (HANOT, MOSNY).

Le *Rétrécissement mitral pur*, dont l'origine congénitale, bien qu'exceptionnelle, est indiscutable dans certains cas (obs. de PARROT, SAMPSON, DUMOLLARD, KLIPPEL et CLERC, HIRTZ et SÉZARY), qui sont souvent familiaux (COCHEZ) s'observe également volontiers chez des enfants de tuberculeux.

Mais c'est surtout lorsque cette lésion valvulaire est associée au *syndrome d'Aplasie artérielle généralisée*, que l'on observe chez de jeunes sujets hypotrophiques, que l'hérédité tuberculeuse est fréquente, ainsi que l'avaient noté VIRCHOW, ROKITANSKY et BENEKE. Le plus bel exemple en est fourni par le « nanisme mitral » qui apparaît plutôt comme une manifestation de cette aplasie contemporaine de la sténose que comme un phénomène d'adaptation de l'organisme à cette lésion : il est logique en pareil cas d'admettre l'origine congénitale de ces altérations cardiovasculaires avec comme cause dystrophiante commune la tuberculose des ascendants.

MOSNY attribue un certain nombre de caractères propres à ces manifestations dystrophiques hérédo-tuberculeuses ou, selon son expression, *para-tuberculeuses* : c'est d'abord la latence prolongée des lésions qui sont admirablement tolérées, à part quelques « ruptures temporaires de l'adaptation » au moment des grandes étapes de la croissance et du fait de maladies intercurrentes ; c'est aussi et surtout l'association de plusieurs de ces dystrophies entre elles (rétrécissement mitral et aplasie aortique par exemple) ou avec d'autres malformations congénitales du cœur (persistance du trou de Botal, du canal artériel ; perforation de la cloison interventriculaire). Lorsqu'enfin ces sujets atteints de dystrophies hérédo-tuberculeuses présentent ultérieurement des lésions de tuberculose acquise, ces lésions affectent toujours une forme atténuée. Ce fait est particulièrement notable chez les sujets atteints de rétrécissement de l'artère pulmonaire qui survivent assez longtemps à l'évolution torpide de leurs lésions pulmonaires, bien que chez ces malades le poumon ischémié se trouve dans des conditions circulatoires inverses de celles que l'on observe chez les mitraux.

Hanot, frappé de ce fait, considérait ces dystrophiques cardiaques comme possédant une immunité relative contre la phtisie et ceci se justifie si l'on admet qu'il s'agit d'hérédo-tuberculeux, l'hérédité se manifestant suivant un type hétéromorphe. A ces arguments cliniques, qui ne constituent que des éléments de présomption, s'ajoutent des faits expérimentaux.

Landouzy et Laederich ont, en effet, dans une étude expérimentale sur l'hérédité tuberculeuse, pu obtenir diverses dystrophies au premier rang desquelles se placent les malformations cardiovasculaires. Deux de leurs expériences, particulièrement suggestives, méritent d'être rapportées.

a) Une chienne de race basset est inoculée dans la plèvre avec 1 cc. d'émulsion de culture de bacille de Koch d'origine bovine, quatre mois avant d'être fécondée. Elle est réinoculée dans la plèvre 1 mois après sa fécondation. Elle met bas une portée de 5 petits : 3 sont normaux, des 2 autres l'un est mort-né, l'autre vit quelques heures.

L'autopsie de ces deux derniers animaux met en évidence les mêmes lésions, un peu plus accentuées seulement chez le premier : hypertrophie du cœur, surtout des cavités droites ; rétrécissement accentué de l'orifice de l'artère pulmonaire, les valvules sigmoïdes qui le bordent se trouvant plus épaisses que normalement.

b) Une femelle de cobaye est inoculée par voie digestive trois mois avant sa fécondation. Elle a une portée de deux petits : l'un est normal; l'autre présente entre autres malformations une anomalie de l'orifice aortique qui possède quatre valvules sigmoïdes.

La pathogénie de ces malformations hérédo-tuberculeuses reste naturellement très incertaine. La cause première invoquée par Mosny réside soit dans l'altération de la cellule germinale, et ce peut être la seule pathogénie invoquée lorsque la tuberculose est exclusivement paternelle, soit plus fréquemment dans les troubles apportés à l'ontogénèse pendant la durée de la gestation. Ces troubles intéressant un même feuillet blastodermique qui donne naissance aux ilôts de Wolf, il en résulte une hypoplasie cardio-angio-hématique, l'altération sanguine étant constituée par la chlorose. Peut-être certains états hémogéniques observés chez des enfants de tuberculeux reconnaissent-ils une même cause.

Quant à l'agent vulnérant, ce n'est pas le bacille lui-même mais ses toxines qui sont incriminées : il s'agirait d'une intoxication du fœtus soit par les toxines tuberculeuses elles-mêmes soit par des cytotoxines élaborées dans l'organisme maternel bacillisé.

Cette interprétation cadrerait mieux avec les doctrines de l'origine tératologique des malformations congénitales actuellement plus en faveur qu'avec la pathogénie de l'endocardite fœtale qui ferait intervenir l'action du bacille lui-même.

Peut-être y a-t-il lieu de faire cependant une part aux virus filtrants qui provoquent chez les animaux qui sont ainsi contaminés un état hypotrophique qui se juge exceptionnellement par des lésions tuberculeuses typiques.

II. **Discussion de ces arguments.** — A la doctrine de l'origine hérédo-tuberculeuse de la plupart des dystrophies cardio-vasculaires congénitales s'opposent des arguments d'ordre statistique et d'ordre clinique.

La statistique d'abord : en présence d'un sujet atteint de malformations cardiaques l'interrogatoire apprend qu'un des ascendants est tuberculeux, et cela n'est pas constant, est-ce une raison pour incriminer exclusivement la tuberculose ? Les antécédents pathologiques sont complexes : d'autres infections, la syphilis avant tout sont également présentes ; des intoxications chroniques et particulièrement l'alcoolisme sont évidentes : c'est le cas habituel ; il est alors difficile de déterminer la part du terrain tuberculeux.

Mais il y a plus : si au lieu d'envisager les dystrophies cardiaques et de rechercher leurs causes, on fait une statistique recherchant la fréquence de ces lésions sur un grand nombre d'enfants de tuberculeux, on est frappé de leur rareté relative : c'est ainsi que Grünberg dans une thèse très documentée inspirée par Achard (1911) rassemble plus de 2.000 observations d'enfants de tuberculeux et ne constate qu'un nombre infime de dystrophies angio-hématiques : cinq cas de rétrécissement mitral pur, constatés chez de grands enfants ou des adultes, donc non évidemment congénitaux, six observations de syndrome de cyanose des extrémités, dont l'origine congénitale est également fort douteuse, un seul cas de rétrécissement pulmonaire, un seul cas de maladie de Roger ; aucune autre malformation congénitale.

Il est juste, cependant, d'observer que, si les dystrophies cardio-vasculaires sont rares chez les tuberculeux, ce sont chez eux les malformations les moins exceptionnelles.

D'autre part, si l'on envisage le cas particulier du rétrécissement mitral pur, s'il s'observe en effet avec une fréquence exceptionnelle chez des enfants de tuberculeux, son origine congénitale, jadis admise comme la règle est considérée aujourd'hui comme très exceptionnelle. Il est donc inopportun d'en inférer de la nature souvent tuberculeuse du rétrécissement mitral pur pour admettre une même origine pour des malformations congénitales authentiques. La thèse de Grünberg montre, par ailleurs, que les garçons sont plus souvent atteints par les dystrophies heredo-tuberculeuses que les filles, ce qui va à l'encontre de ce que l'on observe dans la maladie de Duroziez.

Si, enfin, on observe volontiers l'évolution de lésions de tuberculose pulmonaire chez les enfants atteints de malformations congénitales et particulièrement de rétrécissement de l'artère pulmonaire, il faut tenir compte du fait que cette dernière malformation favorise le développement de la tuberculose et que, dans les autres cas, la vie plus sédentaire, les longs séjours à l'hôpital dans une atmosphère confinée et des milieux souvent infectés rendent une contamination bacillaire singulièrement aisée. Lau-

BRY et PEZZI se sont, par ailleurs, élevés contre le diagnostic fait trop facilement de tuberculose chez les sujets porteurs de rétrécissement pulmonaire et mettent en garde contre de fréquentes causes d'erreur.

Conclusions. — En l'absence de données cliniques évidentes, de toute confirmation anatomo-pathologique ou bactériologique, il est impossible d'émettre des conclusions précises.

La possibilité pour la tuberculose de réaliser héréditairement des dystrophies cardio-vasculaires est prouvée expérimentalement.

En cliniques un certain nombre de faits plaident en faveur de l'origine tuberculeuse ou plutôt hérédo-tuberculeuse de certaines dystrophies, mais la tuberculose paraît être bien loin de jouer un rôle aussi considérable que l'hérédo-syphilis dans l'étiologie des malformations cardiaques envisagées dans leur ensemble.

Le syndrome d'*aplasie cardio-angio-hématique* observé chez des sujets à développement ralenti et incomplet, particulièrement chez des pseudo-chlorotiques *avec ou sans rétrécissement mitral*, est certainement de toutes les tares congénitales celle qui, à plus juste titre, paraît attribuable à la tuberculose des ascendants.

Le rôle de la tuberculose dans la génèse des autres malformations reste purement hypothétique.

DEUXIÈME PARTIE

LE CŒUR DES TUBERCULEUX

Les localisations cardiaques, pour être plus importantes qu'on ne l'admet souvent, ne provoquent pas cependant le trouble le plus fréquent que la tuberculose apporte sur l'appareil circulatoire. A la *tuberculose du cœur*, proprement dite, que nous avons étudiée, s'oppose le *cœur des tuberculeux* : ce dernier est constitué par les réactions de l'appareil cardio-vasculaire à l'infection tuberculeuse de l'organisme et à ses localisations à distance.

Alors que la tuberculose du cœur, souvent latente, s'exprime par des lésions anatomiques plus que par des troubles cliniques, ici, ce sont les manifestations cliniques qui sont au premier plan : sans doute le cœur se modèle-t-il lentement aux nouvelles conditions de travail que lui impose la tuberculose, mais ces modifications, souvent minimes, affectent sa morphologie beaucoup plus que sa structure intime.

A priori, la tuberculose pulmonaire étant de toutes les localisations de l'infection celle qui, cliniquement, est de beaucoup la plus fréquente, l'altération des poumons retentissant d'autre part immédiatement sur la petite circulation, on peut admettre que le cœur du tuberculeux est avant tout le cœur du phtisique. En fait, si l'on en excepte les tuberculoses rénale et surrénale, aucune autre localisation ne paraît influer sur l'appareil cardio-vasculaire.

Dans la typho-bacillose, les réactions cardiaques sont réduites au minimum de ce que l'on peut observer dans une maladie infectieuse ; dans la granulie, ces réactions beaucoup plus accusées sont facilement explicables par la gêne qu'apportent les lésions pulmonaires à la petite circulation.

La tuberculose rénale se caractérise par son peu de retentissement sur l'appareil circulatoire, même lorsqu'il s'agit de néphrite tuberculeuse plutôt que de tuberculose rénale chirurgicale. Il ne faut pas, cependant, attribuer à cette règle un caractère absolu : certaines néphrites tuberculeuses évoluent comme un mal de Bright à tendances franchement hypertensives. Comme dans ces formes exceptionnelles, c'est l'élément tensionnel qui domine et que l'hypertrophie cardiaque lui est secondaire, nous en réserverons l'étude au chapitre de la « Tension chez les Tuberculeux ».

Quant à la tuberculose surrénale, elle aussi crée des modifications tensionnelles de sens inverse qui réagissent secondairement sur le cœur : leur étude est aussi liée à celle de la tension chez les tuberculeux, mais les troubles cardiaques qu'elle peut provoquer n'en ont pas moins leur place à côté de ceux que l'on observe dans la tuberculose pulmonaire et qui sont le plus souvent du même ordre. Ce sont ces derniers troubles que nous aurons d'abord en vue au cours des chapitres qui vont suivre.

TROUBLES FONCTIONNELS : PALPITATIONS

« Le cœur palpite, auscultez le poumon », disait HIRTZ. Ce précepte du vieux clinicien strasbourgeois se trouve justifié par la fréquence des palpitations chez les tuberculeux. POTAIN, BABIÉ ont insisté sur la valeur séméiologique de ce symptôme et GROSSET en a fait une étude minutieuse dans sa thèse sur l' « Eréthisme cardiaque dans la tuberculose pulmonaire ».

Les Palpitations sont accusées surtout par des sujets jeunes, adolescents ; mais, particulièrement chez les femmes, elles peuvent s'observer à tout âge. D'après GROSSET, les tuberculeux qui souffrent de palpitations sont nés de parents nerveux ou sont névropathes eux-mêmes. Le plus souvent ce symptôme est un signe de début, imprimant parfois un masque de pseudo-cardiopathie à la tuberculose initiale.

Suivant les sujets chez qui on l'observe le plus couramment, GROSSET a distingué divers types cliniques :

a) Jeunes filles nerveuses et pâles, d'aspect chloro-anémique.

b) Jeunes gens à la puberté : l'éréthisme cardiaque qui se manifeste par les palpitations, simule l'hypertrophie cardiaque de croissance.

c) Femmes dont la tuberculose se manifeste à la ménopause.

d) Tuberculeux fibreux éprouvant des palpitations prémonitoires d'hémoptysies.

e) Dypeptiques. « Il y a, disait PETER, des tuberculeux qui, ayant mangé,, toussent, vomissent et palpitent ». Chez ces derniers, les palpitations ne sont pas seulement un signe de début de la tuberculose, on les observe pendant tout le cours de la maladie.

Envisagé en lui-même ce symptôme se montre avec des caractères de fréquence et d'intensité très variables suivant les sujets : en tant que phénomène essentiellement subjectif son appréciation est subordonnée à l'émotivité et à l'excitabilité nerveuse du malade. Habituellement banales, simplement gênantes, les palpitations des tuberculeux peuvent être exceptionnellement violentes, accompagnées d'angoisse, de dyspnée, de phénomènes vasomoteurs objectifs (pâleur, sueurs froides, tendances syncopales). Certains malades accusent, en même temps, une douleur au cou, le long du trajet du phrénique, et cette douleur a été considérée comme caractéristique des palpitations des tuberculeux (PETER).

Au moment de l'accès de palpitations, le pouls s'accélère habituellement, pour redevenir normal ensuite : il y a chez les tuberculeux « palpitants » une instabilité du pouls qui est un des éléments du syndrome d'éréthisme cardiaque si fréquent chez ces malades. Chez les dyspeptiques, la tachycardie est souvent permanente.

L'apparition précoce des palpitations, chez les tuberculeux qui en éprouvent, donne à ce symptôme une valeur séméiologique incontestable, d'autant plus que c'est souvent le seul trouble incriminé. « Les 4/5 au moins des soldats qui viennent consulter le médecin militaire pour se plaindre à lui de palpitations sont des pulmonaires, et presque tous ceux-là sont des bacillaires ignorés ou méconnus » (CHAVIGNY).

On ne peut attacher de valeur pronostique à la présence des palpitations : ce symptôme habituellement bénin n'acquiert de gravité que lorsqu'il s'accompagne de sur-tachycardie et de signes de défaillance cardiaque qui le dominent et s'imposent à l'attention du clinicien.

Leur cause échappe souvent : cependant le fait qu'elles s'observent plus particulièrement chez des tuberculeux fibreux présentant d'autres signes d'irritation du pneumogastrique les fait considérer comme traduisant un réflexe à point de départ dans les terminaisons du vague : leur association fréquente avec des troubles digestifs, et plus particulièrement des vomissements, témoigne d'une irritation initiale probable au niveau des terminaisons digestives du pneumogastrique, la voie centrifuge du réflexe étant toujours constituée par le pneumogastrique cardiaque.

Une thérapeutique à action sédative sur le système nerveux végétatif pourra souvent faire disparaître ces palpitations.

Les autres troubles fonctionnels d'ordre cardiaque présentés par les tuberculeux, relèvent de l'insuffisance cardiaque et méritent d'être étudiés avec elle. Un symptôme, en particulier, doit attirer l'attention sur l'état cardiaque quand il n'est pas explicable par de grosses lésions pleuro-pulmonaires : c'est la *dyspnée*. Une analyse minutieuse de la dyspnée du tuberculeux, qui est souvent une dyspnée d'effort, permet d'établir la part importante qui revient à la gêne de la petite circulation et à la déficience du cœur droit.

CHAPITRE II

TROUBLES DU RYTHME : TACHYCARDIE.

Le caractère dominant du pouls du tuberculeux, c'est son instabilité ; cette notion frappe le clinicien dès le premier abord. Une analyse plus minutieuse montre que ce sont le plus souvent des accès tachycardiques qui donnent au pouls ce caractère d'instabilité. La bradycardie et l'arythmie sont beaucoup plus exceptionnelles. Nous leur consacrerons quelques mots avant d'aborder l'étude infiniment plus importante de la Tachycardie des Tuberculeux.

La **Bradycardie** est d'une extrême rareté. Potain rapporte, dans ses Cliniques de la Charité, qu'il n'en a jamais rencontré un seul cas imputable à la tuberculose. Nous devons signaler cependant quelques faits observés par Guéneau de Mussy, concernant des tuberculeux à lésions fibreuses, d'allure torpide : dans ces cas cet auteur attribuait la bradycardie à une excitation portée sur le vague par des lésions concomitantes d'adénopathie trachéo-bronchique et c'est là, en effet, la pathogénie la plus plausible.

Dans une thèse inspirée par Bondet et Piéry, Chon rapporte un cas de bradycardie permanente oscillant entre 42 et 58 pulsations à la minute chez un tuberculeux également fibreux : chez ce malade, observé pendant peu de temps, la cause de cette bradycardie n'a pu être élucidée. Ce sont, en somme, des cas d'espèce : la coexistence de médiastinite, la coïncidence de tubercules myocardiques intéressant le faisceau de His peuvent en rendre compte. Ce ne sont pas là les vrais troubles du rythme attribuables à la tuberculose.

Parmi les *arythmies irrégulières*, les **extrasystoles** sont exceptionnelles chez les tuberculeux : on ne les rencontre pour ainsi dire jamais chez les phtisiques à lésions rapidement évolutives. Chez les tuberculeux fibreux, dyspeptiques, on peut les observer surtout si leurs troubles digestifs s'accompagnent d'aérophagie : ce ne sont là qu'épiphénomènes sans grand intérêt clinique.

L'arythmie complète est assez rare chez les tuberculeux pour que le fait mérite d'être noté : lorsqu'on l'observe, elle peut être liée à une myocardite tuberculeuse ou a une insuffisance myocardique terminale ; l'insuffisance ventriculaire droite se caractérise, au contraire, par la permanence d'un rythme régulier.

L'alternance observée par GALLAVARDIN et GRAVIER dans un cas unique de tuberculose pulmonaire à forme cachectisante avec hypertension accusée concomitante, a été attribuée par ces auteurs à l'involution cardiaque provoquée par la cachexie tuberculeuse : c'est une éventualité tout à fait exceptionnelle.

La Tachycardie des Tuberculeux.

Par sa fréquence, par les données cliniques qu'elle est susceptible de fournir, la tachycardie est une manifestation extra-pulmonaire de première importance chez les phtisiques.

Cette notion, mise en évidence dès le milieu du siècle dernier par HÉRARD, LASÈGUE, puis CORNIL et HANOT, JACCOUD, a été bien établie par les études de F. BEZANÇON (1894), FAISANS (1898), les thèses parisiennes de GRANDIN (1898), WATTEAU (1900) et la thèse lyonnaise de CHON (1904).

Etiologie. — La majorité des tuberculeux pulmonaires sont tachycardiques : LASÈGUE admettait une proportion de 75 à 80 %. Bien entendu on n'admet comme tachycardie vraie que celle qui s'observe chez un malade apyrétique, ou une tachycardie fébrile plus accusée que ne le comporte normalement le degré de la température.

Modalités cliniques. — La tachycardie peut être constante ou ne se manifester qu'à l'occasion des causes physiologiques qui la provoquent normalement, mais alors être réellement disproportionnée avec les accélérations normales du pouls sous ces influences : c'est ainsi que les repas, des exercices physiques même modérées peuvent provoquer des accès de tachycardie passagers, mais intenses. Plus encore que les efforts, les quintes de toux exagèrent la tachycardie. L'accélération du pouls est naturellement extrêmement variable suivant les sujets, et souvent, chez le même malade suivant les circonstances : de la tachycardie minime, mais permanente se manifestant par un pouls à 90 au repos (et en l'absence de fièvre) aux accélérations à 160 et plus, toutes les transitions s'observent.

Suivant les formes cliniques et le stade de l'évolution tuberculeuse où on l'observe, la tachycardie réalise divers types cliniques qui ont été individualisés par FAISANS, PIÉRY et méritent de rester distincts :

a) C'est d'abord la *Tachycardie* du *début* de la tuberculose pulmonaire, que l'on pourrait dire prétuberculeuse si l'on s'en tenait encore à l'apparition de signes physiques évidents pour fixer une date à l'apparition de l'infection tuberculeuse. En effet, comme FAISANS l'a bien montré, la tachycardie, jointe habituellement à l'amaigrissement, précède parfois de plusieurs mois le début *apparent* de la tuberculose pulmonaire : il s'agit alors le plus souvent, d'une tachycardie modérée (de 90 à 100) ne s'accompagnant d'aucun trouble sauf parfois de palpitations. Cette tachycardie a deux caractères essentiels : elle s'observe chez un malade *apyrétique* au moins initialement et elle est *régulière*.

Le *pouls de Wells* (de Chicago), caractérisé par une accélération invariable du rythme cardiaque quelle que soit la position prise par le malade, ne traduit qu'une modalité de cette tachycardie tuberculeuse initiale dite *essentielle* (GROSSET), signe avant-coureur, le plus souvent, d'une tuberculose à allure rapidement évolutive.

b) Bien différente, quoique souvent presque aussi précoce d'apparition est la tachycardie des formes *éréthiques* de FAISANS. Il s'agit, d'un tuberculeux à antécédents nerveux ou arthritiques, qui, d'emblée, a éprouvé des palpitations, des bouffées de chaleur ou au contraire des lipothymies, des troubles digestifs. La tachycardie ne manque pas à ce tableau, mais ici c'est surtout une *instabilité* extrême du pouls avec des accès de tachycardie venant troubler un rythme sensiblement normal au repos : la moindre influence est une cause de perturbation violente.

L'éréthisme cardio-vasculaire s'observant surtout dans les formes fibreuses, toute poussée congestive amène une recrudescence de la tachycardie. Chez la femme, le pouls s'accélère dans la période qui précède les règles ; la tachycardie devient presque permanente au moment de la ménopause. Le malade a-t-il des hémoptysies ? Des bouffées d'éréthisme cardiaque précèdent et font prévoir toute nouvelle hémorragie.

c) La *tachycardie permanente, régulière* des *formes ulcéreuses* (type phtisie galopante des jeunes sujets) ou *broncho-pneumoniques* n'est, le plus souvent, que la persistance d'un symptôme déjà constaté dès le début de l'imprégnation toxinienne et c'est l'évolution naturelle de la tachycardie essentielle, de GROSSET : ce qui la caractérise c'est que l'accélération du pouls est relativement indépendante des oscillations de la courbe thermique.

d) Chez les tuberculeux cavitaires, la tachycardie peut s'observer alors même que le malade est en période d'apyrexie : cette *tachycardie apyrétique ultime* (PIERY) est un signe de fâcheux augure.

e) Des quintes de toux coqueluchoïde, une dyspnée paroxystique accompagnent une accélération du pouls à la fois intense et régulière chez les tuberculeux présentant des signes physiques et surtout radioscopiques d'*adénopathie trachéo-bronchique* ou de *médiastinite*. Ici la tachycardie peut être au premier plan de la scène symptomatique. Comme elle est irréductible, elle s'accompagne, à la longue, de signes d'insuffisance cardiaque, et le tableau devient celui d'une asystolie définitive . MERKLEN, JOUANNEAU, BEZANÇON ont rapporté diverses observations de ce type clinique.

f) La *tachycardie paroxystique* elle-même, telle qu'elle a été décrite par Bouveret, peut s'observer, très exceptionnellement, il est vrai, chez les tuberculeux et du fait de leurs lésions. Bertier n'a pu en recueillir que deux cas, l'un de Traube (1882), l'autre de Moncorgé (1895) à l'appui d'une observation personnelle (1905). Dans ces trois cas, l'évolution a été rapide, l'insuffisance cardiaque, relativement modérée, n'empêchant pas les progrès des lésions pulmonaires extensives et cachectisantes.

En somme, symptôme banal chez les tuberculeux, la tachycardie se voit dans toutes les formes — à toutes les périodes — mais il faut retenir surtout la précocité de ce symptôme et, aussi, le fait qu'on l'observe surtout soit dans des formes rapidement évolutives, et que l'on considère à juste titre comme particulièrement toxiques, soit dans des formes fibreuses essentiellement irritatives à l'égard de l'innervation cardio-pulmonaire.

Dans tous les cas, à condition que le processus tuberculeux ne soit pas trop évolutif, la tachycardie est susceptible de provoquer, à la longue, une insuffisance cardiaque irréductible — mais c'est là une éventualité très exceptionnelle.

Pathogénie. — Des causes multiples ont été envisagées et interviennent pour expliquer la tachycardie des tuberculeux.

a) La pathogénie la plus souvent admise est celle de la *compression* exercée sur le pneumogastrique : celle-ci peut être réalisée soit par l'adénopathie trachéo-bronchique qui peut accompagner les lésions tuberculeuses, soit par une médiastinite, une pleurite ou même une péricardite.

Jouanneau donne, dans sa thèse, l'examen histologique des trois cas qu'il a observés : le nerf pneumogastrique s'y trouvait entouré d'une gangue fibreuse le comprimant ; cependant les fibres nerveuses étaient restées saines. Les constatations faites par Bezançon dans deux cas personnels ne lui ont montré aucune lésion dans un cas, des altérations nerveuses profondes dans l'autre.

Diverses objections s'opposent à ce que cette pathogénie de la compression, vraisemblable dans certains cas, puisse être généralisée. D'abord la tachycardie tuberculeuse est souvent très précoce et s'observe alors qu'aucune cause de compression n'a pu encore intervenir : l'adénopathie tuberculeuse, au moins chez l'adulte, est beaucoup plus exceptionnelle qu'on ne l'avait admis sur la foi d'examens radioscopiques mal interprêtés. Mais surtout, on ne peut que souligner, après BEZANÇON, le caractère paradoxal de cette explication qui attribue la production d'une tachycardie à une lésion du vague en apparence plus irritative que destructive, la continuité des fibres nerveuses étant habituellement respectée : dans ces conditions c'est plutôt une bradycardie que l'on devrait observer.

b) La *pathogénie réflexe*, la tachycardie étant provoquée par une irritation périphérique portée sur des terminaisons pulmonaires ou surtout gastriques du vague est passible des mêmes objections : elle n'est d'ailleurs habituellement pas retenue.

c) MARFAN a fait intervenir la diminution du calibre des voies aériennes comme étant cause de gêne respiratoire et secondairement de tachycardie : cette pathogénie n'est valable que lorsque les lésions tuberculeuses sont suffisamment généralisées et l'on sait combien doit être limité le champ de l'hématose pour que la petite circulation en soit gênée.

d) Pour KLIPPEL, chez le tuberculeux pulmonaire, il y a une amyotrophie généralisée ; le muscle cardiaque y participe, d'où son hyperexcitabilité se traduisant par la tachycardie.

e) La plupart des auteurs attribuent maintenant à une action des *toxines tuberculeuses* cette tachycardie qui s'observe si fréquemment, si précocement et dans toutes les formes de la phtisie pulmonaire. Le mode d'action des toxines n'en est pas, pour cela, élucidé.

1° L'intoxication tuberculeuse peut être une cause de *névrite*, celle-ci étant plus fréquente qu'on ne pourrait le supposer : comme l'ont montré PITRES et VAILLARD, les névrites périphériques s'accompagnent souvent de névrites des nerfs viscéraux. C'est à cette pathogénie de la névrite toxinienne que se range BERTIER pour expliquer la production de la tachycardie paroxystique tuberculeuse, sur la foi de trois autopsies qui ont décelé la présence de lésions névritiques : pour cet auteur le paroxysme tachycardique provoqué par la névrite serait comparable à la crise d'épilepsie provoquée par une altération permanente du cortex cérébral. Cette pathogénie névritique, possible dans les cas de tachycardie paroxystique, très admissible aussi chez les tuberculeux avancés atteints de polynévrites multiples, ne nous paraît pas devoir être mise en cause lorsque, comme c'est le cas si souvent, la tachycardie est une des premières manifestations de l'imprégnation tuberculeuse.

2° Faisans, frappé surtout par cette précocité de la tachycardie chez certains tuberculeux, par le fait qu'il a pu observer chez un jeune homme un amaigrissement et une tachycardie symptomatiques d'une tuberculose pulmonaire qui ne s'est révélée qu'au bout d'un an, a pensé que la tachycardie tuberculeuse était due à une action des toxines sur le bulbe : action frénatrice sur le centre cardio-inhibiteur, ou excitatrice sur le centre cardio-accélérateur. Il est difficile de vérifier le bien fondé de cette pathogénie ingénieuse.

3° Cette action des toxines tuberculeuses sur les centres du système neuro-végétatif est peut-être plus complexe : on connaît bien depuis les travaux de Bouchard, Charrin et Roger, l'influence vaso-dilatatrice des toxines tuberculeuses, soit que leur effet s'exerce sur les centres mdullaires de la vaso-motricité, soit que cette action se porte à la périphérie sur les fines terminaisons nerveuses des vaisseaux. Cette vaso-dilatation, cause d'hypotension, est susceptible, de ce fait, de provoquer une tachycardie elle-même variable suivant la plus ou moins grande abondance des toxines mises en circulation : il nous paraît en effet, illogique de ne pas rechercher une cause commune à deux phénomènes qui, nous le verrons, sont si souvent associés chez les tuberculeux, l'hypotension d'une part et la tachycardie d'autre part, alors que le second peut être le corollaire naturel du premier.

Les fonctions nerveuses d'ordre végétatif étant réglées par l'action des *glandes endocrines*, l'influence des toxines tuberculeuses sur ces glandes peut être invoquée pour expliquer la tachycardie. Roger et Garnier ont montré les altérations de la *glande thyroïde* chez les tuberculeux : Vitry et Giraud ont constaté, par des dosages comparatifs, que l'iode thyroïdien était plus abondant chez les tuberculeux que chez les sujets normaux et ils y ont vu un argument objectif en faveur de la théorie de l'hyper-thyroïdie des tuberculeux, habituellement admise au moins au début de leur affection.

On sait, d'autre part, que, ainsi que l'a bien montré Hertoghe, les tuberculeux réagissent souvent avec violence à l'ingestion d'extraits thyroïdiens. C'est là un argument de plus en faveur de l'origine thyroïdienne de la tachycardie tuberculeuse, celle-ci n'en étant pas moins d'ordre toxinien.

Si l'on admet enfin, que l'*insuffisance surrénale*, souvent soupçonnée et parfois constatée chez les tuberculeux est également sous la dépendance d'une intoxication tuberculinique, on peut considérer la tachycardie comme en résultant par l'intermédiaire de l'hypotension.

Ainsi, paraissent devoir s'intriquer les diverses causes envisagées pour expliquer la tachycardie tuberculeuse. Nous ne voyons pas, en effet, qu'elle soit explicable par une pathogénie univoque : c'est, évidemment l'action des toxines tuberculeuses lancées dans la circulation qui est la cause dominante, mais ces toxines ont de nombreux moyens à leur disposition pour produire la tachycardie : action directe sur le système nerveux à ses divers étages, influence indirecte sur lui par l'intermédiaire des glandes endocrines et plus spécialement de la thyroïde, action possible sur le muscle cardiaque.

Les théories en quelque sorte *anatomiques* (compression ou destruction du pneumogastrique, limitation du champ de l'hématose, etc.) ne répondent vraisemblablement qu'à des cas exceptionnels que le caractère des lésions permet de reconnaître.

Faure-Beaulieu a tenté d'individualiser des formes cliniques de tachycardie tuberculeuse suivant leur cause. Il différencie trois formes :

a) Tachycardie par adénopathie trachéo-bronchique : se manifestant pas un pouls très accéléré, régulier, l'association fréquente de palpitations sans troubles digestifs, et surtout de toux coqueluchoïde et de dyspnée paroxystique.

b) Tachycardie par névrite du pneumogastrique s'accompagnant d'autres manifestations polynévritiques.

c) Tachycardie toxique, la plus fréquente, habituellement mo-

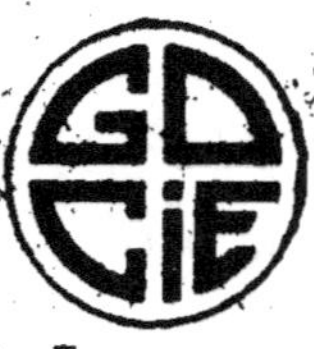

18

dérée, oscillant autour de 100 pulsations ne s'accompagnant d'aucun trouble, d'aucune gêne.

Cette différenciation porte moins sur les caractères de la tachycardie que sur les manifestations concomitantes : il est en effet impossible par la seule analyse d'une accélération du rythme chez un tuberculeux de prévoir sa cause, sauf peut-être dans les cas très rares où il s'est agi d'une tachycardie paroxystique, où la névrite du pneumogastrique a été constatée assez régulièrement pour qu'on puisse l'incriminer d'emblée.

Valeur séméiologique et pronostique. — « Toutes les fois, disait FAISANS, qu'avec un amaigrissement qui ne s'explique par aucune déperdition excrémentielle anormale (diarrhée, diabète, etc), il existe de la tachycardie toutes les chances sont en faveur d'une tuberculose imminente ou plutôt latente ».

C'est, en effet, dans la période toute initiale d'une tuberculose pulmonaire que la tachycardie possède une valeur séméiologique importante : ultérieurement, ce n'est qu'un symptôme de peu d'intérêt pour le diagnostic, mais d'une valeur pronostique incontestable.

FAISANS, SIROT, STERLING ont insisté sur l'aggravation du pronostic de la tuberculose attribuable à une tachycardie particulièrement précoce, durable ou intense.

BONDET, dans la thèse de CHOY (1904), émet les règles suivantes :

1° Généralement une tachycardie permanente ou liée aux causes physiologiques accidentelles indique un pronostic réservé même si la forme paraît bénigne ; au contraire, un pouls normal, stable paraît d'un pronostic plutôt favorable.

2° Lorsqu'un pouls rapide coïncide avec une température normale le pronostic est défavorable.

3° La tachycardie permanente et élevée (de 120 à 140), coïncidant avec une température de 39°-40° indique un pronostic fatal.

CHON attribue un pronostic également défavorable à l'instabilité du pouls.

A vrai dire, la tachycardie implique surtout la notion qu'on est en présence d'un processus actif.

Précoce, elle fait prévoir que l'on aura affaire à une forme particulièrement *toxique* de la phtisie, qui livrée à elle-même tuera en quelques mois (FAISANS). Il importe de faire une réserve pour les cas où la tachycardie, s'accompagnant de palpitations et de troubles digestifs, est un des éléments d'un syndrome précoce d'éréthisme cardiaque qui n'implique pas, tant s'en faut, un pronostic aussi défavorable.

Par la suite, la tachycardie est un élément important dans le complexus qui constitue la notion d'évolutivité d'une tuberculose pulmonaire. Sans doute laisse-t-elle le pas à l'altération progressive de l'état général et à la fièvre, mais il est d'un gros intérêt de savoir que la fièvre peut manquer alors même que les lésions évoluent et qu'alors la tachycardie habituellement présente constitue un signe très sûr *d'évolutivité*.

C'est ainsi que chez le cavitaire à lésions torpides et apyrétique, l'accentuation d'une tachycardie jusqu'alors légère, comporte le plus fâcheux pronostic.

Divers éléments, en effet, contribuent à la gravité impliquée par une accélération durable du pouls chez un tuberculeux :

1° Elle témoigne, le plus souvent, du caractère particulièrement toxique de la forme de tuberculose dont il est affecté et, à ce titre, ce n'est pas la tachycardie qui fait la gravité, mais elle la souligne.

2° L'accélération constante ou paroxystique du rythme cardiaque provoque un surmenage du cœur qui, à la longue, peut aboutir à l'asystolie : cela se produit surtout lorsque la tachycardie traduit une compression du pneumogastrique, mais toute tachycardie intense et prolongée, quelle que soit sa cause, peut être génératrice d'insuffisance cardiaque.

Traitement. — La constatation d'une tachycardie réelle implique chez le tuberculeux une thérapeutique spéciale qui, tout en s'inspirant des grandes règles d'hygiène et de traitement de la phtisie lutte contre l'éréthisme cardio-vasculaire en même temps que contre l'intoxication tuberculeuse.

La cure d'altitude doit être rigoureusement proscrite, de même que le séjour au bord immédiat de la mer. Suivant l'importance de l'élément éréthisme, on recourra de préférence à la cure de demi-altitude ou même on recommandera le séjour dans un climat sédatif (Pau, Arcachon, Biskra l'hiver).

Le malade doit surtout être mis *au repos : séjour au lit* d'abord, prolongé pendant plusieurs semaines, puis lorsque la tachycardie aura cédé, exercices très modérés (marche lente, en terrain plat ; pas de sports).

Il faut que *l'aération* soit suffisamment large tout en évitant les causes de congestion (exposition au vent, insolation directe).

L'alimentation sera réglée avec autant de soin, évitant surtout tout excès, car *la suralimentation est un facteur de tachycardie*. Les boissons excitantes (thé, café), les stimulants (kola, coca) sont à proscrire. On doit se garder d'une thérapeutique médicamenteuse trop active : les sédatifs, comme le bromure de potassium sont exceptionnellement indiqués.

Toutes les fois que la tachycardie est présumée être un symptôme de compression du pneumogastrique, la révulsion (iode, ignipuncture, vésicatoires) est, naturellement, de mise.

Lorsque enfin, la thérapeutique, qui reste essentiellement hygiénique, a rétabli dans son intégrité l'état général du malade, a fait disparaître tous les signes cliniques d'évolution, on ne doit conclure à la guérison que si la tachycardie a également disparu.

CHAPITRE III

MODIFICATIONS PHYSIQUES ET ANATOMIQUES DU CŒUR

A. Etude Clinique.

Ce chapitre a été longtemps du domaine exclusif de l'anatomie pathologique. Les progrès de l'investigation clinique et surtout l'application rationnelle de la radioscopie à l'examen du cœur l'on fait rentrer dans la clinique.

Une rapide revue des opinions émises jadis, sur la foi des constatations d'autopsie, nous montrera à quelles divergences de vues expose l'observations anatomique pure, dans l'appréciation d'états susceptibles de se modifier profondément au cours de l'évolution clinique.

Senac et Corvisart admettaient que la tuberculose était une cause d' « anévrysme » c'est-à-dire de dilatation du cœur et Portal (1809) ne faisait qu'exprimer une opinion habituellement professée en disant « Le cœur des tuberculeux est ordinairement ramolli et dilaté ».

Laënnec, le premier opposa à cet aphorisme la notion du *petit cœur des tuberculeux*. Bizot (1837) insiste sur le caractère habituel de cette atrophie du cœur. Louis (1845), Bouillaud, Stokes (1864) confirment cette notion.

Cependant une réaction s'établit : Jaccoud (1873), Brun-Bourdeaux (1877) opposent l'un à l'autre deux types de cœur de tuberculeux : l'un atrophique, habituel, l'autre dont l'aspect hypertrophique est en réalité dû à la dilatation. Bard (1879), individualisant la tuberculose fibreuse, montre la dilatation cardiaque comme spéciale à cette forme clinique. Marchaud (1882) insiste sur cet aspect différent du cœur suivant les formes. Enfin, BARIÉ montre que si l'augmentation de volume du cœur appartient surtout aux formes fibreuses, elle peut exceptionnellement s'observer dans la forme ulcéro-caséeuse chronique sous des influences diverses, en particulier des réflexes d'origine digestive : pour cet auteur le cœur du tuberculeux est habituellement de volume normal ainsi que l'avaient démontré Du CASTEL (1880) et PALHIER d'après des statistiques anatomo-pathologiques fondées sur de nombreuses observations. En Amérique NORRIS en arrivait aux mêmes conclusions (voir *Anatomie-pathologique*).

En fait, c'est l'observation clinique permettant de suivre pas à pas à toutes ses phases, sous toutes ses formes le processus tuberculeux qui peut seule donner des éléments précis d'appréciation.

Cette observation clinique ne doit pas négliger les données fournies par la séméiologie cardio-thoracique, mais elle tire ses meilleurs éléments de l'examen radioscopique.

A. L'examen physique du cœur du tuberculeux suivant les méthodes classiques (palpation large de BARD, percussion concentrique de POTAIN) fait constater chez la plupart des tuberculeux pulmonaires la diminution relative de l'étendue de l'aire cardiaque, la situation de la pointe du cœur en dedans du mamelon : ces signes permettent de présumer qu'il s'agit d'un petit cœur, sans donner d'indications précises sur le volume et surtout sur la forme de cet organe.

B. La *radioscopie* appliquée à la détermination de l'aire cardiaque devait heureusement combler ces lacunes de l'observation clinique. SCALLIERO, dès 1902, signale au *Congrès de Rome*, les premières constatations qu'il a pu faire grâce à cette méthode : les phtisiques jeunes ayant des lésions graves, évolutives ont presque toujours un cœur de petit volume ; les tuberculeux à lésions peu évolutives, ceux qui sont âgés, avec des lésions cicatricielles ont un cœur normal.

Simultanément BOUCHARD et BALTHAZARD à Paris, utilisant les nouveaux procédés d'orthodiagraphie de GUILLEMINOT, et DESTOT, à Lyon avec ARCELIN (1905) exposent les données des examens volumétriques que permet cette nouvelle méthode. Les résultats en sont tout à fait concordants et ont été confirmés par la pratique de très nombreux examens radioscopiques en série. Ils concernent le volume apparent du cœur et sa forme ; il y a lieu d'envisager aussi les déplacements.

I. Modifications du volume et de la forme du cœur.

1° *Tuberculose au début : le « petit cœur des tuberculeux »*. — Lorsque l'examen radioscopique est pratiqué chez un tuberculeux jeune, au début de la maladie, avant même que les signes pulmonaires en soient évidents, on constate habituellement que le cœur apparaît diminué de volume par rapport à la normale. Il se présente verticalement et se trouve caché presque complètement dans l'ombre de la colonne vertébrale (DESTOT et ARCELIN). Le bord gauche de ce « petit cœur médian » (BARJON), fait parfois une saillie presque hémisphérique le long du rachis, le bord droit étant masqué par l'ombre rachidienne, d'où le nom, également donné de « *cœur en goutte* ».

Ce petit cœur vertical étant observé chez le tuberculeux au début acquiert une valeur séméiologique d'autant plus importante que le diagnostic n'est souvent basé, alors, que sur des signes de présomption.

Le fait que cette atrophie du cœur ne s'observe en dehors de la tuberculose confirmée que chez des sujets présentant des antécédents tuberculeux a permis de considérer ce *nanisme* du cœur comme *congénital* et d'en faire à la fois un signe d'hérédité tuberculeuse (DESTOT) et de prédisposition pour la phtisie (BOUCHARD et BALTHAZARD). Il est intéressant, de toute façon, de constater que ce n'est pas aux lésions pulmonaires en évolution que doit être attribuée cette microcardie : elle les a précédées.

Dans un certain nombre de cas, le cœur du tuberculeux au début paraît normal sans qu'aucune cause étrangère ne puisse être invoquée pour en avoir modifié le volume. Pour BOUCHARD et BALTHAZARD, il s'agirait de sujets non prédisposés, qui n'ont contracté la tuberculose que parce qu'ils ont été soumis à une infection massive ou prolongée. Ces cas sont, d'ailleurs, l'exception.

2° *Au cours de l'Evolution.* — Le volume et l'aspect du cœur varient suivant les formes évolutives.

a) Dans la tuberculose *ulcéro-caséeuse* à marche rapide, le cœur initialement atrophique reste petit jusqu'à la fin. Peut-être même existe-t-il une atrophie progressive du cœur, allant de pair avec l'atrophie cachectique de toute la musculature, la radioscopie n'en fournit pas la preuve.

La dilatation cardiaque, considérée par BARIÉ comme pouvant se produire même dans cette forme se voit en réalité dans la granulie et non dans les tuberculoses aiguës purement ulcéreuses.

b) Lorsque, chez un malade précocement traité, une tuberculose ulcéro-caséeuse présente des phases de rémission et d'amélioration, on peut constater par des examens pratiqués à plusieurs mois d'intervalle une augmentation légère du volume du cœur, non attribuable à la dilatation.

Ultérieurement, cette tuberculose, devenue fibro-caséeuse se traduit au niveau du cœur par une augmentation de volume : dilatation pure si les lésions progressent et se terminent par la mort ; hypertrophie si le malade guérit. GUILLEMINOT a, en effet, observé que chez les tuberculeux guéris le volume du cœur dépassait la normale.

c) Chez le tuberculeux fibreux, le cœur apparaît de volume normal lorsqu'aucun signe de défaillance ne s'est manifesté : un examen attentif permet cependant de déceler dans la saillie encore légère de son bord droit, à droite de la colonne, une augmentation de volume du cœur droit : ce débord s'accentue par la suite pour donner l'image du cœur en sabot que nous observerons dans l'insuffisance ventriculaire droite. C'est un cœur dilaté chroniquement plus qu'un cœur hypertrophié.

d) Lorsque, fait exceptionnel, on voit la tuberculose évoluer chez un hypertendu à gros cœur, il se produit de ce fait une véritable *involution cardiaque* qui se traduit par un abaissement progressif de la tension artérielle mais qui ne paraît pas diminuer le volume du cœur, la dilatation masquant l'atrophie.

II. Déplacements du cœur.

L'examen clinique (et plus particulièrement la localisation du choc de la pointe) permet de constater assez fréquemment l'existence de déplacement du cœur chez les tuberculeux : là encore, c'est la radioscopie qui donne les renseignements les plus précieux en mettant en évidence à la fois les déplacements et leur cause.

Ceux-ci s'observent, en effet, dans diverses circonstances. Un épanchement pleural liquide ou gazeux donne lieu, surtout à gauche, à une déviation importante du cœur ; c'est un phénomène banal sans intérêt spécial chez les tuberculeux.

Dans la tuberculose pulmonaire, les déplacements du cœur ne se voient guère que chez deux catégories de malades : les sujets atteints de lésions fibreuses et les cavitaires.

Lorsque la tuberculose fibreuse s'accompagne de symphyse pleurale unilatérale et de médiastinite, le cœur se trouve attiré du côté de la lésion : on observe ainsi une *dextro-cardie* ou une *sinistrocardie* parfois importantes.

Dans la forme fibro-caséeuse, on peut observer une dextro-cardie précoce que TURBAN (1906) considère comme un symptôme typique de tuberculose du sommet droit.

En fait, ce sont surtout des lésions anciennes à tendances rétractiles qui créent des déplacements du cœur de quelque étendue. Il s'agit habituellement de cavitaires de longue date, dont la maladie évolue de façon torpide avec des temps d'arrêt prolongés et, semble-t-il, une tendance à la guérison : la rétraction des parois d'une caverne de même que la rétraction concentrique de la paroi thoracique sont des manifestations cicatricielles.

Le plus souvent, il s'agit de dextrocardie, les lésions pulmonaires prédominant à droite (MULLER et TAVERNIER, LORTAT-JACOB et LAIGNEL-LAVASTINE, GALLIARD).

Plus exceptionnel et aussi plus caractéristique, est le *déplacement vertical*, qui, ne s'observant que du côté gauche, est une forme de sinistrocardie. HANOT a observé ainsi un malade chez lequel le cœur avait subi une telle ascension que les battements

de la pointe ont pu être perçus dans le premier espace intercostal.
Pour cet auteur, un déplacement du cœur à grande distance était
considéré comme « un signe de guérison de la phtisie à la période cavitaire ».

De tels déplacements ne sont pas cependant sans danger, forçant le cœur à exercer son activité dans des conditions de statique
défavorables.

B. Constatations anatomo-pathologiques.

En étudiant les modifications morphologiques du cœur des tuberculeux en clinique nous avons passé en revue l'historique des
diverses conceptions toutes basées sur des données anatomiques :
nous n'y reviendrons pas ici.

Les *statistiques*, dont nous ne retiendrons que les plus récentes,
ont porté surtout sur le *volume et le poids* du cœur. Elles montrent cet organe en général diminué de volume et de poids mais
ces caractères sont loin d'être aussi habituels qu'on ne le constate en clinique.

Du Castel (1889) sur 62 autopsies de tuberculeux constate le
cœur diminué de volume dans la plupart des cas, mais il est souvent normal et dans 7 cas son poids dépasse 280 grammes.

Briquet (1890) sur 19 cas observés à Lille trouve, chez des
adultes :

Deux fois le poids du cœur inférieur à 206 grammes.

Cinq fois le poids du cœur inférieur à 250 grammes.

Cinq fois le poids du cœur entre 250 et 300 grammes.

Sept fois le poids du cœur au-delà de 300 grammes.

Beaucoup plus importante est la statistique de Norris (1904) qui
a pesé le cœur de 1269 tuberculeux adultes :

184 fois le poids du cœur était inférieur à 200 grammes.

707 fois le poids du cœur était compris entre 200 et 380 gr.

217 fois le poids du cœur était supérieur à 380 grammes.

Cet auteur en conclut que le plus souvent le cœur des tuberculeux est de poids normal.

En réalité, de telles statistiques nous paraissent tout à fait artificielles, car elles ne tiennent pas compte de l'évolutivité plus ou moins rapide de la tuberculose en cause. Aux diverses formes cliniques de tuberculose appartiennent divers types anatomiques de cœurs de tuberculeux :

a) Le *petit cœur* régulièrement réduit dans toutes ses dimensions, de forme et de consistance normales, surmonté d'une aorte également diminuée de volume, aplasique, appartient au tuberculeux encore jeune qui a succombé du fait d'une tuberculose ulcéreuse à évolution rapide. Cette atrophie peut être extrêmement accusée : BARIÉ a observé un cœur de 196 grammes chez une jeune femme.

b) Un cœur de volume normal, mais diminué de poids du fait de l'amincissement de ses parois s'observe chez le tuberculeux cachectisé par la longue évolution d'une forme ulcérocaséeuse.

c) Le cœur *volumineux*, du fait de la dilatation de ses cavités droites, dont les parois ventriculaires sont un peu hypertrophiées, avec un ventricule gauche relativement petit, caractérise la tuberculose fibreuse. D'après LETULLE et SEQUER (1903) cette hypertrophie modérée serait de constatation plus fréquente que l'atrophie, lorsque le cœur est examiné sur la table d'autopsie.

d) Une *hypertrophie* généralisée intéressant le cœur gauche aussi bien que le cœur droit avec des cavités modérément dilatées s'accompagne régulièrement de néphrite, ou de lésions artérielles, à moins qu'il ne s'agisse, cas beaucoup plus exceptionnel, d'une hypertrophie idiopathique : les lésions pulmonaires concomitantes consistent en sclérose, cavernes cicatrisées ou emphysème, entourant des tubercules crus et enkystés.

L'examen macroscopique du cœur ne révèle guère d'autres altérations notables que ces modifications morphologiques. A la coupe, le petit cœur atrophique se montre plus résistant, l'endocarde apparaît parfois légèrement nacré, les valvules sont un peu sclérosées. Dans le gros cœur dilaté des tuberculeux fibreux, des caillots plus ou moins organisés obstruent en partie la cavité ventriculaire.

L'étude histologique du myocarde des tuberculeux (en dehors de la tuberculose myocardique) a été faite par BARRABÉ (1878),

Ch. Dupuy (1890), Norris (1904) et surtout N. Fiessinger (1906).

Les premiers auteurs ont insisté, à tort, sur les altérations de la fibre myocardique : diminution de diamètre, effacement de la striation en certains points dans le petit cœur atrophique (Barrabé), infiltration granuleuse perinucléaire (Palmier), ou même dégénérescence graisseuse de la fibre musculaire (Dupuy) chez les tuberculeux très cachectisés.

N. Fiessinger a constaté, au contraire, l'extrême rareté de ces lésions de la fibre musculaire qui, le plus souvent reste absolument normale : quand elle est atteinte c'est sous forme de gigantisme nucléaire ou d'hyperplasmie.

Dans la généralité des cas il existe des *lésions interstitielles*, mais elles sont peu intenses : fibrose discrète à la fois perifibraire et peri-fasciculaire, légères meso et peri-artérite. Ce sont là les seules lésions du myocarde des tuberculeux.

Les lésions, exceptionnelles du péricarde ou de l'endocarde, appartiennent en propre à la tuberculose du cœur et ont été étudiées avec elle.

CHAPITRE IV

L'INSUFFISANCE CARDIAQUE CHEZ LES TUBERCULEUX

Les palpitations, la dyspnée, la tachycardie ont donné, nous l'avons vu, dans l'expression clinique de maintes tuberculoses pulmonaires une note cardiaque. Celle-ci peut rester discrète, épisodique, et c'est le cas habituel, mais on peut voir aussi l'état cardiaque s'accentuer rapidement, dominer la scène clinique, réalisant une véritable asystolie : un certain nombre de tuberculeux meurent par le cœur.

L'insuffisance cardiaque affecte, alors, des caractères cliniques spéciaux, en rapport avec les causes qui la provoquent, et que nous allons envisager d'abord.

ETIOLOGIE.

L'asystolie des tuberculeux est l'aboutissant de divers processus.

a) La préexistence possible d'une cardiopathie (rétrécissement mitral ou rétrécissement de l'artère pulmonaire) est naturellement une cause d'insuffisance cardiaque que nous nous réservons d'envisager avec les rapports réciproques des cardiopathies et de la tuberculose. Aussi bien n'est-ce pas une asystolie d'origine tuberculeuse, mais l'aboutissant normal d'une cardiopathie chez un tuberculeux.

b) Le surmenage cardiaque provoqué par une tachycardie intense et prolongée nous est une cause déjà connue d'asystolie attribuable à la tuberculose (BEZANÇON).

c) Les *troubles digestifs*, particulièrement l'aérophagie, qui chez certains tuberculeux sont au premier plan et persistent longtemps, peuvent être l'origine de réflexes sur l'appareil circulatoire pouvant réaliser une insuffisance plus ou moins passagère du cœur droit (POTAIN, BARIÉ). DUMAS, de Lyon, a récemment insisté sur ces asystolies transitoires, dites réflexes, par dilatation cardiaque aiguë.

d) LOEPER a observé une véritable asystolie addisonnienne, liée à l'insuffisance surrénale et disparaissant sous l'influence de l'adrénaline ; on sait combien est fréquente l'insuffisance surrénale chez les tuberculeux. Bien que ce syndrome d'asystolie surrénale soit très exceptionnel, l'insuffisance cardiaque du tuberculeux ne peut-elle pas, pour une faible part, dépendre de l'hypoepinéphrie ? Suivant les conceptions de DUMAS, justifiées par l'observation des syndromes de collapsus vasculaire au cours des maladies infectieuses, une hypotension importante peut créer facilement une asystolie d'origine périphérique : or, que les surrénales soient ou non en cause, le tuberculeux est habituellement un hypotendu.

e) Un *épanchement pleural* abondant ou enkysté dans le médiastin, un pneumothorax créent des déplacements cardiaques, des compressions sur les gros vaisseaux de la base qui deviennent également des causes d'insuffisance cardiaque.

f) La *pleurésie sèche*, suivie de *symphyse pleurale* crée des conditions de ventilation et d'irrigation pulmonaires particulièrement défectueuses, mais elle influe aussi directement sur le fonctionnement du cœur : l'aspiration thoracique qui aide normalement à l'expansion diastolique des cavités droites, se trouvant très réduite. THUVIEN, dès 1886, plus récemment Pierre DELBET et DOUAY (1903) ont bien mis en évidence ce rôle néfaste de la symphyse et du blocage de la paroi thoracique sur l'appareil circulatoire : la symphyse pleurale peut à elle seule être une cause d'asystolie.

g) La *granulie pulmonaire* trouble profondément la circulation de cet organe ; l'augmentation considérable de la pression veineuse que l'on constate en pareil cas en est la meilleure preuve. Aussi, peut-on considérer certaines manifestations (cyanose,

dyspnée, tachycardie) comme relevant d'une insuffisance cardiaque qui peut d'ailleurs se manifester par un état subasystolique
terminal. Dumas et H. Mollard, ont ainsi publié récemment une
observation d'asystolie transitoire avec grosse dilatation cardiaque temporaire ayant coïncidé avec une évolution granulique
sans atteinte du cœur.

h) Mais, de tous les facteurs d'asystolie chez les tuberculeux.
le plus fréquent, celui qui donne lieu aux manifestations les plus
typiques c'est la *tuberculose fibreuse* avec le cortège habituel de
la sclérose, l'emphysème pulmonaire et les adhérences pleurales.

Bard, en individualisant la *phtisie fibreuse* (1879) avait déjà
tracé les grandes lignes de cette évolution. La clinique en montre
chaque jour la fréquence. Potain, Barié et plus récemment Lutembacher (1916) en ont décrit les modalités symptomatiques et
élucidé la pathogénie.

Potain mettait en cause surtout la restriction du champ de
l'hématose et les compressions exercées sur les vaisseaux du fait
de la sclérose : il admettait que seules des lésions très étendues
étaient susceptibles d'avoir un retentissement important sur la
circulation et secondairement sur le cœur.

Lutembacher considère les lésions de la phtisie fibreuse comme réalisant un barrage au niveau des fines ramifications de l'artère pulmonaire, d'où une gêne circulatoire analogue à celle provoquée par la compression du gros tronc artériel lui-même.
Deux éléments interviennent pour former obstacle à la petite
circulation : la sclérose et l'emphysème. La sclérose rétrécit le
calibre des artérioles pulmonaires et diminue la souplesse de
leurs parois : d'où un « véritable état d'hypertension dans la petite circulation » aggravé par le développement de lésions d'athérome limitées aux grosses branches de l'artère pulmonaire.
Quant à l'emphysème il intervient en aplatissant et étirant les
capillaires.

Il est aisé de concevoir que cette hypertension purement locale, limitée à la petite circulation, retentisse d'abord exclusivement sur le ventricule droit ; ce n'est que très tardivement, à la
faveur d'une insuffisance tricuspidienne fonctionnelle que l'oreil-

lette droite se trouve à son tour gênée dans son fonctionnement ; l'évolution rapide de l'asystolie ne lui laisse pas le temps de manifester sa défaillance par des signes propres ; le cœur gauche reste exclu de la lutte. Ces conditions particulières donnent à l'asystolie des fibreux une physionomie clinique toute spéciale.

FORMES CLINIQUES.

Chez tous les tuberculeux pulmonaires, l'insuffisance cardiaque, dans les formes où on l'observe, se présente avec quelques traits communs. La dyspnée et la cyanose en sont les manifestations dominantes, les œdèmes périphériques, à moins de phlébites concomitantes, restent longtemps discrets ; il s'agit, avant tout, d'une insuffisance du cœur droit avec son cortège de stase veineuse et d'hépatomégalie.

Suivant la prédominance de certaines de ces manifestations et leur allure clinique, divers types méritent d'être individualisés.

a) Une manifestation relativement précoce d'insuffisance cardiaque, observée dans diverses formes de tuberculose mais plus particulièrement chez les fibreux, est constituée par le *Syndrome d'Hyposystolie hépatique*, de POULIOT. Trois symptômes insolites attirent l'attention chez un tuberculeux, déjà traité depuis plusieurs années pour des lésions pulmonaires : c'est une augmentation de poids paradoxale, qu'aucun signe d'amélioration ne justifie ; ce sont des douleurs dans l'hypochondre droit, surtout après les repas ; ce sont enfin des vomissements fréquents, alimentaires et bilieux. On remarquera aussi que la dyspnée est plus accentuée que ne le comporterait normalement l'état des lésions, dyspnée surtout post-prandiale. L'examen physique est orienté surtout vers le foie qui est non seulement douloureux, mais hypertrophié. Au point de vue cardio-vasculaire, les signes sont parfois minimes : simple tachycardie et légère turgescence veineuse au début ; à un stade plus évolué, des battements épigastriques, une augmentation de matité le long du bord droit du

sternum témoignent d'une dilatation du cœur droit que véri-
fiera la radioscopie : celle-ci montre, en effet, un cœur transver-
salement augmenté de volume.

Cette hyposystolie hépatique évolue par crises successives jusqu'à ce que se manifeste la grande asystolie irréductible du
cœur droit.

b) Chez les sujets atteints de *symphyse pleurale*, l'insuffisance
cardiaque se traduit souvent par des symptômes exclusivement
pulmonaires, au moins pendant longtemps : poussées de bronchite à répétition, mal tolérées, entraînant une dyspnée hors de
proportion avec l'insuffisance des signes d'auscultation et difficilement soulagée. Des hémoptysies fractionnées, expectoration rapidement noirâtre et gommeuse, souvent attribuées à l'évolution
du processus tuberculeux, relèvent, en réalité, de petits infarctus.
Le malade est souvent légèrement cyanosé. A l'examen, le cœur
apparaît augmenté de volume et la dilatation prédominante à
droite peut intéresser aussi le cœur gauche. L'évolution se fait
vers une asystolie de même type que celle des mitraux.

c) C'est par une asystolie de type mitral également, mais *irréductible* une fois installée que se termine, exceptionnellement,
l'hypertachycardie permanente observée dans certaines formes de
tuberculose lésant le pneumogastrique.

d) Plus caractéristique du syndrome de sclérose et d'emphysème
des vieux tuberculeux fibreux est l'évolution vers une *insuffisance tricuspidienne terminale* dont LUTEMBACHER a fait connaître la fréquence et les singularités cliniques qui l'ont souvent
fait passer inaperçue.

Pendant longtemps, plusieurs années souvent, l'insuffisance
cardiaque reste à peu près latente : il faut savoir la rechercher
sous le masque des bronchites répétées, de la dyspnée excessive,
de la cyanose encore légère et intermittente ; peut-être a-t-elle
une part dans la déformation hippocratique des doigts.

Puis, brusquement, s'installe le syndrome de la grande insuffisance cardiaque.

La *dyspnée* devient extrêmement intense : le malade est angoissé, l'asphyxie paraît imminente.

La *cyanose* frappe dès le premier aspect : généralisée mais prédominante aux extrémités, elle prend à la face une coloration ardoisée, car elle se développe sur un teint brunâtre ; un certain degré de sidérose pigmentaire a, en effet, précédé et accompagne l'anoxhémie.

Au niveau des membres, qui s'œdématient tardivement, la peau est froide.

Les jugulaires sont turgescentes : la distension veineuse se manifeste également au niveau du tronc et des membres. L'abdomen est distendu par de l'ascite, le foie est hypertrophié mais ces dernières manifestations asystoliques peuvent être très discrètes.

Les urines sont restées abondantes ; aussi les œdèmes sont-ils souvent minimes.

L'examen cardio-vasculaire réserve d'autres surprises. Le pouls est, en effet resté *régulier*, simplement accéléré. Le choc de la pointe est bien perçu ; la pointe est à peine déviée à gauche de la ligne mamelonnaire ; mais la percussion dénote une augmentation transversale de l'aire de matité précordiale. Les bruits du cœur, réguliers, peuvent être normaux ; cependant on note le plus souvent l'existence d'un souffle systolique au niveau de l'appendice xiphoïde, sans propagation lointaine ainsi qu'un éclat anormal du deuxième bruit pulmonaire. Exceptionnellement, on a pu surprendre avant l'apparition du souffle l'existence d'un bruit de galop perçu surtout au niveau du cœur droit. Lorsque le souffle xiphoïdien présentant les caractères d'un souffle d'insuffisance tricuspidienne a été constaté, il ne régresse guère, et, bien que fonctionnel, il est rapidement « titularisé » (LUTEMBACHER).

L'examen *radioscopique* du cœur donne les résultats les plus intéressants : l'écran donne l'image la plus schématique du « *cœur en sabot* » tel qu'il a été décrit par VAQUEZ et BORDET chez les sujets atteints de sténose de l'artère pulmonaire. Le ventricule droit, énorme, arrondi, est surmonté d'une oreillette modérément distendue ; par contraste, le ventricule gauche, non modifié, paraît atrophié.

« Le contour gauche du cœur prend la forme d'une ligne brisée dont la partie supérieure, oblique en bas et à gauche répond
au ventricule gauche, et la partie inférieure oblique en bas et à
droite répond au ventricule droit. » (LUTEMBACHER). Cet aspect
tient à ce que l'augmentation énorme du volume du ventricule
droit imprime au cœur un mouvement de bascule qui relève en
haut et en dehors la pointe et découvre toute l'extrémité inférieure du ventricule (normalement cachée par le diaphragme).

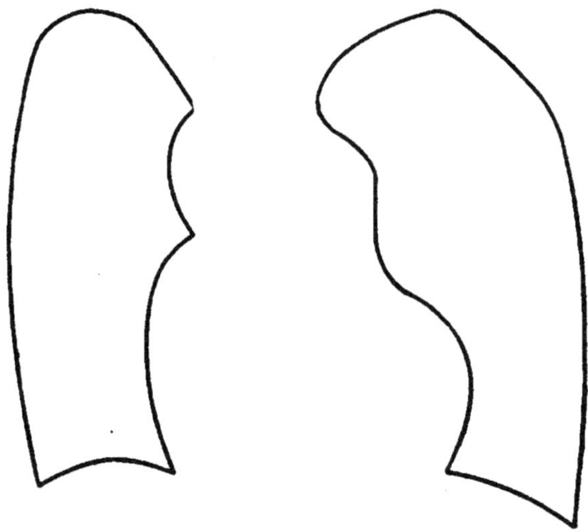

Fig. 13.

Orthodiographie du cœur au début des accidents d'insuffisance du cœur droit (*ex* LUTEMBACHER *Arch. des Mal.
du Cœur*, 1916, p. 152.)

On constate, enfin, une dilatation marquée du tronc de l'artère pulmonaire.

Les tracés *jugulaires* et *hépatiques* ne donnent pas de résultats
aussi schématiques, contrairement à ce que l'on pourrait en
attendre. Un seul point commun : l'*absence constante d'arythmie
complète*. Si l'on peut observer dans certains cas la figure d'un
pouls veineux net ou simplement ébauché, il est plus habituel de

constater une ondulation *a* vigoureuse, des ondes *c* et *e* nettement séparées. On sait, en effet, que l'insuffisance tricuspidienne peut exister sans pouls veineux ventriculaire (LUTEMBACHER).

L'évolution de cette insuffisance ventriculaire droite confirmée est assez rapide : l'asystolie est ici particulièrement irréductible :

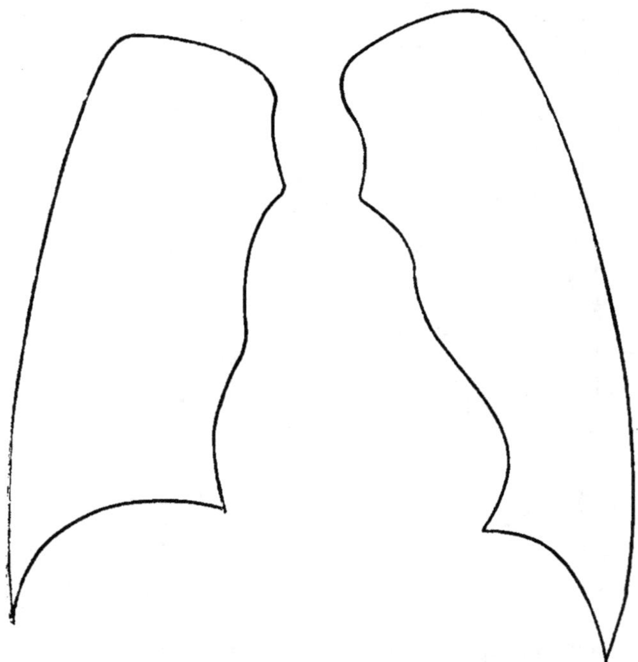

Fig. 14.
Insuffisance tricuspidienne fonctionnelle.
Tracé radioscopique de face (ex LUTEMBACHER).

les œdèmes progressent, c'est le tableau de la grande asystolie avec comme caractère insolite la persistance d'un *pouls régulier*, simplement rapide. C'est l'asphyxie qui provoque la mort.

e) Dans le tableau de la *granulie pulmonaire*, divers symptômes et surtout la dyspnée, la cyanose et la tachycardie évoquent l'aspect clinique de l'insuffisance du cœur droit : l'intoxication tuberculeuse peut rendre compte de ces troubles. Mais il existe, surtout chez le vieillard, une forme *cardiaque* de la granulie où, à ces symptômes accusés au maximum, surtout la cyanose, s'ajoutent des œdèmes, de l'ascite, de l'hépatomégalie ; la stase veineuse est évidente, le cœur dilaté présente à l'auscultation un souffle d'insuffisance tricuspidienne : le malade meurt en car-

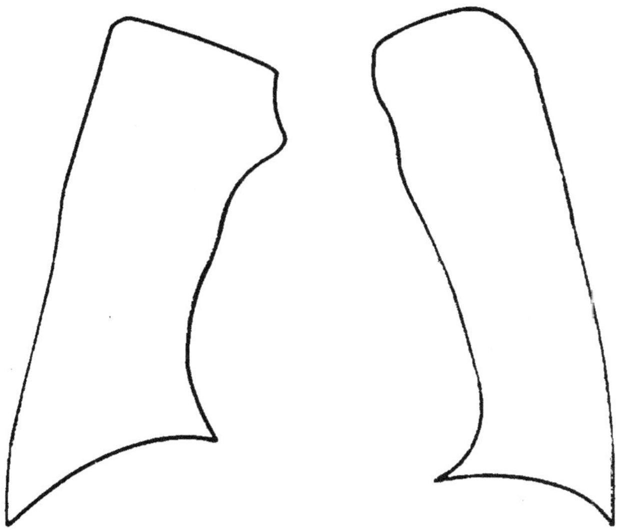

Fig. 15.
Orthodiagramme du cœur
en état d'insuffisance confirmé du cœur droit.
Tracé pris de face (ex LUTEMBACHER).

diaque plus qu'en intoxiqué. Il n'est pas douteux que dans ces cas encore le syndrome d'insuffisance ventriculaire droite est l'aboutissant de l'atteinte tuberculeuse du poumon.

Traitement.

Le caractère commun de la plupart des asystolies que nous avons envisagées est leur *irréductibilité*. Sans doute peut-on voir sous l'influence du repos et de la thérapeutique se produire une rémission, mais celle-ci fait souvent défaut et elle est de courte durée. Lorsque s'est installée l'insuffisance cardiaque, le malade ne doit plus être considéré comme un tuberculeux évolutif, mais comme un cardiaque et être traité comme tel.

Le repos, le régime lacté, la ponction de l'ascite lorsqu'elle existe sont naturellement indiqués — mais l'on ne négligera pas surtout, les émissions sanguines : saignée générale et mieux encore les ventouses scarifiées au niveau des bases pulmonaires, qui seules amènent une sédation de la dyspnée.

Les toni-cardiaques doivent être maniés prudemment : la digitale à laquelle on n'aura recours qu'à petites doses, prolongées pendant cinq ou six jours, est peu efficace d'emblée, souvent rapidement inopérante. La diurèse étant à peine troublée, la théobromine est exceptionnellement indiquée.

L'ouabaïne, dont l'action s'exerce surtout sur la tonicité cardiaque, trouve dans la dilatation brusque du ventricule droit une indication de choix (VAQUEZ et LUTEMBACHER) : nous avons pû en constater les bons effets, malheureusement assez éphémères.

La mort subite de cause cardiaque

La mort subite est exceptionnelle chez les tuberculeux ; encore reconnaît-elle diverses causes autres qu'une défaillance initiale du cœur ; un réflèxe à point de départ pleural, une insuffisance surrénale brusque peuvent la provoquer.

Lorsque le cœur est en cause, il peut s'agir soit d'une myocardite tuberculeuse concomitante, trouvaille d'autopsie — soit d'un collapsus chez un phtisique à cœur droit dilaté — soit surtout d'une *thrombose cardiaque*. BARIÉ a bien mis en évidence cette dernière complication.

Chez un tuberculeux fibreux, à cœur droit également dilaté, mais souvent sans qu'aucun symptôme d'insuffisance ne se soit manifesté, c'est un drame brutal et rapide : un cri, une expression d'angoisse extrême, une dyspnée intense, puis un chute ; la mort se produit au bout de quelques minutes. Parfois tout se résume en une syncope.

CHAPITRE V

LE CŒUR DES TUBERCULEUX (Fin) :
CONCEPTIONS PATHOGÉNIQUES D'ENSEMBLE

L'étude anatomo-clinique du cœur des tuberculeux nous a montré cet organe sous divers aspects et fait prévoir les divers éléments déterminants de ces modifications.

Toutes ces notions peuvent maintenant être rassemblées dans une conception d'ensemble.

Initialement, c'est-à-dire avant que ne se développent les premières lésions pulmonaires, le cœur du tuberculeux est normalement *atrophié : c'est la microcardie prétuberculeuse*, de BIERMER. Cette atrophie est *congénitale ;* elle n'est que l'élément dominant d'un syndrome d'aplasie intéressant tout l'appareil circulatoire : elle se présente le plus souvent chez des enfants de tuberculeux, et peut-être considérée, à ce titre comme une manifestation d'*hérédo-tuberculose* (MOSNY). Il n'est pas douteux que cette aplasie cardio-vasculaire, souvent familiale, ne soit une cause puissante, sinon de réceptivité pour l'infection tuberculeuse, au moins de moindre résistance de la part de l'individu et d'évolutivité pour les lésions que crée un ensemencement fortuit.

Lorsque le cœur est d'emblée normal, qu'il ne s'agit pas d'un hérédo-tuberculeux, il faut admettre que d'autres causes de moindre résistance sont intervenues ou que le sujet a été soumis à des infections bacillaires massives et réitérées. Un système cardio-vasculaire normal, avec une tension artérielle non diminuée favorisera l'évolution fibreuse de la tuberculose.

Suivant l'évolutivité des lésions, que les conditions d'hygiène et de thérapeutique précoces peuvent modifier, on assistera à deux processus, qui bien qu'opposés peuvent parfois réagir simultanément chez le même malade.

a) C'est, d'une part un processus d'*atrophie d'involution*, le cœur n'échappant pas à la dénutrition qui atteint tout l'appareil musculaire : HIRTZMANN (1908) a comparé le poids du biceps et celui du cœur chez un certain nombre de tuberculeux et constaté que l'un et l'autre muscle subissaient une atrophie parallèle. Cette atrophie n'est nullement incompatible avec la dilatation : au contraire le myocarde dont le tonus est diminué se laisse plus facilement distendre par l'hypertension de la petite circulation, qui s'observe même dans les formes ulcéreuses à une période terminale. Ce fait explique que bien souvent, à l'autopsie, le cœur paraisse de volume normal ou même augmenté.

b) En opposition, la tuberculose peut être génératrice d'*hypertrophie cardiaque*, mais en présence d'un gros cœur chez un tuberculeux pulmonaire, on doit d'abord penser à une cause étrangère à la tuberculose (POTAIN) et on la retrouve le plus souvent. Le cœur pouvait être gros antérieurement à l'atteinte tuberculeuse : il est resté hypertrophié et a imprimé à la phtisie une allure clinique spéciale. Avant que se manifeste la tuberculose, évoluait une néphrite chronique d'origine indéterminée ou toxique : elle aussi doit être incriminée, mais cette éventualité sur laquelle insistait TRIPIER est bien exceptionnelle ; une hypertension antérieure de cause indéterminée, un cardiopathie valvulaire peuvent naturellement aussi conditionner cette hypertrophie.

Cependant la tuberculose elle-même peut, indirectement il est vrai, réaliser une hypertrophie cardiaque : nous ne pouvons que rappeler ici le fait que le gros cœur dit idiopathique, et probablement secondaire en réalité à un syndrome hypotensif d'origine périphérique (BARD, DUMAS), se voit souvent chez les tuberculeux dont les lésions pulmonaires n'ont pas évolué mais se retrouvent à l'autopsie ; la néphrite tuberculeuse, bien qu'influant de façon minime sur la tension le plus souvent, peut exceptionnellement s'accompagner d'hypertension et donner lieu à un cœur de Traube : là encore des lésions pulmonaires non évolutives peuvent exister.

Mais à côté de ces causes indirectes, la tuberculose peut agir par ses lésions pulmonaires elles-mêmes : la sclérose, l'emphysème qui en découle créent une hypertension de la petite circulation qui hypertrophie le ventricule droit avant de le dilater.

Ces divers processus d'hypertrophie, mis en jeu par la tuberculose, ne sont autres que des réactions de défense, et à ce titre l'hypertrophie cardiaque ne peut être considéré comme une réaction spécifiquement tuberculeuse : bien au contraire l'hypertrophie s'oppose au développement des lésions de la phtisie.

Ainsi, si dans la tuberculose, le cœur soumis à des réactions complexes affecte divers aspects parfois opposés, le vrai cœur tuberculeux n'en reste pas moins le petit cœur *aplasique*, tendant vers l'atrophie.

Cette notion est passée du domaine de la pathologie générale dans celui de la thérapeutique, indiquant l'usage des *toni-cardiaques* dans la cure médicamenteuse de la tuberculose pulmonaire (1).

---

(1) Dès 1892, Huchard et Faure-Miller d'une part, Bruno Alexander d'autre part, préconisaient simultanément l'usage des injections d'huile camphrée chez les tuberculeux ; cette méthode a été reprise récemment par Colomban (1924). Burnand (1919) a obtenu de bons effets de l'administration périodique et prolongée de la Digitale chez les tuberculeux pulmonaires hypotendus, résultats confirmés par Focke (1921).

Arnoldi (1922) a préconisé également l'emploi de l'Adonis vernalis.

CHAPITRE VI

RAPPORTS RÉCIPROQUES DES CARDIOPATHIES
ET DE LA TUBERCULOSE PULMONAIRE

Les cardiopathies tuberculeuses dont nous avons fait l'étude (péricardite, endocardite, myocardite) peuvent coexister avec des lésions pulmonaires : ce n'est pas elles que nous aurons en vue dans ce chapitre. Le terme de cardiopathie doit être pris ici dans son sens le plus large, étant bien entendu qu'il s'agit d'affections *cardiaques primitives* : les réactions du cœur droit secondaire à la phtisie fibreuse, celles du cœur de Traube dans les néphrites associées à la tuberculose, bien que donnant lieu à des effets analogues à celles des vraies maladies du cœur sont envisagées à part.

Le problème que nous abordons ici est celui des rapports des *cardiopathies valvulaires* surtout, quelle qu'en soit la cause, avec le développement de la phtisie.

Historique. — Depuis le milieu du siècle dernier, peu de questions ont été plus controversées.

Avant 1845, parmi les opinions divergentes aucune doctrine n'avait été formulée : à cette date, Rokitansky pose en principe *l'antagonisme absolu* des lésions du cœur et de la phtisie. Dès lors la discussion est ouverte entre partisans et adversaires de l'antagonisme.

La doctrine de Rokitansky rassemble la majorité des suffrages. Traube (1865), Pidoux (1874), Hilton Fagge, Peter (1879) affirment l'opposition clinique entre la tuberculose et les cardiopathies, surtout les lésions mitrales, et les considèrent comme incompatibles chez le même malade.

Inversement. MARTINEAU, dans sa thèse d'Agrégation (1866), FROMMOLT (1875), HANOT, Germain SÉE (1884), Percy KIDD opposent à l'exclusivisme de la théorie de ROKITANSKY les données de leurs statistiques où cardiopathie et tuberculose coexistent assez fréquemment.

A Raymond TRIPIER revient le mérite d'avoir apporté quelque clarté dans le débat en dissociant l'antagonisme d'existence et *l'antagonisme d'évolution* : il nie le premier et affirme le second au nom de la clinique (*Loi de Tripier*). Il oppose, d'autre part. les *lésions cardiaques légères*, sans retentissement et sans effet. aux *maladies du cœur* proprement dites : ces dernières seules incompatibles avec l'évolution d'une tuberculose.

L'Ecole Lyonnaise avec LÉPINE, BONDET et RENAUT. a étudié avec des arguments anatomo-cliniques les modalités et les causes de cet antagonisme d'évolution.

POTAIN et P. TEISSIER, tout en admettant le bien fondé de cette loi clinique. en réservent le privilège aux maladies mitrales.

De nouvelles études cliniques : thèses de MALMONTÉ (1905) de MESLIN (1907) faites sous l'inspiration de BONDET et DEVIC, thèse de notre élève DAGRÈVE (1910) sont venues à Lyon aussi, corriger ce que pouvait avoir de trop absolu la loi émise par TRIPIER, sans en méconnaître la valeur générale.

Etude critique.

I. **La coexistence de cardiopathies et de tuberculose pulmonaire.** — Ce sont les données de l'anatomie pathologique qui peuvent seules fournir des éléments d'appréciation précis sur ce sujet.

Diverses statistiques ont été établies, parmi lesquelles il faut retenir surtout :

1° celle de FROMMOLT (Hôpital civil de Dresde, 1875) :

Sur 277 cas de cardiopathie, 23 fois la tuberculose était également constatée — soit 8 %.

2° la statistique de Percy Kidd (Saint-Bartholomew's Hospital, 1887) :

Sur 500 sujets atteints de lésions du cœur gauche, 26 présentaient des lésions tuberculeuses des poumons, soit 5 °.

3° la statistique de POTAIN :

Sur 55 cas de rétrécissement mitral pur, 9 fois coïncidence de tuberculose pulmonaire, soit 16 %.

Ces constatations sont suffisamment démonstratives par elles-mêmes pour qu'il n'y ait pas lieu de réfuter autrement les affirmations des partisans de l'antagonisme d'existence entre les cardiopathies et la tuberculose pulmonaire. Il est également intéressant de noter que ce sont justement les lésions mitrales, surtout le rétrécissement mitral pur, qui coexistent le plus souvent avec des lésions tuberculeuses : ce fait constitue d'ailleurs un argument justement invoqué en faveur de la nature tuberculeuse de maints rétrécissements mitraux.

Mais le fait qu'il y a coïncidence des deux ordres de lésions (cardiaques et pulmonaires) n'implique nullement que ces lésions ont acquis tout leur développement et ont eu une part égale dans le complexe clinique qui s'est terminé par la mort : l'une d'elles pouvait n'être qu'une cicatrice témoin d'un processus arrêté depuis longtemps ; c'est, en réalité, ce que l'on constate le plus souvent en découvrant à l'autopsie d'un cardiaque des lésions discrètes de tuberculose pulmonaire ancienne (sclérose d'un sommet avec présence de tubercules crus ou crétacés) ou plus exceptionnellement en observant de fines lésions endocarditiques chez un tuberculeux à lésions étendues.

En fait, c'est l'*évolutivité des lésions* qui commande les rapports de coexistence entre la tuberculose et la cardiopathie. Ce problème est donc essentiellement d'ordre clinique.

II. Influence réciproque des cardiopathies et de la tuberculose pulmonaire en clinique. — Lorsqu'on rencontre, en clinique, un malade présentant à la fois des lésions pulmonaires tuberculeuses et des signes d'une cardiopathie, il est en général assez facile de déterminer par l'interrogatoire, le caractère des lésions (sténose mitrale ou pulmonaire par exemple) quelle a été l'atteinte initiale. Dans la grande majorité des cas, c'est la cardiopathie qui est la première en cause, exceptionnellement la tuberculose. L'évolution est un peu variable dans les deux cas.

A) **La cardiopathie est antérieure à la tuberculose. —** Il s'agit, le plus souvent, d'une lésion valvulaire dite congénitale, soit qu'elle mérite réellement cette appellation, soit qu'elle provienne d'une endocardite du jeune âge (rétrécissement mitral ou pulmonaire).

Beaucoup plus rarement, le malade a une cardiopathie, également valvulaire, d'origine rhumatismale, syphilitique ou même athéromateuse.

Les malformations congénitales du cœur (maladie bleue, maladie de Roger) se compliquent assez fréquemment de tuberculose pulmonaire.

Au contraire, l'hypertrophie cardiaque pure, qu'elle soit idiopathique ou non, ne permet pas le développement de la phtisie (TRIPIER) ; les rares exceptions signalées concernent des hypertensions très modérées. Ce n'est qu'à titre de curiosité clinique que l'on peut citer le cas observé par GALLAVARDIN et GRAVIER d'une tuberculose pulmonaire évoluant chez un hypertendu à 190 (1913).

Ce sont, en somme, presque exclusivement des lésions valvulaires que nous aurons à envisager ; les malformations congénitales se comportent comme certaines d'entre elles. Ces lésions valvulaires sont installées depuis de nombreuses années : le malade a pu présenter quelques troubles de fléchissement cardiaque.

Comment une tuberculose pulmonaire contractée ultérieurement, va-t-elle évoluer sur ce terrain ? Cela dépendra de la nature des lésions et surtout du trouble qu'elles apportent dans la petite circulation.

a) Dans la grande majorité des cardiopathies la tuberculose pulmonaire est, sinon empêchée dans sa germination, du moins retardée dans son évolution et la cardiopathie lui imprime la forme fibreuse avec des tendances à la curabilité.

La cardiopathie-type de ce groupe est le *rétrécissement mitral pur*, car c'est à la fois une des plus fréquentes et celle qui coexiste, nous l'avons vu, le moins exceptionnellement avec la tuberculose. Chez la femme atteinte de cette sténose mitrale, la phtisie n'apporte aucun symptôme nouveau : les poussées bronchitiques deviennent seulement plus fréquentes, les hémoptysies, qui manquent souvent, continuent à être attribuées à de petits infarctus, les palpitations, la tachycardie, une légère dyspnée ne sont pas faits pour surprendre. L'examen pulmonaire dénotera simplement l'extension anormale des râles à un sommet que la radioscopie montrera grisaillé ; l'état général reste peu altéré. Cette malade reste une cardiaque avec une symptomatologie pulmonaire peut-être plus accusée. L'évolution se fera soit vers la cicatrisation des lésions pulmonaires, soit très progressivement, au cours de plusieurs années, vers une insuffisance cardiaque mixte dans laquelle la défaillance du cœur droit mettra une note prédominante.

Ce n'est que dans le cas de sténose mitrale très peu serrée, ne donnant lieu à aucun retentissement fâcheux sur la petite circulation que l'on a pu voir une tuberculose évoluer vers le stade cavitaire, la cachexie et provoquer la mort. PALIARD (1891), BROUSSE et DUCAMP, LANNOIS, DEVIC en ont apporté des exemples typiques.

Moins exceptionnelle est, chez le mitral, l'évolution vers la granulie (TRIPIER).

Beaucoup plus rarement s'observe la coexistence d'une tuberculose pulmonaire avec une cardiopathie mitro-aortique d'origine rhumatismale : la maladie de Bouillaud et la tuberculose n'évoluent pas habituellement sur le même terrain. Dans les cas où l'on a pu surprendre cette coïncidence, la cardiopathie a étouffé les progrès de la tuberculose.

L'aortite syphilitique avec insuffisance aortique voit, moins exceptionnellement, son évolution se compliquer de tuberculose, ainsi que TRAUBE l'avait remarqué. Tant que l'insuffisance ventriculaire gauche ne s'est pas manifestée, inondant le poumon de sérosité, la petite circulation est restée en effet peu troublée et la tuberculose, accidentellement contractée, peut évoluer ; il en est de même lorsque l'aortite est compliquée d'ectasie comprimant un hile pulmonaire : la tuberculose est alors une constatation

assez fréquente, et le malade peut mourir du fait de son évolution. La phtisie passe, au contraire, au deuxième plan de la scène
clinique si la lésion aortique se complique rapidement d'insuffisance cardiaque comme c'est le cas habituel.

Les lésions athéromateuses des valvules aortiques ou de la
grande valve peuvent admettre également le développement
d'une tuberculose qui évoluera lentement, sans bruit, le plus
souvent vers la forme fibreuse, mais parfois aussi vers la forme
fibro-caséeuse.

En somme, toutes ces lésions valvulaires, si elles ne s'opposent pas absolument au développement d'un foyer tuberculeux
dans les poumons, exercent une action empêchante à des degrés
divers sur l'évolution de cette phtisie : c'est bien là l'antagonisme d'évolution affirmée par TRIPIER et vérifié chaque jour par
l'observation clinique.

Il existe cependant un petit nombre de lésions cardiaques valvulaires, ou non, qui, au contraire, paraissent exercer une influence favorisante sur la tuberculose à telle enseigne que la phtisie peut être considérée comme leur complication la plus fréquente. Ce sont avant tout le rétrécissement de l'artère pulmonaire, secondairement le rétrécissement tricuspidien plus rare
et certaines malformations congénitales. W. CHEVERS, a le premier, signalé la fréquence de la tuberculose pulmonaire chez les
enfants atteints de rétrécissement de l'artère pulmonaire. Les
travaux ultérieurs de LEBERT, de MEYNET (1859), Constantin PAUL
(1872), et surtout de Benedict TEISSIER (1879) en ont fait une notion classique.

Cette tuberculose pulmonaire fait son apparition soit dans l'enfance, soit dans l'adolescence. Elle évolue lentement sous forme
fibro-caséeuse, avec des rémissions passagères et la terminaison
se fait souvent au bout de plusieurs années. (BONDET, thèse de
MALMONTÉ, 1905).

Le rétrécissement tricuspidien, qui réalise des conditions analogues d'irrigation défectueuse du poumon, peut également se
compliquer de tuberculose évolutive, comme l'ont observé MOUS-
SET et TOLOT (1902).

La maladie bleue, dont les lésions complexes comportent le

plus souvent un rétrécissement de l'artère pulmonaire et parfois un rétrécissement tricuspidien, se complique fréquemment aussi d'une tuberculose pulmonaire qui sera également évolutive, quoiqu'avec quelques tendances fibreuses, et contribuera à provoquer la mort.

B. La cardiopathie est secondaire à la tuberculose pulmonaire. — Il est exceptionnel qu'une cardiopathie valvulaire se crée chez un tuberculeux pulmonaire, si l'on en excepte les endocardites végétantes terminales observées chez les cavitaires, elles-mêmes d'ailleurs peu fréquentes. Il n'est pas douteux d'autre part, qu'un certain nombre de cas considérés comme cardiopathies acquises chez des tuberculeux préexistaient en réalité à la phtisie. On se trouve, en effet, en face d'un problème souvent difficilement soluble.

Deux cas sont à envisager :

a) Lorsque la tuberculose pulmonaire se borne à des lésions limitées, peu évolutives, ou étendues mais fibreuses, la cardiopathie en se développant, éteint les lésions tuberculeuses et le malade évolue ensuite comme un cardiaque.

b) Si la tuberculose pulmonaire a pris un certain développement, si le malade est un cavitaire, « les phénomènes pulmonaires conservent généralement le pas sur les phénomènes cardiaques et les malades succombent aux progrès de leur tuberculose pulmonaire comme s'ils avaient le cœur indemne » (DEVIC, Th. de MESLIN).

Mais, nous ne saurions trop le répéter, il s'agit là d'éventualités tout à fait exceptionnelles en clinique.

III. L'antagonisme d'évolution : ses causes et son importance clinique. — L'étude analytique que nous venons de faire met constamment en évidence la réalité de la *loi de Tripier* : les rares exceptions qu'elle souffre contribuent à en éclairer la pathogénie.

a) En effet, la plupart des cardiopathies, et particulièrement le rétrécissement mitral, s'accompagnent de *stase* dans la petite circulation ; il n'est que deux exceptions : le rétrécissement de l'artère pulmonaire et la sténose tricuspidienne qui créent au contraire, une ischémie pulmonaire. L'anémie du poumon favorise sa tuberculisation ; il paraissait logique d'attribuer à la stase et à la congestion passive un rôle inverse : c'est la pathogénie classique, invoquée par POTAIN, R. LÉPINE, RENAUT, VON WEISMAYER. ROKITANSKY lui-même, en attribuant l'antagonisme à la veinosité spéciale du sang des cardiaques s'opposant au développement de la tuberculose avait fait un premier pas vers cette pathogénie.

HUCHARD la résume en deux propositions :

« 1° Toutes les maladies du cœur qui aboutissent à l'ischémie du poumon favorisent l'éclosion et hâtent la marche de la tuberculose. »

« 2° Toutes les maladies du cœur qui aboutissent à l'état congestif du poumon l'arrêtent ou la retardent. »

LÉPINE fait intervenir en même temps que la stase sanguine les propriétés bactéricides du sérum sanguin qui imbibe les poumons.

b) Une étiologie humorale pouvait ,en effet, être invoquée. C'est à l' « antipathie » entre la diathèse cardiaque (PIDOUX) ou la diathèse rhumatismale (G. SÉE) et la tuberculose que l'antagonisme des deux processus avait primitivement été attribuée. P. TEISSIER a repris cette pathogénie humorale en la fondant sur des données nouvelles : si la tuberculose n'évolue pas chez les cardiaques, c'est en partie en raison des troubles circulatoires déjà invoqués, mais c'est aussi parce qu'il s'agit d'une tuberculose de *virulence atténuée*. Le fait que la tuberculose évolue sans doute, mais très lentement, chez les sujets porteurs de rétrécissement de l'orifice pulmonaire, alors que l'ischémie devrait conditionner une évolution particulièrement rapide est un bon argument en faveur de cette thèse. D'autre part la tuberculose se montre également atténuée dans des manifestations extra-pulmonaires (lupus, arthrites) pour lesquelles on ne peut invoquer, les mêmes conditions circulatoires que pour le poumon cardiaque (BONDET). La cardiopathie elle-même ne serait que la première manifestation de la tuberculose et le témoin plutôt que la cause de son défaut de virulence.

c) Aux deux pathogénies précédentes s'oppose celle de TRI-
PIER qui donne la prépondérance à un élément anatomique, l'*hypertrophie* du cœur, secondaire à la lésion valvulaire. Ce n'est pas
en effet la lésion valvulaire elle-même qui crée la cardiopathie :
celle-ci n'est constituée que lorsqu'il existe une hypertrophie
compensatrice : à la simple lésion a succédé une maladie du
cœur. Sous l'influence de l'hypertrophie cardiaque s'est établi
un nouvel équilibre circulatoire ; le développement de lésions
tuberculeuses dans le poumon n'est plus compatible avec lui.

Dans cette doctrine de TRIPIER, il faut retenir surtout cette notion qu'une lésion valvulaire ne gêne le développement d'une
tuberculose qu'autant qu'elle trouble la circulation générale et
force le cœur à s'accommoder à elle : c'est un fait d'observation
clinique souvent vérifié. Cette théorie est, par contre, passible
de certaines objections : dans le rétrécissement de l'artère pulmonaire, l'hypertrophie du ventricule droit, cependant considérable
parfois, n'empêche nullement le développement de la phtisie ;
d'autre part, le rétrécissement mitral, qui de toutes les maladies
valvulaires est celle qui hypertrophie le moins les ventricules,
est justement la cardiopathie qui exerce un maximum de pouvoir d'arrêt sur l'évolution de la tuberculose : la phtisie évolue
moins exceptionnellement chez les aortiques à ventricule gauche nettement hypertrophié.

Cette pathogénie de l'hypertrophie cardiaque, cause primordiale de l'antagonisme d'évolution, nous paraît donc trop absolue.

En fait, l'antagonisme existant entre les cardiopathies et la
phtisie évolutive relève de causes multiples. Si, comme l'a montré TRIPIER, la part prépondérante revient à la gêne circulatoire,
l'hypertrophie cardiaque qui en résulte constitue une réaction secondaire dont l'action s'exerce surtout sur la grande circulation ;
la stase dans la petite circulation en est, au contraire, l'effet le
plus immédiat : c'est elle surtout qui peut modifier l'évolution
d'une pneumopathie. Mais il ne faut pas négliger, non plus, l'influence humorale, la cardiopathie et les lésions pulmonaires non
évolutives étant parfois les expressions cliniques d'un même terrain de tuberculose atténuée.

L'*importance clinique* de cette notion de l'antagonisme d'évolution ne peut échapper au médecin. Plusieurs règles pratiques en découlent.

1° Tout d'abord, il faut être extrêmement prudent pour admettre chez un cardiaque la coexistence de lésions pulmonaires tuberculeuses : les signes locaux d'auscultation ne peuvent suffire, non plus les données de la radioscopie ; l'histoire du malade, la notion de ses antécédents auront plus de valeur ; la présence du bacille dans l'expectoration donnera seule une certitude. Chez un aortique surtout, le diagnostic de bronchectasie se présente avec infiniment plus de chances de probabilité.

Réciproquement, chez un tuberculeux évident l'existence de souffles, de dédoublement du deuxième bruit, etc., ne doivent pas faire admettre sans discussion sérieuse la coïncidence d'une cardiopathie.

2° Lorsque, chez un cardiaque, des lésions tuberculeuses sont constatées, on est en droit de pronostiquer l'arrêt de ces lésions. Le malade évoluera en cardiaque et non en tuberculeux. Cette règle comporte quelques exceptions : d'une part les lésions valvulaires minimes qui ne peuvent enrayer le développement de la tuberculose, d'autre part le rétrécissement de l'artère pulmonaire qui favorise l'évolution vers la phtisie, d'ailleurs suivant une forme lentement évolutive.

3° Le cardiaque qui présente un passé ou des lésions discrètes de tuberculose ne doit pas être traité comme un phtisique : il reste avant tout un cardiaque. La notion de tuberculose implique simplement les prescriptions d'hygiène et d'aération de rigueur : le régime alimentaire reste soumis aux restrictions imposées par la cardiopathie. Toute intervention telle que pneumothorax artificiel est inutile et peut être nuisible.

Le danger ne réside pas dans le progrès des lésions pulmonaires mais dans l'état du cœur.

CHAPITRE VII

LA TENSION ARTÉRIELLE CHEZ LES TUBERCULEUX

Historique. — Dès leur application à la clinique, les données de la tension artérielle ont été recherchées chez les tuberculeux. MARFAN, en 1891, signale que la tension reste abaissée dans la tuberculose pulmonaire, que « c'est un phénomène constant », très précoce d'apparition, acquérant de ce fait une valeur diagnostique considérable.

POTAIN, dans son livre sur la Tension artérielle (1902) et P. TEISSIER dans un rapport au *Congrès international de la tuberculose* (1905) souscrivent à ces premières conclusions, en soulignant surtout l'intérêt pronostique d'une hypotension progressive.

Les travaux de VAQUEZ, de JOSUÉ sur l'influence des surrénales et de leurs extraits sur la tension font attribuer à l'hypo-épinéphrie l'hypotension des tuberculeux ; mais SÉZARY (1910) combat cette thèse avec des arguments cliniques.

De nouvelles études de MARFAN, celles d'EMERSON (1911) en Amérique précisent les variations de la tension suivant les formes et les complications de la phtisie.

Dans les tuberculoses extra-pulmonaires, si l'on en excepte celle des surrénales, rares ont été les études sur la tension artérielle : il faut signaler surtout celle de LAMY (1904) sur la tension dans la tuberculose des séreuses, les constatations faites par LANDOUZY et Léon BERNARD sur la néphrite tuberculeuse et les observations exceptionnelles de néphrite tuberculeuse hypertensive sur lesquelles GALLAVARDIN et REBATTI ont attiré l'attention.

Généralités. Mesure de la tension. — Des statistiques étendues sur de grandes séries de malades permettent seules des appréciations valables : celle, encore récente, de MARFAN et VANLEUWEN-HUYSE (1920) porte sur plus de 700 tuberculeux. COLBERT (de Cambo) rassemble 300 observations (1919). La plupart des statistiques sont fondées sur une centaine au moins de cas.

Avant les méthodes actuelles, relativement récentes, de sphymomanométrie, seule la tension systolique était connue ; les modifications de la tension diastolique et de la tension différentielle, bien que moins accusées, sont également intéressantes.

L'oscillométrie est considérée par DUMAREST et COLOMBAN comme susceptible de donner des renseignements intéressants surtout en ce qu'elle permet de déterminer le *coefficient cardiovasculaire* des tuberculeux.

I. LA TENSION ARTÉRIELLE
DANS LA TUBERCULOSE PULMONAIRE.

C'est la tuberculose pulmonaire qu'ont eue en vue exclusivement la plupart des auteurs qui ont étudié la tension artérielle chez les tuberculeux. Indépendamment de la plus grande fréquence clinique de cette localisation, il apparaît bin que c'est chez les pulmonaires que cette étude fournit les renseignements les plus précis et de plus grande portée pratique.

Il ne faut pas méconnaître ce fait que la tension peut être normale chez un tuberculeux pulmonaire peu évolutif ou en voie de guérison : c'est là une éventualité exceptionnelle ou un état transitoire. Habituellement, c'est l'hypotension que l'on constate, mais il y a aussi chez certains tuberculeux un syndrome hypertensif.

A. L'hypotension habituelle. — L'abaissement de *la tension artérielle est de règle dans la tuberculose pulmonaire.* MARFAN le considérait comme constant dans ses premières études, n'admettant comme exceptions que de rares cas (3 % environ) où la tension normale ou plus élevée était due à une association telle que néphrite ou artério-sclérose. En réalité l'hypotension peut faire défaut dans 25 % des cas, ainsi que MARFAN lui-même l'établit dans sa dernière statistique (MARFAN et VANIEUWENHUYSE).

Cette hypotension est très précoce : cette notion, établie par MARFAN dès ses premières observations, a été vérifiée par tous les auteurs : on peut même se demander si elle ne préexistait pas à l'apparition des lésions pulmonaires et si elle n'a pas favorisé leur éclosion.

Des mensurations répétées montrent la constance de cette hypotension chez le même sujet.

Dans la période de cachexie terminale, l'hypotension, accrue, s'observe chez 98 % des phtisiques (MARFAN).

En dehors de cette période ultime *l'abaissement tensionnel porte uniquement sur la tension maxima* ou systolique (de 1° à 3° au-dessous de la normale) : *la tension minima* ou diastolique habituellement normale peut même être légèrement surélevée dans les tuberculoses anciennes (MOUSSOUS).

De toute façon on constate ainsi une diminution de la pression différentielle chez les tuberculeux pulmonaires.

Les *causes* de cette *hypotension habituelle* dans la tuberculose sont multiples et la part qui revient à chacune d'elles ne peut être facilement élucidée.

On a incriminé l'affaiblissement général, la fièvre : arguments de peu de valeur lorsqu'on constate que l'hypotension se manifeste dès le début de la phtisie.

Mais ce que les auteurs ont incriminé surtout, c'est d'une part l'action de la toxine tuberculeuse, d'autre part l'insuffisance surrénale.

a) *L'influence de la toxine tuberculeuse* a été mise en évidence simultanément par BOUCHARD, STRAUS, S. ARLOING et leurs élèves.

BOUCHARD et CHARRIN ont démontré, en 1891, les propriétés vaso-dilatatrices des cultures de bacille de Koch : ils les attribuent à la présence dans la tuberculine d'une substance qu'ils appellent l'*ectasine*.

ARLOING, RODET et J. COURMONT (1892), STRAUS et P. TEISSIER (1893) vérifient ce pouvoir hypotenseur par des injections de tuberculine à l'animal.

P. TEISSIER, REZNICEK (1911) retrouvent cette action hypotensive chez des malades soumis à un traitement tuberculinien, obtenant des résultats opposés à ceux signalés antérieurement par IGERSHEIMER (1904).

On peut donc admettre l'action de la toxine comme un facteur d'hypotension chez les tuberculeux.

b) La notion de l'origine hyper-épinéphrétique de l'hypertension, mise en évidence par VAQUEZ (1904) à la suite des recherches de JOSUÉ sur l'athérome adrénalinique a fait attribuer à une *insuffisance surrénale* l'hypotension des tuberculeux : cette doctrine est devenue classique après les travaux de Léon BERNARD et BIGARD, PARISOT (hypo-adrénalinémie), CHAUFFARD (hypocholestérinémie).

En fait, il est fréquent de constater chez les tuberculeux pulmonaires divers stigmates d'insuffisance surrénale.

Des critiques ont, cependant, été faites à cette théorie surrénalienne par SÉZARY et par R. PORAK.

SÉZARY tire d'une série de constatations nécroscopiques les conclusions suivantes :

1° L'hypoépinéphrie, bien qu'habituelle, n'est pas constante chez les tuberculeux.

2° La tension peut rester normale ou même être augmentée chez les tuberculeux, malgré l'hypofonctionnement surrénal, sous l'influence d'autres causes, telle qu'une néphrite chronique.

On peut objecter à ces conclusions qu'elles s'appuient sur des aspects morphologiques, constatés 24 heures au moins après la mort sur des glandes éminemment altérables, pour apprécier, assez arbitrairement la capacité fonctionnelle de ces organes.

C'est également sur des constatations nécroscopiques que s'est basé R. PORAK pour admettre la conservation de l'activité surrénale chez les tuberculeux : dans 4 cas de tuberculose cliniquement très différents, il a constaté, en éprouvant l'activité fonctionnelle des extraits de surrénale, la conservation de l'effet hypertenseur. Aussi bien, cette activité surrénale n'est-elle pas niée par les partisans de l'origine hypo-epinéphrétique de l'hypotension tuberculeuse : en prouvant sa persistance PORAK ne démontre pas qu'elle n'est pas diminuée.

Il nous paraît excessif de vouloir attribuer à une cause unique cette hypotension des tuberculeux : parmi les éléments qui la conditionnent, il y a lieu de conserver une place prépondérante à l'action de la toxine et à l'insuffisance surrénale, celle-ci agissant peut-être par l'intermédiaire de celle-là.

B. Les syndromes hypertensifs· — L'hypertension artérielle est très exceptionnelle chez les tuberculeux pulmonaire : on la rencontre cependant dans une proportion de 2 % (BROCKMANN) à 3 % (MARFAN), si l'on envisage la totalité des phtisiques que l'on observe dans un service hospitalier, et la proportion des hypertendus augmente notablement lorsqu'on se place dans des conditions différentes : c'est ainsi que COLBERT, à Cambo, en observe 5 %, sur une statistique de 300 malades.

Ces hypertendus, presque tous de sexe masculin, appartiennent à divers types cliniques ainsi que l'a mis en évidence GALLAVARDIN dans son Traité de la Tension artérielle.

a) Le premier groupe est constitué par des sujets atteints de « tuberculose pulmonaire à tendance fibreuse avec retentissement plus ou moins accusé sur le cœur droit ». Ce sont les seuls hypertendus envisagés par COLBERT (qui exclue de sa statistique les hypertensions de cause non tuberculeuse telles que néphrite, obésité, suralimentation, etc.).

Ces malades peuvent être longtemps apyrétiques, ou bien l'apyrexie habituelle est coupée par de courtes périodes fébriles coïncidant le plus souvent avec des hémoptysies.

Les lésions pulmonaires sont très lentement évolutives et s'expriment par un minimum de signes physiques ; l'expectoration est cependant souvent bacillifère. Le cœur est augmenté de volume ; la tachycardie est fréquente.

La tension artérielle ne dépasse guère 145 à 150 mm Hg pour la maxima ; la tension diastolique est souvent relativement plus forte. (90-100) en raison de la gêne de la circulation veineuse (GALLAVARDIN).

COLBERT a observé, sous l'influence de la cure sanatoriale de plaine, des abaissements tensionnels de 4 et 5 divisions coïncidant avec une amélioration de l'état général et même des lésions.

Le pronostic de cette forme de tuberculose à tendances hypertensives n'est, de toute façon, relativement pas défavorable.

b) Un tuberculeux pulmonaire peut être hypertendu du fait d'une *néphrite :* la tuberculose n'évolue pas et c'est comme un brighique que se présente le malade.

c) On peut, enfin, observer la coexistence de lésions *pulmonaires tuberculeuses et d'une hypertension artérielle assez élevée,* de l'ordre de 200 à 240 mm. Hg. Il s'agit d'hypertension de cause indéterminée, difficilement explicable par le mécanisme des lésions tuberculeuses, en l'absence de néphrite. La tuberculose pulmonaire est d'ailleurs à tendance cicatricielle : quelques râles fixes, parfois éclatants, à un sommet, témoignent seuls de sa présence. Très exceptionnellement, on peut voir, malgré une forte hypertension, la tuberculose évoluer vers le type ulcéro-caséeux banal. GALLAVARDIN qui a observé trois fois cette éventualité a pu assister à une baisse progressive de la tension jusqu'à la normale, à mesure que les lésions pulmonaires progressaient, cette chute tensionnelle d'origine cachectique se faisant par le mécanisme de l'alternance.

C. **Les variations de la tension artérielle suivant les symptômes-** — Parmi les symptômes, ce sont les *hémoptysies* surtout qui influent sur la tension. Les rapports entre la pression sanguine et les hémoptysies sont d'ailleurs complexes car ils sont faits d'influences réciproques.

Les hémoptysies surviennent chez les tuberculeux quelle que soit leur tension initiale : au sujet de leur plus grande fréquence suivant l'état tensionnel les opinions sont très partagées. Tandis que TRIBOULET et POUJADE signalaient la coïncidence habituelle des hémoptysies du début avec une tension normale ou même un peu augmentée. JACQUEROD soutient, au contraire, que les tuberculeux les plus sujets aux crachements de sang sont parmi les plus hypotendus.

BARBARY, en mettant en évidence l'existence d'une poussée hypertensive récente à la base de l'hémoptysie concilie les deux thèses opposées : un tuberculeux habituellement hypotendu a, en effet, une hémoptysie à l'occasion d'un paroxysme hypertensif.

MARFAN et VANIEUWENHUYSE ont étudié de plus près ces modifications de la tension au cours des hémoptysies (de la période initiale surtout) et ont fait les constatations suivantes :

1° Au moment où l'hémorragie pulmonaire se produit, il y a presque toujours une élévation de la pression habituelle (de 1 à 3 cm.). Cette élévation de la tension précède souvent l'hémoptysie et contribue à la provoquer : les auteurs ont été témoins d'une hémoptysie assez sérieuse qu'ils attribuent à une élévation de tension de 2 cc. sous l'influence de la digitale.

2° En général, la tension artérielle reste plus élevée tant que dure l'hémoptysie ; celle-ci terminée, il y a presque toujours une chute brusque assez forte.

3° Après l'hémoptysie, deux éventualités se produisent : si la tuberculose évolue, la tension s'abaisse au-dessous de son taux antérieur; s'il n'y a pas de poussée évolutive, la tension reprend son chiffre normal.

En somme, si l'on en excepte les grandes hémoptysies terminales, les modifications tensionnelles contemporaines de l'hémoptysie sont transitoires comme elle : ce ne sont qu'épisodes n'altérant pas la *tension* liminale conditionnée par les tendances évolutives de la phtisie.

C'est *l'évolutivité* même des lésions pulmonaires qui influe le plus, en effet, sur le régime tensionnel du tuberculeux. BEZANÇON et de SERBONNES, dans leur remarquable étude des poussées évolutives de la phtisie, ont mis en évidence les faits suivants : chute de la pression artérielle au début de chaque poussée se faisant lentement et s'accentuant à mesure que progresse la poussée ; persistance de cette baisse tensionnelle pendant toute la période d'acmé ; relèvement extrêmement lent de la tension pendant la période de convalescence.

MARFAN et VANIEUWENHUYSE ont fait les mêmes constatations à cela près qu'ils ont vu l'abaissement tensionnel ne se produire qu'après quelques jours de poussée évolutive, et que, d'autre part, après la poussée, la pression reste souvent au taux minimum d'hypotension qu'elle a atteint ; une nouvelle poussée évolutive la fera tomber à un taux encore plus bas— et de palier en palier la tension s'achemine vers l'hypotension extrême de la période terminale.

Inversement, si les poussées évolutives moins prolongées ne s'accompagnent pas de lésions irréparables, si elles se raréfient, si les lésions tendent à se cicatriser, l'hypotension initiale tend à se corriger. A mesure que progresse la réaction fibreuse, on assiste à l'élévation de la tension diastolique, puis c'est la systolique qui s'élève à son tour, atteint et dépasse même la normale pour réaliser un syndrome hypertensif d'origine tuberculeuse.

D. **Valeur diagnostique et pronostique de la tension-** — La précocité d'apparition de l'hypotension dans la tuberculose pulmonaire a fait considérer par POTAIN et par MARFAN ce symptôme comme un élément de présomption de grande valeur en faveur de la tuberculose lorsque l'examen pulmonaire ne permet pas encore d'affirmer ce diagnostic.

POTAIN et P. TEISSIER attribuent, en particulier, à cette hypotension une réelle importance dans le diagnostic entre la chlorose vraie (où la tension n'est pas modifiée) et les états chlorotiques symptomatiques de la tuberculose.

Il ne faut pas exagérer, cependant, la valeur diagnostique de cette hypotension : il est, en effet, de constatation courante de noter une hypotension artérielle chez des sujets parfois très vigoureux, absolument indemnes de tuberculose. Aussi, l'hypotension ne peut-elle être considérée que comme un élément de présomption, d'ailleurs contingent, n'acquérant une réelle valeur qu'associé à d'autres signes plus évidents d'imprégnation tuberculeuse.

Il n'en est pas de même de la *valeur pronostique :* tous les auteurs sont d'accord pour admettre son importance.

Les conclusions établies par MARFAN, en 1907 se sont trouvées vérifiées, au moins dans leurs grandes lignes par les divers observateurs.

On peut, en effet admettre que :

1° Une pression basse, et continuant à s'abaisser est de mauvais augure, indiquant une évolutivité fatale de la maladie.

2° Si la pression d'abord normale s'abaisse au cours de la maladie, le pronostic devient défavorable et c'est l'inverse si la pression d'abord faible tend à s'élever.

3° Une pression artérielle se maintenant normale ou au-dessus de la normale est un indice favorable.

Il s'agit là de règles générales, qui souffrent, nous l'avons signalé, quelques exceptions.

EMERSON a pu dire que le pronostic de la tuberculose pulmonaire pouvait être basé sur les modifications de la tension artérielle d'une manière aussi certaine que sur les variations de la courbe thermique.

En réalité la clinique ne doit se priver d'aucun élément d'appréciation et la comparaison de plusieurs d'entre eux est souvent indispensable à l'établissement d'un pronostic précis.

II. LA TENSION ARTÉRIELLE
DANS LES TUBERCULOSES EXTRA-PULMONAIRE

Contrastant avec l'abondance des statistiques concernant la tension dans la tuberculose pulmonaire, on ne peut qu'être surpris du peu de documents existant sur la tension artérielle dans les autres localisations tuberculeuses : les causes en paraissent multiples : difficulté de l'observation en grande série (sauf pour les tuberculoses chirurgicales), inconstance plus grande des modifications tensionnelles, d'où moindre intérêt. Seules ont été bien étudiées les altérations tensionnelles des tuberculoses rénales et surrénales.

a) Lorsque la *tuberculose* est *limitées aux séreuses* LAMY a montré (1906) que la tension n'était pas modifiée. C'est ainsi que dans la pleurésie séro-fibrineuse, un abaissement tensionnel doit toujours faire suspecter une lésion pulmonaire sous jacente. L'épanchement peut également modifier la tension, mais alors il agit mécaniquement et non en tant qu'épanchement tuberculeux : son abondance peut provoquer une élévation de la tension qui disparaît sous l'influence de la ponction évacuatrice (HENSEN).

Le *pneumothorax tuberculeux*, qui implique presque toujours d'ailleurs une lésion pulmonaire sous-jacente, provoque un abaissement tensionnel qui a comme caractéristique de porter à la fois sur les tensions maxima et minima.

b) Dans *l'entérite tuberculeuse* la pression artérielle est toujours abaissée, ainsi que l'ont montré POTAIN et P. TEISSIER : mais indépendamment de l'état de dénutrition du sujet, il faut tenir compte des lésions pulmonaires le plus souvent concomitantes.

c) Les *tuberculoses chirurgicales* (ostéo-articulaires) ne s'accompagneraient d'une baisse tensionnelle que si les poumons sont lésés, ou si le malade est arrivé à la période de cachexie (MARFAN).

d) La *méningite* tuberculeuse donne lieu à une élévation tensionnelle beaucoup plus faible que les autres méningites (PARISOT) ; souvent la tension paraît alors normale, le sujet étant antérieurement hypotendu.

e) La déficience des *surrénales* se traduit par une hypotension : or, en clinique c'est la tuberculose qui réalise les syndromes d'insuffisance surrénale les plus indiscutables. Dans sa forme la plus habituelle, la maladie d'Addison, l'hypotension habituelle est une notion classique, qu'il est aisé de vérifier : intéressant à la fois la tension maxima et la minima, cette hypotension habituellement progressive atteint des valeurs de 9, 8 et même 7 pour la maxima, de 5, et même 4 pour la minima.

Cependant Porak s'est élevé, d'après des documents cliniques sur ce que cette affirmation pouvait avoir de trop absolu et, pour Gallavardin « il ne semble pas que la chute tensionnelle soit sensiblement plus profonde que dans d'autres maladies semblablement cachectisantes et de même gravité. »

Lorsque la tuberculose des surrénales se traduit, après une phase de latence, par des accidents d'*insuffisance aiguë*, la chute tensionnelle est plus impressionnante. La plupart des auteurs qui ont assisté à ces drames surrénaux ne signalent que des modifications du pouls très rapide, filiforme, « introuvable » même dans le cas de Counsell. L'un de nous a pu observer, avec Bouchut et Gensollen, un malade dont la tension était à $\frac{12}{6}$ lorsqu'il consulta pour la première fois, accusant de l'asthénie et des troubles digestifs : deux ans après se manifeste brusquement le drame de l'insuffisance surrénale aiguë : la tension systolique est de 8 le matin, elle tombe à $\frac{5.5}{2.5}$ (au Pachon) dans la soirée : le malade meurt dans la nuit. L'autopsie a montré une fonte caséeuse des deux surrénales. Dans un cas analogue d'insuffisance surrénale à terminaison rapide (double abcès froid) Cade et Jean Barbier notent une tension artérielle de 6/4.

Dans les cas « médico-légaux » d'insuffisance surrénale se traduisant par une mort subite, il est permis de se demander si la cause n'en est pas une chute brutale de la tension. Si ce n'est là qu'une hypothèse difficilement vérifiable, il n'est pas douteux que, dans les syndromes surrénaux aigus que peut réaliser la tuberculose bilatérale, c'est la chute tensionnelle qui est l'élément dominant.

f) Aux manifestations multiples de la *tuberculose rénale* correspondent des réactions tensionnelles également différentes, parfois opposées. On peut dire, d'une façon très générale, que pour le rein comme pour les autres organes, ce sont les tendances hypotensives qui dominent, mais il est certaines exceptions qu'il importe de connaître.

1° Dans la *tuberculose rénale chirurgicale*, c'est-à-dire ulcéro-caséeuse et habituellement unilatérale, la tension, peu modifiée au début tend à s'abaisser à mesure que progressent les symptômes (REITTER) : cet abaissement est souvent tardif et peut alors être mis sur le compte de lésions pulmonaires plus ou moins discrètes concomitantes ; c'est ainsi qu'ADRIAN n'a observé aucune modification tensionnelle dans la tuberculose rénale primitive et unilatérale.

Il est une modalité de tuberculose rénale caséeuse qui donne lieu à des réactions tensionnelles en apparence paradoxales : c'est la « forme brightique de la tuberculose rénale fermée » bien individualisée par GALLAVARDIN et REBATTU (1909). Il s'agit de malades qui se présentent en tous points comme des brightiques vulgaires, avec polyurie, albuminurie modérée, œdèmes discrets et surtout un gros cœur et de l'*hypertension* (22 au Potain chez l'un des deux malades de GALLAVARDIN et REBATTU) : ils meurent d'urémie ou d'hémorragie cérébrale. L'autopsie montre une tuberculose caséeuse fermée au niveau d'un rein et des lésions de néphrite interstitielle diffuse sur l'autre rein. BRET et BLANC-PERDUCET (1913), BOUCHUT et BONAFÉ (1922) VEDEL et ROUSSET (1922) ont observé des cas analogues, et il est vraisemblable que cette forme de tuberculose caséeuse à tendances hypertensives, mise en évidence par l'École Lyonnaise, n'est pas très exceptionnelle. Au point de vue pathogénique, elle est d'un haut intérêt, car elle démontre la possibilité pour les toxines ou plus probablement les bacilles tuberculeux de créer une néphrite hypertensive, à l'inverse des données classiques.

2° Les *néphrites tuberculeuses* ont en effet toujours été considérées comme influant au minimum sur la tension : c'est là une des caractéristiques essentielles de ces néphrites bien étudiées par LANDOUZY et Léon BERNARD (1902), CHAUFFARD et CASTAIGNE, Léon KINDBERG (1913).

Ici encore une discrimination s'impose. S'agit-il des néphrites épithéliales aigues (LAVENANT), chroniques ou plutôt subaiguës : dans ces cas la tension reste ou normale ou abaissée : elles coexistent d'ailleurs avec des lésions pulmonaires plus ou moins discrètes, souvent évolutives, antérieures à elles (M. Léon KINDBERG). Si la néphrite est interstitielle, et l'on sait que cette forme bien étudiée par Devic et Rieux (1908) est peut-être bien moins exceptionnelle que ne le pensaient les premiers auteurs (Dauvic, Léon Bernard), le régime tensionnel est encore variable : Devic et Rieux ont noté une tension artérielle plutôt faible, mais l'on est en droit d'admettre que la même néphrite, qui donne lieu à une forte hypertension chez un sujet porteur d'un « rein mastic » puisse provoquer le même trouble tensionnel, lorsqu'elle affecte deux reins apparemment indemnes de tuberculose.

Au foyer caséeux rénal se substituerait alors, selon l'opinion de Gallavardin, un foyer tuberculeux plus éloigné (adénopathie torpide, ostéite ancienne) qui provoquerait à distance, par imprégnation toxinique, une néphrite hypertensive.

Entre l'action hypotensive généralement attribuée aux toxines tuberculeuses et cette hypertension dûe à une néphrite d'origine également toxinienne, la contradiction n'est qu'apparente. L'hypertension n'est qu'un phénomène secondaire, le résultat d'une réaction interstitielle du parenchyme rénal à l'irritation prolongée des toxines, de même que l'hypertension dans la petite circulation est l'effet de la sclérose pulmonaire également tuberculeuse.

CHAPITRE VIII

LA TENSION VEINEUSE DANS LA TUBERCULOSE

Tard venue dans la séméiologie, l'étude de la tension veineuse
dans la tuberculose date des premières constatations de V. Cordier, de Lyon (1922), qui a eu le mérite d'en prévoir l'intérêt, et
des recherches ultérieures, plus étendues, de Villaret et Martiny
(1925).

Cette étude s'est limitée jusqu'à présent, aux tuberculoses in-
tra-thoraciques, pulmonaire surtout, secondairement médiastinale et pleurale. La granulie, à localisations surtout pulmonaires,
a donné lieu également à des constatations particulièrement intéressantes.

Nous n'avons pas à envisager la technique suivie par ces auteurs : rappelons simplement que la tension, prise directement
par ponction veineuse, se chiffre en centimètres cubes d'eau et est
normalement voisine de 11 à 12 cmc.

Les résultats obtenus par Cordier d'une part, Villaret et Martiny d'autre part sont tout à fait superposables. Ce sont ces données que nous allons exposer.

A. **Tuberculose pulmonaire.** — Dans le début de la tuberculose
ulcéro-caséeuse banale la tension veineuse s'est montrée soit normale soit légèrement abaissée.

Par la suite, diverses éventualités sont à envisager suivant l'allure évolutive de la tuberculose chronique :

a) La lésion pulmonaire apicale, unilatérale reste limitée et se cicatrise : pas de modifications de la T. V.

b) On assiste au développement d'un processus ulcéro-caséeux extensif, rapidement cavitaire : la tension veineuse a tendance à s'abaisser : elle est nettement au-dessous de la normale chez le phtisique cachectique.

c) Si, au contraire, l'évolution se fait vers la sclérose on voit la tension veineuse s'élever progressivement à 15, 18, 20 et même plus. Elle reste élevée chez le tuberculeux fibreux devenu emphysémateux, et cette hypertension veineuse subit de nouveaux paroxysmes sous l'influence des poussées bronchitiques et surtout en même temps que s'affirment les signes cliniques de l'insuffisance ventriculaire droite.

Quelles que soient les tendances évolutives, un épisode modifie brutalement la tension veineuse, c'est, lorsqu'elle se produit, *l'hémoptysie* :

1° Dans la période préhémoptoïque, survient une hausse progressive de la tension de l'ordre de 4 à 10 cmc, plus nette dans les formes ulcéreuses que chez les fibreux à seuil tensionnel plus élevé.

2° L'hémoptysie est immédiatement suivie d'une chute tensionnelle brusque de 3 à 15 cmc d'eau : il s'agit, disent VILLARET et MARTINY, « d'une véritable saignée de la petite circulation. »

3° L'hémoptysie terminée, la T. V. revient à la normale.

Ces modifications de la tension veineuse lors de l'hémoptysie mettent particulièrement en évidence l'existence d'une poussée hypertensive veineuse, concomitante avec la poussée hypertensive artérielle habituellement constatée en pareil cas. Fait à noter, cette poussée d'hypertension veineuse n'a pas été constatée lorsque l'hémoptysie succédait à la rupture d'un anévrysme de Rasmussen : on peut ainsi la considérer comme un témoignage de la nature congestive de l'hémoptysie.

Dans les tuberculoses pulmonaires aiguës les modifications de la tension veineuse sont d'ordre tout différent suivant qu'il s'agit d'un processus pneumonique ou d'une granulie.

a) Dans la *pneumonie tuberculeuse*, la tension veineuse reste peu modifiée. S'agit-il d'un processus pneumonique étiologiquement tuberculeux, mais cliniquement curable et anatomiquement non spécifique : la tension reste normale ou est à peine augmentée : tout se passe comme dans la pneumonie franche où VILLARET et GRELLETY-BOSVIEL ont bien mis en évidence cette indifférence de la tension veineuse vis-à-vis de l'obstacle plus apparent que réel que crée à la circulation un bloc pneumonique strictement lobaire. Est-ce une pneumonie caséeuse ? La tension sera souvent abaissée et l'on invoque pour expliquer cet abaissement l'influence des toxines tuberculeuses et celle de la cachexie.

La *spleno-pneumonie* se comporte comme un processus pneumonique, n'élevant pas la tension, à moins qu'elle ne survienne sur des poumons déjà scléreux : dans ce cas elle provoquera une hausse, d'ailleurs légère, de l'hypertension veineuse initiale.

Dans deux cas de phtisie galopante, VILLARET et MARTINY ont vu la tension veineuse abaissée.

b) *La granulie se traduit, à l'inverse, par une hypertension veineuse considérable*, entre 14 et 20. Tout se passe comme s'il existait au niveau des terminaisons des artères pulmonaires un obstacle bilatéral, gênant la circulation, comme dans l'œdème pulmonaire. Cette hypertension veineuse de la granulie acquiert une haute portée diagnostique.

B. **Tuberculose médiastinale.** — L'*adénopathie trachéo-bronchique* tuberculeuse s'est accompagnée dans trois cas de VILLARET et MARTINY d'une élévation considérable de la tension veineuse au membre supérieur (autour de 20) avec une tension subnormale au membre inférieur : cette anomalie apparente s'explique par le fait qu'il s'agissait vraisemblablement d'une compression limitée à la veine cave supérieure.

Il existait également de l'hypertension veineuse dans un cas de *médiastinite*.

C. **Tuberculose pleurale.** — La tension veineuse est modifiée (les pleuro-médiastinites mises à part) toutes les fois qu'il existe un épanchement liquide ou gazeux : il s'agit toujours d'une augmentation de pression.

Dans les pleurésies à épanchement la pression veineuse subit une augmentation parallèle à l'abondance du liquide dans la plèvre et surtout à la pression qu'il exerce sur les vaisseaux médiastinaux : c'est ainsi que l'hypertension veineuse se manifeste surtout dans les *pleurésies droites* dont l'épanchement comprime plus directement la veine cave supérieure (CORDIER).

Le *pneumothorax* s'accompagne également d'une élévation de pression. Dans le pneumothorax spontané, cette hypertension veineuse n'est pas constante (elle a fait défaut dans deux observations de GRELLETY-BOSVIEL). Par contre, il est facile de l'observer au cours du pneumothorax thérapeutique : hypertension minime ou légère lors des premières insufflations, élévation souvent considérable lors des 6e, 7e ou 8e insufflations : cette *élévation tardive* de la P. V. est assez caractéristique.

D). Indications diagnostiques, pronostiques et thérapeutiques fournies par la tension veineuse. — Des données que nous venons d'envisager se dégagent des notions utiles à des titres divers.

Chez le tuberculeux pulmonaire chronique, l'étude de la tension veineuse n'offre aucun intérêt diagnostique, mais, mieux encore que celle de la tension artérielle, elle a une valeur pronostique évidente, faisant prévoir l'organisation fibreuse des lésions et, de façon très précoce, leur retentissement sur le cœur droit.

Par contre, en face d'un processus dyspnéique aigu chez un tuberculeux, lorsque le diagnostic peut hésiter entre une splénopneumonie ou une granulie au début, les donnés·de la tension veineuse, normale dans le premier cas, très augmentée dans le deuxième, sont d'un secours précieux.

Une hypertension veineuse insolite peut orienter, également, le diagnostic vers une adénopathie trachéo-bronchique, que confirmera l'examen radioscopique.

Dans la pleurésie à épanchement et le pneumothorax, la constatation d'une hypertension veineuse fournit, enfin, de précieuses indications thérapeutiques : elle incite à ponctionner un épanchement que sa nature tuberculeuse ferait normalement respecter : elle impose la prudence dans la cure de FORLANINI. L'hypertension veineuse est en effet « le véritable signe d'alarme qui précède les phénomènes d'intolérance » (VILLARET et MARTINY).

L'étude de la tension veineuse présente ainsi un intérêt clinique évident en phtisiologie; cette recherche mérite, de ce fait, d'entrer dans la pratique journalière au même titre que celle de la tension artérielle, lorsque les progrès de la technique permettront de l'obtenir avec autant de facilité.

TROISIÈME PARTIE

TUBERCULOSE DES VAISSEAUX

CHAPITRE PREMIER

TUBERCULOSE DES ARTÈRES

Comme au niveau du cœur, la tuberculose peut localiser sur le système artériel ses lésions spécifiques ou y provoquer des altérations dont la nature moins évidente s'appuie sur des arguments d'ordre surtout clinique.

La rareté des faits observés d'artérite tuberculeuse, signés par des lésions spécifiques et, au contraire, la notion justement classique de l'énorme importance de la syphilis dans la pathologie artérielle, font que la tuberculose ne suscite l'intérêt des anatomo-pathologistes que comme une curiosité exceptionnelle, sans portée générale, et passe inaperçue des cliniciens.

Les travaux de ORTH, WEIGERT, BENDA, de CORNIL, HANOT, HUCHARD ont contribué cependant à faire connaître diverses modalités de l'atteinte tuberculeuse des artères. Les études d'ensemble de CHARTIER (1901), et surtout de ROGER et GOUGET (1909), ont condensé ces éléments en réservant, à l'avenir, une part plus large à la tuberculose dans des domaines plus difficiles à explorer.

Il est, en effet, des problèmes encore obscurs, bien qu'étendus, de la pathologie artérielle dans lesquels la tuberculose constitue une donnée étiologique dont il reste à déterminer l'importance : c'est, d'une part, la notion des rapports des scléroses arté-

rielles et de l'athérome avec la tuberculose que l'un de nous
envisageait, dès 1906, avec BONNAMOUR : d'autre part, les liens
qui paraissent unir la tuberculose avec les syndromes artériels
périphériques, dont la maladie de Raynaud constitue la forme la
plus classique.

Ces notions nous amènent à envisager successivement :

1° Les artérites tuberculeuses et particulièrement les aortites ;

2° L'athérome dans ses rapports avec la tuberculose :

3° Les syndromes artériels périphériques d'origine tuberculeuse.

I. ARTÉRITES TUBERCULEUSES AIGUËS ET SUBAIGUËS

Etiologie et pathogénie. — L'atteinte des artères par un processus tuberculeux anatomiquement spécifique est un phénomène
très exceptionnel, ou, au contraire, une manifestation presque
constante, suivant qu'on l'envisage à distance de tout autre foyer
tuberculeux où au sein de lésions étendues d'un parenchyme.

Aucun fait n'est venu prouver la possibilité pour la tuberculose
de localiser ses premières manifestations au niveau d'une artère :
on sait, cependant, que l'infection bacillaire se transmet bien souvent par voie sanguine de façon précoce, sinon initiale et l'on
peut admettre que le bacille puisse se fixer d'emblée dans la paroi
des vaisseaux qui le véhiculent.

En fait, tout sujet porteur d'une artérite tuberculeuse est
atteint d'autres lésions, cliniquement ou anatomiquement évidentes, de même nature et ces lésions ont précédé de longtemps
la localisation artérielle.

La tuberculose lèse, en effet, le système artériel suivant trois
processus : les deux premiers sont le fait du bacille de Koch, qui
peut, soit s'inoculer par voie sanguine, émis par un foyer plus
ou moins distant, soit atteindre la périphérie de l'artère par propagation d'une lésion de voisinage ; dans ces deux cas, les lésions
sont habituellement limitées. Le troisième processus fait intervenir les toxines tuberculeuses : il s'agit alors de lésions diffuses.

L'*inoculation à distance* par embolie de bacilles provenant d'un foyer éloigné est une manifestation exceptionnelle, au moins en ce qui concerne les lésions des gros troncs artériels. C'est surtout sur les artérioles des méninges et sur celles des glomérules rénaux qu'elle a été étudiée par Ortu, puis par Marchand et par Weigert.

La *propagation de voisinage* est le mode habituel de production des lésions artérielles au niveau des parenchymes viscéraux ou des tissus atteints de lésions tuberculeuses en foyer à tendances destructives. Dans ce cas encore, ce sont les artérioles, les artères de petit calibre qui sont les plus vulnérables, mais les gros troncs artériels et même l'aorte peuvent être également lésés. Les artérioles ont véhiculé les bacilles jusqu'au sein d'un organe, cet organe fait participer à son tour les artérioles aux lésions qui le détruisent : le fait est particulièrement net au niveau du poumon.

L'influence de la *toxine tuberculeuse* est moins évidente : des analogies et des arguments d'ordre expérimental militent en sa faveur. On connaît, en effet, le pouvoir sclérosant des toxines tuberculeuses au niveau des organes : réactions fibreuses de la phtisie pulmonaire, cirrhoses hépatiques, scléroses pancréatique ou thyroïdienne. Pourquoi n'admettrait-on pas, avec Mehnert et Bregmann, Roger et Gouget, l'existence d'une sclérose artérielle de même origine?

L'expérimentation, d'autre part, entre les mains de Vissman, de Thérèse, Boinet et Romary a permis de réaliser cette réaction scléreuse des tuniques artérielles soit en s'adressant aux bacilles morts injectés dans le sang (Vissman), soit par des injections de tuberculine (Thérèse).

L'étude des rapports de l'athérome avec la tuberculose nous apportera, sur ces points, d'autres arguments.

Anatomie pathologique. — A l'inverse des lésions syphilitiques, les lésions proprement tuberculeuses des artères se caractérisent surtout par leur extrême limitation. Il n'est d'exceptions que pour les altérations scléreuses attribuées aux toxines, où, d'ailleurs, la signature histologique de la tuberculose fait défaut.

Les lésions histologiquement spécifiques des artères consistent, d'une part, en granulations nées dans la paroi artérielle et s'y développant de façon excentrique, loin de tout foyer tuberculeux; d'autre part, en périaortite et aortite secondaire à des lésions tuberculeuses de voisinage : les lésions évoluent toujours alors concentriquement.

Les altérations scléreuses se développent plus progressivement, intéressant à la fois l'adventice et l'endartère — la média se trouve, en effet, plus tardivement étouffée par les lésions qui l'enserrent.

A. Granulations et tubercules isolés — Ce sont là les lésions qui constituent la véritable *artérite tuberculeuse*, manifestation autonome particulièrement intéressante à ce titre, mais assez exceptionnelle

La *granulie artérielle*, toujours localisée à un segment limité d'un vaisseau, a été observée d'abord au niveau de gros troncs artériels : artère pulmonaire (ORTH, FLÜGGE et WEIGERT), aorte (FLEXNER, HANOT, BENDA, BLUMER, etc) ; mais elle est plus fréquente et plus facile à étudier au niveau des artérioles périphériques : CORNIL et BABÈS l'ont observée et décrite sur les artérioles méningées (1883) et ce fut pour eux l'occasion de constater pour la première fois la présence de bacilles de Koch dans la lumière d'un vaisseau, donc dans le sang. BAUMGARTEN, DURAND-FARDEL, en 1886, constatèrent les mêmes lésions dans les anses glomérulaires du rein.

Ces granulations tuberculeuses sont, suivant les cas, très nombreuses, disposées en semis, et leur groupement constitue l'*artérite tuberculeuse aiguë*, ou, au contraire, peu nombreuses, mais conglomérées, elles peuvent évoluer plus lentement vers la caséification.

Les lésions initiales de cette artérite tuberculeuse aiguë se localisent tantôt dans la gaîne lymphatique péri-artérielle, notamment dans les artérioles de la pie mère ; tantôt dans la tunique externe (et sans doute au niveau des vasa-vasorum) ; tantôt la tunique interne : dans cette dernière éventualité, plus exceptionnelle, les granulations sont peu abondantes.

Lorsqu'elles sont diffuses, les lésions restent le plus souvent à l'état de cellules embryonnaires — les cellules géantes sont plus rares — et le processus n'évolue pas toujours jusqu'à la granulation.

Au contraire, les granulations limitées, nées dans l'endartère, s'accompagnent de prolifération de cette tunique, provoquent la formation dans la lumière artérielle d'un thrombus fibrineux oblitérant ; puis, en une zone plus ou moins limitée, toute la paroi artérielle subit la transformation vitro-caséeuse caractéristique du processus tuberculeux destructif (BRAULT). Cela se voit surtout au niveau des artérioles.

Ces processus se développent trop rapidement pour que de vrais tubercules aient le temps de se constituer. Dans les rares cas où on a pu en observer, ceux-ci se sont développés dans l'intima. Ils peuvent être recouverts par l'endothélium intact (MÜGGE, HUTTENBRENNER, BENDA), ce qui permet de penser qu'ils ne sont pas nés d'une fixation de bacilles sur la surface du vaisseau mais que l'infection est venu léser la paroi artérielle par la voie des vaso-vasorum.

B. **Tuberculose ulcéro-caséeuse.** — A part de très rares exceptions, telles que l'aortite ulcéreuse, décrite par FLEXNER, les lésions ulcéro-caséeuses des artères sont des artérites par *propagation de voisinage*. On les observe surtout au niveau des foyers de désintégration tuberculeuse des viscères et il s'agit alors surtout de lésions artériolaires ; on les rencontre aussi sur les gros vaisseaux au voisinage des foyers caséeux d'origine ganglionnaire ou d'abcès froids.

Deux ordres de processus peuvent se manifester : l'un à tendances sténosantes, l'autre donnant lieu à une artérite raréfiante et ulcérative.

1° L'*artérite sténosante* s'observe de façon habituelle au niveau des artères de petit calibre. Le tubercule né au sein du foyer de nécrose provoqué par une première oblitération artériolaire d'origine embolique crée, à son tour, au niveau des artérioles de voisinage, des lésions elles-mêmes génératrices de nouvelles oblitérations par thrombose.

Le mécanisme de l'oblitération artérielle a été bien étudié par
CORNIL : nécrose de la paroi allant de la périphérie vers le centre
et provoquant la formation d'un thrombus, avant que la paroi
n'ait subi la transformation hyaline qui est le stade terminal.

Très exceptionnellement, le même processus peut se développer sur des artères de gros calibre. BAUMLER a vu, chez un adolescent atteint de pleurésie double, une thrombose des veines,
puis des artères des deux jambes provoquant une gangrène massive, où l'examen histologique montrait des tubercules dans la
paroi des artères thrombosées, les lésions s'étant propagées de la
veine à l'artère par contiguïté.

CHALIE, dans une thèse inspirée par LABADIE-LAGRAVE (1898),
étudie les gangrènes périphériques observées chez les tuberculeux. Il trouve à leur origine des thromboses artérielles liées à un
processus d'artérite, le plus souvent sans lésions spécifiques, mais
parfois signées par l'existence de tubercules.

2° *L'artérite raréfiante et ulcérative* tire des diverses circonstances où on l'observe des aspects anatomo-cliniques très différents. Lorsque les lésions ont détruit le parenchyme qui servait
de substratum à l'artère, comme cela s'observe au niveau des
cavernes tuberculeuses, ou quand l'artère se trouve au sein d'un
tissu friable, comme la substance grise du cerveau, cette artérite
se traduit par une ectasie qui, se rompant, provoque une hémorragie. Si, au contraire, l'artère chemine au sein de tissus résis-
tants, l'ulcération peut passer inaperçue et se traduire cliniquement par une dissémination granulique.

Le type de l'artérite ectasiante est celle qui, au niveau des
cavernes pulmonaires, donne lieu à l' « anévrysme de RASMÜS-
SEN ». Faux anévrysme d'ailleurs, ainsi que l'ont montré MEYER,
MÉNÉTRIER et Raymond TRIPIER. Il ne s'agit pas, en effet, d'une
dilatation des parois propres de l'artère, mais d'un processus
propre à l'artérite tuberculeuse : l'infiltration tuberculeuse nécro-
sante progresse, comme précédemment, de la périphérie vers le
centre détruisant successivement l'adventice, la média, puis l'endartère ; mais, à défaut de thrombus oblitérant, il s'est formé
une membrane interne fibrineuse, plus résistante, qui se laisse

distendre d'abord, créant une dilatation pseudo-anévrysmale, puis se rompt en dernier lieu.

De vrais anévrysmes peuvent également être observés dans l'artérite tuberculeuse. Les moins exceptionnels sont ceux que l'on peut voir dans la tuberculose méningée : petits anévrysmes miliaires dont les lésions ont débuté par une périartérite, puis une infiltration de la média qui, moins résistante, a permis à l'artériole de se distendre. Il existe aussi, à côté des cas d'anévrysme aortique que nous envisagerons à part, quelques cas d'anévrysme tuberculeux des grosses artère (ectasie de l'iliaque primitive, HAYTHORN, 1913) ; la périartérite a toujours précédé l'altération des autres tuniques.

C'est le même processus d'artérite progressant de l'adventice vers l'intima qui, dans des conditions différentes, se traduira par l'ouverture d'un foyer caséeux à l'intérieur de la lumière artérielle. L'artère chemine dans un tissu résistant ; la périartérite a constitué autour d'elle une gangue assez épaisse, un ou plusieurs tubercules se sont fait jour dans la paroi artérielle jusqu'au niveau de l'intima ; un foyer caséeux peut ulcérer l'endartère et évacuer ses produits dans le torrent circulatoire. WEIGERT a pu surprendre ce processus et a montré le rôle qu'exerçaient de telles lésions vasculaires dans la pathogénie de la tuberculose miliaire aiguë : l'ouverture du foyer caséeux a lieu le plus souvent dans une veine pulmonaire, mais il s'agit parfois aussi d'une artère. D'après RIBBERT la diffusion des bacilles dans le sang se ferait par des décharges successives, ce qui expliquerait l'âge différent des granulations miliaires.

3° Enfin l'artérite tuberculeuse peut être une *panartérite* pour ainsi dire d'emblée : c'est ce que l'on observe dans la plèvre épaissie des épanchements hémorragiques où les artérioles sont en totalité atteintes d'un processus de vitrification ou de dégénérescence hyaline qui les rend extrêmement friables et rend compte des hémorragies successives survenant sous l'influence du moindre traumatisme.

L'artérite tuberculeuse peut affecter la forme scléreuse diffuse, il s'agit alors d'une artérite exceptionnellement chronique. Les rapports qu'elle présente avec l'athérome sont tellement intimes que nous les envisagerons dans une même étude.

Considérations cliniques. — Les granulations et les tubercules artériels isolés ne peuvent avoir aucune expression clinique.

L'Artérite tuberculeuse est elle-même habituellement latente : elle n'affecte jamais en effet l'allure aiguë des artérites infectieuses, mais se constitue assez lentement pour ne se manifester que par une de ses complications : hémorragie s'il s'agit d'artères splanchniques, gangrène au niveau des membres.

Nous ne pouvons envisager ici le tableau clinique des diverses hémorragies viscérales dûes à des lésions artérielles au voisinage d'un foyer tuberculeux : leur symptomatologie varie avec leur localisation depuis la grande hémoptysie jusqu'à l'hémiplégie symptomatique de l'hémorragie cérébrale.

Les artérites périphériques elles-mêmes n'ont pas une physionomie clinique propre : on leur reconnaît habituellement comme caractéristiques leur lenteur relative d'évolution et le peu d'intensité des douleurs qu'elles provoquent.

Il s'agit presque toujours d'un tuberculeux pulmonaire à lésions avancées, cachectique. L'artérite peut se localiser soit au membre supérieur, soit, plus souvent au membre inférieur. Des douleurs, des fourmillements, une sensation surtout d'engourdissement extrême se manifestent dans le membre atteint, puis l'extrémité du membre refroidie prend une teinte cyanique ou livide ; le sphacèle et la mortification des tissus peuvent s'observer, mais le plus souvent, la mort survient avant que la thrombose ait pu évoluer jusqu'à ce stade.

Lorsque l'état cachectique est très prononcé, tout le tableau clinique se borne à quelques douleurs, rapidement atténuées, et au refroidissement d'un membre avec disparition des battements artériels.

En certains cas (Douglas POWELL), on a pu voir des thromboses multiples donnant lieu à des localisations gangréneuses successives, intéressant les membres ou la face (nez, oreilles). Une thrombose cérébrale peut provoquer la mort subite.

Ces manifestations, on le conçoit, ne comportent aucune thérapeutique spéciale. Dans le cas de gangrènes périphériques, le plus souvent l'état général et l'étendue des lésions pulmonaires contre-indiquent une exérèse chirurgicale.

L'AORTITE TUBERCULEUSE

Parmi les artérites tuberculeuses, l'aortite mérite une place à part sinon par sa fréquence, du moins par les discussions qu'elle a suscitées. Si l'on envisage, en effet, l'aortite aiguë ou subaiguë, il s'agit d'une manifestation si rare que d'excellents anatomo-pathologistes la niaient encore récemment, ou, tout au moins, n'en avaient jamais rencontré de cas probants (LETULLE, 1911).

Cependant, dès 1895, HANOT et LÉOPOLD LÉVY d'une part, BLUMER, en Amérique, d'autre part, signalaient deux cas de tuberculose des parois aortiques, le premier authentifié par la constatation de bacilles de Koch au sein des lésions. HEDINGER, FLEXNER, BENDA, LIEFMAN, LUCKSCH, LANDOUZY et LOEDERICH ont signalé depuis des cas analogues, mais parmi les observations rapportées il en est qui, faute de constatations histologiques précises, n'entraînent pas la conviction. Il n'en est pas de même des observations de SCHMORL, de KORNITZER, d'OBERLING, de PAISSEAU et LAMBLING, où la tuberculose est nettement signée par des lésions spécifiques.

La *pathologie comparée* montre, par ailleurs, la fréquence relative de l'aortite tuberculeuse chez les bovidés (CADÉAC) et G. PETIT en a signalé un cas typique chez le chien (1911).

Au point de vue *anatomo-pathologique*, les lésions, toujours discrètes et limitées, se présentent sous deux aspects répondant peut-être à deux modes d'invasion bacillaire au niveau de la paroi aortique.

a) Dans des cas très exceptionnels tels ceux de HANOT et LÉVY, de SCHMORL, de KORNITZER, les lésions (nodules ou petits tubercules) siègent dans l'intima, les autres tuniques étant relativement respectées, et viennent faire saillie sous l'endartère dans la lumière du vaisseau.

b) Mais, le plus habituellement, le processus est le même que celui observé au niveau des autres artères : c'est une péri-aortite avec progression concentrique des lésions au niveau des autres tuniques. Cela rend compte de la possibilité d'anévrysmes ; mais moins rarement l'aortite térébrante se termine par une perforation sans avoir donné lieu à une ectasie.

L'anévrysme aortique tuberculeux est, en effet, une singularité clinique : parmi les rares observations qui en ont été publiées, une seule, celle de TOZER (1914) porte au niveau des lésions la signature de la tuberculose : l'adventice épaissie, farcie de granulations, adhérait à des ganglions caséeux ; dans la media très amincie, le tissu élastique avait fait place à du tissu fibreux semé de lymphocytes ; dans l'intima on voyait une granulation tuberculeuse avec cellules géantes et *présence de bacilles de Koch.* Dans d'autres cas, la constatation de lésions tuberculeuses de voisinage, l'absence de tout antécédent, signe clinique ou réaction humorale de syphilis a pu faire admettre l'origine tuberculeuse de l'anévrysme (LENOBLE, H. DURAND et MARQUEZY), sans que l'examen histologique ait pu en fournir une preuve péremptoire. Sauf dans le cas de LENOBLE, il s'agissait d'anévrysmes de l'aorte abdominale.

La « *péri-aortite caséeuse centripète* » (OBERLING) constitue, au contraire de l'anévrysme, le processus normal de l'aortite tuberculeuse. Les observations de LIEFMANN, DITTRICH, SIGG, KORNITZER (1920), OBERLING, PAISSEAU et LAMBLING, CADE et GRANDMAISON (1927) en sont des exemples typiques.

Cette aortite évolue toujours vers la perforation et pourrait être dénommée *aortite térébrante.* Cette perforation plus ou moins dramatique en est la seule manifestation clinique.

Il s'agit presque toujours de l'aorte abdominale. La perforation du vaisseau apparaît au sein d'une gangue de péri-aortite adhérente à des ganglions caséifiés qui en rendent la dissection difficile. L'adventice est parsemée de follicules tuberculeux typiques ou parfois même entièrement caséeux (OBERLING) car c'est à son niveau que prédominent les lésions, mais elles n'y restent pas cantonnées. La media est partiellement désorganisée : les fibres élastiques sont dissociées par une infiltration lymphoïde avec çà et là quelques cellules géantes : l'endartère épaissie renferme elle-même des formations tuberculeuses typiques. Avant que la caséification ne se soit étendue à toute la paroi, l'infiltration lymphoïde réalise des aspects qui ressemblent de très près à la mésaortite syphilitique.

Il est fréquent de constater une dissémination miliaire récente dans les viscères.

II. ARTÉRITE CHRONIQUE ET ATHÉROME

Le problème des rapports étiologiques pouvant unir l'artérite chronique avec la tuberculose s'est posé du jour où MEHNERT et BREGMANN ont signalé la fréquence de l'artério-sclérose chez les tuberculeux et où ZIEGLER a décrit comme propre aux artères des phtisiques fibreux une hyperplasie conjonctive de l'adventice et de la tunique moyenne susceptible d'oblitérer la lumière des plus fines artérioles.

La thèse parisienne d'IPPE (1893) décrivait d'autre part ces lésions de l'aortite chronique tuberculeuse comme consistant en un développement du tissu fibreux dans l'endartère et en une atrophie de la tunique moyenne.

HUCHARD publiait deux cas d'aortite et d'endartérite généralisées chez des tuberculeux, qui selon lui, s'étaient développés certainement sous l'influence du bacille de Koch.

JOSSERAND, de Lyon, constatant la fréquence des lésions d'artérite chronique chez les vieux tuberculeux fibreux admettait aussi une intrusion de la tuberculose dans le domaine de l'artériosclérose (1893).

POTAIN, également, considérait comme possible l'origine tuberleuse de l'aortite abdominale qu'il venait de décrire (1899).

Deux conceptions nouvelles devaient, cependant, battre violemment en brèche la doctrine de l'artério-sclérose d'origine tuberculeuse. C'est, d'une part, la notion de l'énorme importance de la syphilis dans l'étiologie des artérites chroniques, c'est, aussi la réaction qui s'est produite contre l'abus du terme d'artério-sclérose pour désigner une entité clinique imprécise, souvent dépourvue de substratum anatomique. R. Tripier, à Lyon, s'est élevé avec véhémence contre le « mythe de l'artério-sclérose » sans nier cependant, l'existence de scléroses artérielles disséminées dans les territoires viscéraux.

Ces artérites scléreuses disséminées peuvent-elles être de nature tuberculeuse, et dans quelle mesure le sont-elles ? A cette première question répondent les résultats de l'expérimentation qui, entre les mains de Vissmann, de Thérèse, de Boinet, a pu réaliser des scléroses artérielles grâce à des injections de toxine tuberculeuse. Quant à la fréquence de l'artérite scléreuse tuberculeuse, ce problème ne peut être résolu que si on l'étend, en envisageant en même temps l'*athérome*, cette autre manifestation de l'artérite chronique. La clinique nous montre, en effet, l'athérome des grosses artères et la sclérose des artères viscérales comme unies par un lien tellement étroit que l'on peut les considérer comme deux modalités d'un même processus.

L'un de nous, avec Bonnamour, dès 1906, établissait ces rapports entre artérite scléreuse, athérome et tuberculose en se fondant sur les résultats d'une statistique personnelle particulièrement démonstrative : sur 213 observations de vieillards de l'Hospice du Perron, comportant une vérification nécropsique, 100 fois on constatait des lésions artérielles très marquées et ayant joué, pendant la vie, un rôle important dans la scène clinique.

Or, tandis que la syphilis n'était retrouvée que huit fois, ce qui n'est pas pour surprendre étant donné qu'il s'agissait de vieillards ayant dépassé l'âge habituel des complications artérielles de la vérole, dans 64 cas la tuberculose était certaine. Sur ces 64 cas, 17 fois la tuberculose constituait la seule notion étiologique possible d'après les antécédents et les constatations d'autopsie.

Il s'agissait, dans la plupart de ces cas, de tuberculeux à lésions pulmonaires fibreuses très anciennes avec des lésions rénales de sclérose et une hypertrophie cardiaque plus ou moins marquée.

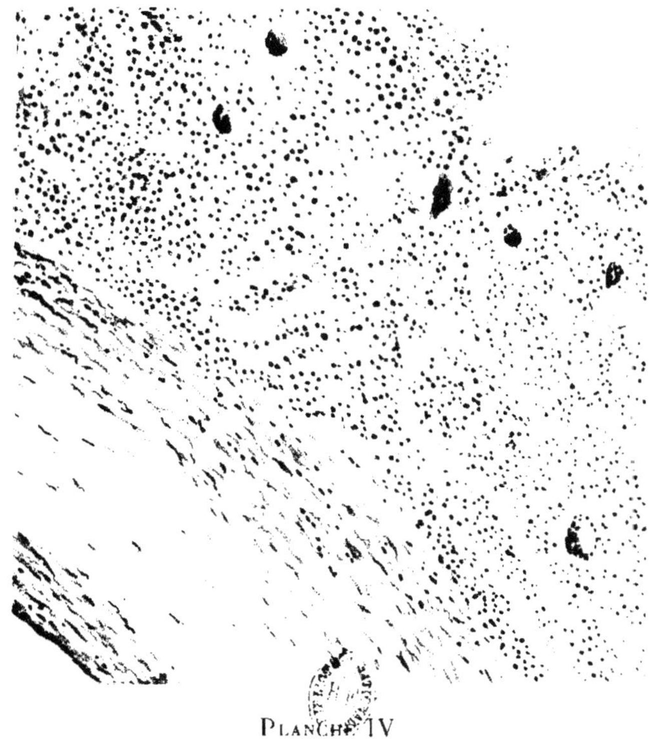

PLANCHE IV

AORTITE TUBERCULEUSE

Coupe de la paroi aortique montrant l'épaississement de l'endartère, où, en d'autres points, existaient
des nodules plus nets d'athérome, la désintégration de
la limitante élastique interne, l'existence de petits foyers
de cellules rondes (en bleu) au niveau de la media, et
surtout une infiltration de l'adventice avec de nombreuses cellules géantes (d'après une préparation due à
l'obligeance de M.M. PAISSEAU et LAMBLING).

G. Debcrque. Imp. Paris.   G. Doin et Cie. Éditeurs. Paris.
Page 211

Ainsi donc aux scléroses viscérales se surajoutait la sclérose artérielle, et comme corollaire l'athérome : il serait paradoxal, en face de ces scléroses multiples chez ces mêmes malades, d'attribuer les unes à la tuberculose dont elles emprisonnent les lésions, et de réserver pour les autres une étiologie mystérieuse.

A ces arguments d'ordre général vient parfois se surajouter une preuve anatomo-pathologique plus formelle : la présence de follicules tuberculeux et de bacilles au sein de lésions d'artérite chronique et d'athérome d'apparence banale. Si, en effet, on lit avec soin les protocoles d'autopsie des cas publiés d'aortite ou de péricartite caséeuse, on constate que d'une façon constante l'aorte présente des lésions athromateuses étendues et profondes et cela parfois chez des sujets assez jeunes pour que ces lésions paraissent tout à fait insolites. Particulièrement démonstrative est l'observation récemment publiée par PAISSEAU et LAMBLING sous le nom d' « Athérome aortique tuberculeux », où, chez un nègre de 22 ans ces auteurs ont rencontré à la fois une endartérite athéromateuse très accentuée, une mésartérite avec destruction de la limitante élastique interne et une périaortite infiltrant l'adventice de petits tubercules caséifiés et, au voisinage de la mésartère, de follicules typiques. Ces constatations ont entraîné l'adhésion de LETULLE qui considère le cas de PAISSEAU et LAMBLING comme un cas probant d'athérome tuberculeux.

Pierre TEISSIER avait obtenu des résultats positifs par l'inoculation à un cobaye de plaques d'athérome ; nous ne connaissons pas cependant d'observation d'athérome où l'on ait constaté la présence du bacille *in situ*.

La tendance anatomo-pathologique actuelle est de voir dans l'athérome, ainsi que l'exprimait dès 1906 l'un de nous avec BONNAMOUR, le dernier terme ou la cicatrice d'un processus inflammatoire chronique et non plus, comme jadis, une simple manifestation toxique ou dyscrasique. Or, si de nombreuses maladies infectieuses sont susceptibles de léser les artères, nulle plus que la tuberculose, si ce n'est la syphilis, n'est capable d'exercer une inflammation chronique assez prolongée pour déterminer la calcification de l'endartère.

III. SYNDROMES ARTÉRIELS PÉRIPHÉRIQUES
ET TUBERCULOSE

Sous ce titre, il y a lieu d'envisager à la fois les lésions des artérioles terminales et les troubles circulatoires purement fonctionnels des extrémités, car la discrimination est souvent impossible entre ces deux ordres de faits.

La « *maladie de Raynaud* », syndrome plutôt que maladie autonome est la manifestation la plus typique de ces troubles, mais non la seule. Certaines *cyanoses* périphériques paroxystiques, d'une part, l'*érythromélalgie* d'autre part constituent des types cliniques bien tranchés, bien qu'il existe des transitions, surtout d'ordre évolutif, entre ces diverses formes.

Or toutes ces manifestations surviennent fréquemment chez des tuberculeux.

C'est E. WEILL, de Lyon, qui eût le mérite d'établir le premier un lien entre elles, et la tuberculose en décrivant chez les enfants tuberculeux, dès 1894, le *syndrome de cyanose* si particulier qui porte justement son nom.

RENON, au *Congrès International de Médecine de* 1900, pose et contribue à résoudre le problème de l'origine tuberculeuse possible de la maladie de Raynaud, s'appuyant sur des constatations personnelles jointes à des observations antérieures de URQUHART (1895) et de BYERS (1896) ; il inspire sur ce sujet la thèse de BONNENFANT (1904).

Par la suite, GUILLAIN et TIXON (1906) pour un cas personnel, P. TEISSIER, J. COURMONT, NICOLAS à propos d'une observation présentée par J. CHALIER (1907), confirment le rôle de la tuberculose dans l'étiologie de l'asphyxie locale des extrémités. G. ROQUE (1912), ROUBIER (1921) en présentent de nouveaux exemples très démonstratifs.

LANNOIS et PORROT mettent, par ailleurs, en évidence les rapports de l'érythromélalgie avec la tuberculose dans un cas où, comme cela s'observe parfois, l'érythromélalgie n'était que le prélude d'une maladie de Raynaud.

Les transitions sont, en effet, fréquentes entre les divers types cliniques de ces manifestations vasculaires observées chez les tuberculeux.

Le « *syndrome de Weill* », particulier aux enfants tuberculeux mis en évidence par le grand pédiâtre lyonnais, se caractérise par « de la cyanose de la face et des extrémités, une sensation de froid général coïncidant avec un abaissement notable de la température centrale et périphérique, du spasme artériel, de l'hyperglobulie, une augmentation de volume de la rate... ». Ce syndrome, essentiellement transitoire, se manifeste par des paroxysmes durant de quelques minutes à quelques heures ; il se montre dans toutes les formes et à toutes les périodes de la tuberculose pulmonaire.

La « maladie de Raynaud » ne tire pas de son origine tuberculeuse une physionomie clinique particulière. Toutes les formes (atténuée ou au contraire forme grave de BRENGUES) peuvent se présenter au cours de la tuberculose ou en être une manifestation précoce.

Les formes légères (acro-asphyxie simple) s'apparentent avec les engelures et peuvent s'observer chez des sujets également porteurs de *tuberculides* de DARIER.

Les formes graves aboutissent à la gangrène, qui elle-même évolue pour son propre compte, indépendamment des manifestations de la tuberculose pulmonaire concomitante.

Parmi ces manifestations vasculaires périphériques, il en est qui répondent à des lésions anatomo- pathologiques facilement constatables et c'est le cas pour la plupart des syndromes de Raynaud. BOUVERET et son élève COURCHET (1898) BRET et J. CHALIER, GALLAVARDIN et BERNHEIM récemment ont mis en évidence l'artérite ou plutôt l' « *artériolite oblitérante* » qui est souvent sinon toujours à la base du syndrome de Raynaud. La tuberculose localisant ses lésions maxima au niveau des artérioles dans les viscères qui en sont atteints, il est logique d'admettre, pour certains cas tout au moins, la nature tuberculeuse de cette artérite bien que, à notre connaissance, aucune preuve formelle n'en ait été donnée.

En ce qui concerne le syndrome de Weill et l'erythromélalgie à défaut de lésions locales une pathogénie fonctionnelle doit être admise, et là encore la tuberculose peut être mise en cause si l'on veut se souvenir de l'influence vaso-dilatatrice des toxines tuberculeuses, les « ectasines » de BOUCHARD et CHARRIN.

Ainsi, soit *in situ* par les lésions des parois artérielles soit à distance par ses toxines, la tuberculose peut provoquer sur la circulation périphérique des troubles dont l'observation clinique montre la fréquence. Réciproquement, ces troubles retentissent à leur tour sur la circulation générale et constituent, nous l'avons vu, une des causes déterminantes du cœur des tuberculeux.

CHAPITRE II

TUBERCULOSE DES VEINES. PHLÉBITES TUBERCULEUSES.

De même qu'au niveau des parois artérielles, la tuberculose peut également édifier ses lésions spécifiques sur les parois veineuses. Ces localisations, granulations ou même tubercules, sont exceptionnellement rencontrées et de peu d'intérêt pour le clinicien : ce sont elles qui constituent, à proprement parler, pour les anatomopathologistes la *tuberculose veineuse*.

Il est au contraire, beaucoup plus fréquent de rencontrer chez des tuberculeux latents ou évidents des *phlébites* qui longtemps considérées comme des complications non étiologiquement tuberculeuses, se montrent avec des caractères cliniques et bactériologiques propres et sont à juste titre désignées maintenant sous le nom de phlébites tuberculeuses.

Enfin, sous le nom de *phlébosclérose*, par analogie avec l'artério-sclérose, LETULLE, SOUQUES et JANVIER ont décrit des phlébites chroniques qu'ils attribuent pour une bonne part à la tuberculose : ces manifestations encore mal connues, souvent difficilement individualisables, ne mériteront pas de nous retenir.

I. TUBERCULOSE DES VEINES

Les lésions spécifiques tuberculeuses des veines sont des trouvailles d'autopsie qui paraissent d'autant plus rares qu'elles peu

vent facilement passer inaperçues. Il s'agit de granulations, plus
exceptionnellement de vrais tubercules isolés, inclus dans une
paroi veineuse.

ORTH, CORNIL et BABÈS, MUGGE, WEIGERT, BARETI les ont signalées et particulièrement étudiées.

WEIGERT a pu en rassembler 26 cas (1882) : le plus souvent
(6 fois) c'était la veine pulmonaire qui était le siège de la lésion,
plus rarement les veines thyroïdiennes, surrénales, rénales ; plus
exceptionnellement encore, **les veines caves, azygos, jugulai**
les troncs brachio-céphaliques. Ces lésions siègen. ....
veau des éperons de bifurcation de ces vaisseaux.

L'étude histologique, faite par MUGGE, montre la granulation
se localisant sur l'intima, l'endothélium restant intact : les cellules géantes y sont rares comme, d'ailleurs, sur les artères.

Il peut s'agir aussi de tubercules de petite taille qui font saillie
comme des polypes dans la lumière de la veine ; ils restent habituellement recouverts d'une pellicule endothéliale et la paroi
reste lisse à leur niveau, mais, l'endothélium étant, dans d'autres cas, détruit, il se forme un thrombus dans lequel les bacilles
de Koch ont pu être mis en évidence, comme au niveau de la
lésion spécifique de la paroi.

Comme pour les artères, la lésion initiale siège le plus souvent
dans les ganglions lymphatiques caséifiés qui se trouvent au voisinage, au contact immédiat de la veine ; les lésions se propage-
raient ainsi de la périphérie vers le centre en suivant probablement les vasa vasorum.

Ces lésions, dépourvues de toute expression clinique en elles-
mêmes seraient sans intérêt, si WEIGERT n'avait pas mis en évidence leur rôle possible dans la pathogénie de la tuberculose granulique. Ce rôle, déjà envisagé à propos des granulations des parois artérielles, serait dévolu de façon plus habituelle encore aux
lésions des parois veineuses, ainsi qu'on peut le constater au
cours d'autopsies très minutieuses. Les bacilles de Koch, versés
dans le torrent circulatoire, soit librement, soit plutôt au sein
de petits fragments du thrombus dissocié, formeraient autant
d'emboles disséminant les granulations dans l'organisme.

II. LES PHLÉBITES TUBERCULEUSES

La survenue d'une phlébite au cours de l'évolution d'une tuberculose pulmonaire est un fait classique depuis les observations de Bouillaud (1824), Cruveilhier (1834), Bouchut (1844), mais ces auteurs n'avaient signalé la phlébite qu'au stade terminal de la phtisie.

Ce n'est qu'à la fin du siècle dernier, quand les thèses classiques de De Brun (1884) et surtout de Widal (1889) et de Vaquez (1891) ont mis au point la nosographie des phlébites, qu'est intervenue la notion de phlébite tuberculeuse précoce. Le diagnostic de phlébite chlorotique était d'ailleurs habituellement invoqué chez des sujets jeunes, à état général altéré et aux lésions pulmonaires trop discrètes pour être perçues.

Cependant certaines observations de Damaschino, de Hanot et Mathieu (1877), ainsi que de la thèse de Proby (1889), bien que considérées comme phlébites chlorotiques appelaient le diagnostic de phlébites tuberculeuses.

Vaquez, à propos d'une de ces soi-disant phlébites chlorotiques, émet l'opinion qu'il pourrait s'agir de tuberculose pulmonaire au début, à masque chlorotique, mais c'est surtout à Hirtz (1894) que revient le mérite d'avoir montré la réalité et la fréquence relative de la phlébite en tant que manifestation précoce de l'infection bacillaire.

Hirtz a développé ces notions dans les thèses de ses élèves Callais (1896) et Collard (1904).

Récemment Lafforgue (1923) a apporté de nouveaux arguments à l'appui de cette conception de la phlébite précoce des tuberculeux.

La phlébite se rencontre enfin dans la *granulie*, ainsi que l'a montré Ball. Il s'agit là, à la vérité, d'une éventualité assez exceptionnelle qui ne modifie en rien l'allure de cette forme de tuberculose généralisée : la phlébite s'y montre d'ailleurs assez discrète. Peut-être est-ce cette détermination à demi-latente qui a été le point de départ de l'explosion granulique.

En fait, il existe deux variétés de phlébites tuberculeuses souvent opposées l'une à l'autre, d'après des conceptions pathogéniques discutables. Sur le terrain de la clinique les circonstances dans lesquelles elles apparaissent leur confèrent, au contraire, une individualité réelle et c'est à ce point de vue qu'elles méritent d'être étudiées séparément. Nous les confondrons ensuite dans une étude anatomo-pathologique et pathogénique commune.

ÉTUDE CLINIQUE

1) La Phlébite précoce des tuberculeux.

Etiologie. — Sous ce nom il y a lieu de décrire soit la phlébite survenant chez un sujet encore indemne de manifestations pulmonaires tuberculeuses cliniquement apparentes (*phlébite dite pré-tuberculeuse*), soit celle observée plus rarement chez le tuberculeux à lésions évidentes mais encore peu évoluées.

a) La *Phlébite* dite *pré-tuberculeuse*, et qui justifie cette appellation, contestable en soi, en ce qu'elle peut précéder toute lésion pulmonaire, est la forme de beaucoup la plus intéressante.

Il s'agit, à la vérité, d'une manifestation assez rare, mais si LAFFORGUE, en 1923, n'a pu en rassembler que 20 cas dans la littérature médicale française, cet auteur fait remarquer, à juste titre, que cette phlébite précoce est souvent méconnue dans sa nature.

On l'observe à tous les âges, mais plus souvent entre 15 et 45 ans et plus particulièrement chez des jeunes filles à masque chlorotique. Les jeunes gens n'en sont pas indemnes et l'un de nous a pu en observer un cas typique, de contamination hospitalière, chez un jeune homme de 16 ans convalescent de poliomyélite aiguë.

b) La *Phlébite précoce des tuberculeux confirmés* s'observe soit chez des tuberculeux à lésions récentes et discrètes, soit au cours d'une tuberculose plus évoluée, mais avant la période cavitaire, soit encore au cours d'une pleurésie séro-fibrineuse : c'est une manifestation très rare.

Symptomatologie. — Il s'agit d'une phlébite à manifestations essentiellement discrètes, parfois mobiles, toujours assez fugaces.

Le cas le plus fréquent est celui d'un jeune sujet qui, sans prodromes nets, éprouve une douleur, d'ailleurs modérée au niveau d'un membre inférieur : ce sont d'abord des sensations paresthésiques variées (LAFFORGUE), puis la vraie douleur phlébitique, continue, parfois lancinante. Cette douleur ne dure qu'une semaine ou deux. Elle peut faire défaut.

En même temps qu'est apparue la douleur, le malade a présenté une fièvre légère, mais persistante

L'œdème n'apparaît que 2 ou 3 jours après la douleur : ce n'est jamais la phlegmatica alba tendue, volumineuse et envahissante des phlébites puerpérales mais un simple empâtement, marqué surtout au niveau des malléoles, des mollets et sur le trajet des veines superficielles ; les œdèmes se résorbent spontanément en 15 à 20 jours.

Il existe, d'ailleurs, un ou plusieurs cordons veineux superficiels indurés et sensibles, et parfois ce peut être là le seul symptôme « phlébite pseudo-névritique de GALLAIS. »

Plus exceptionnelle est la *phlébite profonde* intéressant les vaisseaux fémoraux et marquée par une douleur plus vive, un œdème plus accusé, une température plus élevée.

Si la phlébite tuberculeuse précoce a une prédilection pour les membres inférieurs, elle atteint aussi bien le côté droit que le gauche. Elle est rarement bilatérale, soit d'emblée, soit, de façon moins exceptionnelle, successivement.

JACCOUD a signalé un cas de phlébite quadriplégique.

LAFFORGUE insiste sur quelques caractères négatifs qui aident à individualiser les phlébites tuberculeuses. Ce sont : 1° l'absence habituelle de circulation collatérale ; 2° le léger degré de l'impotence ; 3° l'absence de troubles sensitifs cutanés ; 4° l'absence de troubles trophiques et vaso-moteurs précoces.

L'évolution de la phlébite est particulièrement rapide : elle ne dépasse guère 3 semaines et est souvent de plus courte durée.

Lorsque le malade est un tuberculeux pulmonaire confirmé, on constate que les lésions pulmonaires ne sont nullement influencées par la complication phlébitique.

Diagnostic. — La phlébite elle-même est généralement aisée à reconnaître malgré le peu d'intensité de l'œdème. Les douleurs précoces seules prêtent volontiers à confusion avec les douleurs *névritiques* mais ces dernières affectent un trajet précis et s'accompagnent de troubles de la sensibilité, de la mobilité et des réflexes qui les font rapporter à leur véritable cause. Certaines douleurs rhumatoïdes ou péri-arthrites avec un peu d'empâtement peuvent également donner le change avec une phlébite parcellaire.

Plus difficile est le diagnostic causal lorsqu'il s'agit de la phlébite dite pré-tuberculeuse.

Plusieurs phlébites symptomatiques affectent en effet le même tableau plus ou moins estompé.

a) C'est d'abord la *phlébite syphilitique*, surtout celle survenant au cours de la syphilis secondaire (Roque) qui est également superficielle et discrète. La phlébite tertiaire a une physionomie plus particulière, se manifestant par un chapelet de gommes veineuses.

b) La *phlébite blennorragique*, apparaissant en général au cours du mois qui suit le début de l'uréthrite, se reconnaît facilement au moins chez l'homme à la notion de cet anamnestique.

c) La phlébite *typhique* ou *paratyphique*, peut être la première manifestation de l'infection éberthienne (WIDAL et ABRAMI, G. ETIENNE) mais d'autres symptômes ne tarderont pas à élucider sa cause.

d) Les phlébites *goutteuses* et *rhumatismales* se reconnaîtront à la concomitance ou l'alternance des manifestations articulaires ; toutefois derrière le rhumatisme il ne faudra pas négliger de dépister la tuberculose possible.

Deux diagnostics méritent de retenir plus longtemps l'attention.

C'est, d'une part, celui de *phlébite chlorotique* souvent évoqué lorsque la chlorose faisait partie de la nosologie courante. Cette phlébite étudiée par HANOT et MATHIEU, PROBY, se manifeste par les mêmes caractères que ceux attribués à la phlébite tuberculeuse : elle a été observée surtout dans les chloroses fébriles, certaines des malades qui en étaient affectées ont évolué comme des tuberculeuses, aussi est-il légitime de mettre en doute avec Hirtz et Callais, Lecomte, la réalité de cette phlébite chlorotique et de penser qu'il s'agissait de tuberculose à masque de chlorose.

Une autre affection, d'individualisation plus récente et, semble-t-il plus justifiée, peut également être confondue avec la phlébite tuberculeuse sans qu'aucun symptôme différentiel au début n'oriente le diagnostic ; c'est la « *septicémie veineuse subaiguë* » de Vaquez. Son évolution la fera reconnaître ultérieurement, car elle a une allure capricieuse, est essentiellement récidivante, intéresse parfois le membre supérieur. Elle se localise aussi de préférence au niveau de varices antérieures.

En pratique, c'est surtout entre la tuberculose, la syphilis et cette septicémie veineuse atténuée que se posera le diagnostic en présence d'une phlébite superficielle et discrète survenant chez un sujet en bonne santé apparente.

Pronostic. Thérapeutique. — La phlébite précoce n'est pas emboligène, elle a une évolution raccourcie et ne laisse pas de traces locales ; aussi tous les auteurs s'accordent-ils à lui accorder un pronostic immédiat favorable.

Il n'en est malheureusement pas de même du pronostic tardif. La phlébite précède de 2, 3 mois et même plus, les manifestations pulmonaires évidentes, mais celles-ci ne manquent guère par la suite. D'après Lafforgue, dans un tiers des cas cette phtisie cliniquement secondaire a une évolution particulièrement aiguë. Dans un tiers des cas également la phlébite serait suivie de l'éclosion de tuberculose généralisée. Donc 2 fois sur 3 le pronostic serait très grave.

La phlébite survenant chez un tuberculeux confirmé n'aurait pas, nous l'avons vu, cette influence défavorable sur l'évolution des lésions pulmonaires.

Ces notions imposent la plus grande prudence en face d'une phlébite pré-tuberculeuse.

La *thérapeutique* est, en effet, moins celle de la phlébite elle-même que l'on traitera par les moyens habituels que celle de la tuberculose. On prescrira le repos absolu pendant 20 jours, malgré le caractère non emboligène de la phlébite. On doit s'attendre à une agression sévère et la prévenir par une hygiène physique et diététique aussi strictes que possible : une véritable cure sanatoriale prophylactique est en pareil cas formellement indiquée.

B. Phlébite tuberculeuse tardive

La survenue d'une phlébite dans la période terminale de la phtisie est un fait bien connu des classiques qui rangeaient cette complication dans la catégorie des phlébites cachectiques.

Cette phlébite ne s'observe guère que au cours des tuberculoses pulmonaires largement excavées, ouvertes, avec fièvre hectique et état général très précaire.

Elle apparaît inopinément, souvent sans aucun prodome notable : quelques douleurs vagues dans un membre, et le lendemain un œdème parfois bilatéral des membres inférieurs mais toujours nettement plus accusé d'un côté. Cette enflure n'est jamais très considérable.

La douleur manque souvent, la faiblesse du malade masque l'impotence d'ailleurs incomplète et il arrive parfois que la phlébite, insoupçonnée du malade, est une découverte d'examen.

Le plus souvent, c'est le membre inférieur qui est atteint soit qu'il s'agisse de phlébite superficielle avec un minimum d'œdème, mais avec des cordons veineux apparents, empâtés et indurés au palper, soit que la phlébite plus profonde, souvent alors bilatérale, provoque comme seule manifestation un œdème à tort attribué à la cachexie.

Mais la phlébite tardive siège aussi parfois au niveau des membres supérieurs ainsi qu'en témoignent des observations de TROUSSEAU, de RUGE et HIEROKLÈS, de BOINET et surtout celles plus récentes de Léon BERNARD, SALOMON et COSTE (1922).

Dans les trois cas rapportés par ces derniers auteurs, l'infection phlébitique, localisée au niveau des membres supérieurs n'a guère touché que les veines superficielles du coude et de l'avant-bras : pas d'impotence marquée, mais induration douloureuse, rougeur et empâtement localisé plutôt qu'œdème diffus. Ces caractères font comparer par les auteurs cette phlébite tardive à la phlébite syphilitique secondaire dont elle affecte également le caractère ambulatoire.

Inversement, on peut observer de grands œdèmes du fait d'une phlébite profonde de la veine cave ou des veines iliaques, ainsi qu'en témoignent les cas signalés par Griffon et par J. Cuvalier et L. Nové-Josserand (1922).

La phlébite tardive du tuberculeux est d'un diagnostic d'autant plus facile que la notion étiologique est ici précise : seuls certains œdèmes dûs à l'insuffisance cardiaque ou rénale peuvent en imposer pour une phlébite double. Quant aux œdèmes dits cachectiques ils relèvent en réalité de phlébites méconnues quand on ne peut pas leur attribuer une cause mécanique évidente.

La phlébite tardive est d'un très mauvais pronostic, au point qu'on la désigne parfois sous le nom de *phlébite terminale*, non pas par elle-même mais en ce qu'elle témoigne d'une déchéance irrémédiable de l'organisme.

Bien qu'à l'inverse de la phlébite précoce, elle puisse être, d'ailleurs rarement, emboligène, elle est souvent latente, et elle ne modifie qu'à peine une situation déjà très précaire : elle est même susceptible de rétrocession. La mort n'en survient pas moins au bout de quelques semaines.

A part l'immobilisation, elle ne comporte aucune indication thérapeutique.

ANATOMIE PATHOLOGIQUE

On ne possède aucune donnée précise concernant les lésions de la phlébite précoce, faute d'autopsie. Il est vraisemblable d'admettre qu'il s'agit de phlébite segmentaire non thrombosante : *péri-* plutôt qu'*endo*-phlébite.

Par contre les phlébites tardives ont fait l'objet de nombreuses constatations histologiques. Celles faites dans deux de leurs cas par HALBRON et PARAF sont particulièrement précises. Or ces auteurs n'ont constaté que des lésions banales de phlébite avec endo- et péri-phlébite en voie d'organisation. En certains points, formations nodulaires banales avec de petites zones de nécrose... En aucun point on ne constate les édifications spécifiques de la tuberculose mais le bacille de Koch est présent au sein d'une infiltration leucocytique dense. Il s'agit, en somme, de lésions purement inflammatoires : « la phlébite tuberculeuse est donc une manifestation vasculaire avec sa forme aujourd'hui classique de tuberculose non folliculaire. »

PATHOGÉNIE

Lorsque les phlébites tardives, dites cachectiques des tuberculeux, étaient seules connues, on s'accordait à leur attribuer une origine infectieuse, du fait des infections secondaires si fréquentes chez les tuberculeux cavitaires.

La notion de phlébites précoces montrant la possibilité pour la tuberculose de créer une phlébite par ses propres moyens, a modifié progressivement cette conception. On ne peut, en effet, faire intervenir l'infection secondaire dans la pathogénie de la phlébite précoce : la connaissance de la septicémie bacillaire initiale bien mise en évidence par JOUSSET, permet au contraire de considérer cette phlébite comme une localisation précoce, sinon initiale, de la tuberculose dans l'organisme.

L'expérimentation confirme cette origine bacillaire en montrant la possibilité de réaliser, en partant de cultures peu virulentes de bacilles de Koch injectés dans des segments de veine chez le cobaye, une phlébite tout à fait comparable à la phlébite précoce (LESNÉ et RAVAUT).

LAFFORGUE fait intervenir trois circonstances adjuvante dans la production de cette phlébite tuberculeuse.

1° La débilité veineuse congénitale ou traumatique.

2° L'état de l'organisme, qui lorsqu'il est sensibilisé réagit volentiers sous forme de septicémie à une surinfection, ainsi que l'ont montré Debré et Paraf.

3° La *qualité du bacille* ; certains bacilles ayant, en effet, plus de tendances à faire de la bacillémie.

Toutefois, dans la phlébite précoce elle-même le bacille de Koch n'est peut-être pas toujours en cause : Lafforgue a pu en effet cultiver dans un cas de pneumocoque.

La nature et la pathogénie des phlébites tardives ont fait l'objet de controverses et de recherches particulièrement intéressantes.

Tout en admettant, selon les idées classiques, la nature infectieuse de ces phlébites, Vaquez avait pu, dans un cas, déceler dans le thrombus la présence de bacilles de Koch. Chantemesse, Sabrazès et Mongour (1894) ont fait des constatations analogues, mais ce sont surtout les recherches de Lesné et Ravaut et de Halbron et Paraf qui ont élucidé la véritable nature des phlébites tardives.

Lesné et Ravaut (1900), dans trois cas de phlébite de tuberculeux cachectiques ont, quelques heures après la mort, prélevé aseptiquement un segment de veine, en ont inoculé au cobaye le produit de broyage et dans les trois cas ont tuberculisé l'animal.

Halbron et Paraf (1920) ont observé dans le service du Professeur Léon Bernard six cas de phlébite survenue chez des tuberculeux cavitaires. L'hémoculture pratiquée chez tous à plusieurs reprises s'est toujours montrée négative, le caillot prélevé aseptiquement deux ou trois heures après la mort était stérile. Par contre l'inoculation du sang au cobaye fut positive chez trois malades sur six au point de vue bacilles de Koch ; il en fut de même de l'inoculation du caillot broyé dans les trois cas où elle a été pratiquée.

Ces auteurs en concluent au rôle exclusif du bacille de Koch dans la production de la phlébite des tuberculeux aussi bien au stade cavitaire qu'au début. En fait, si l'on peut admettre que dans certains cas, comme dans ceux très exceptionnels de phlébites purulentes, l'infection secondaire puisse être la cause déterminante de la phlébite, il semble bien que cette opinion, justifiée par les faits, exprime la vérité, en règle générale.

Comme la phlébite précoce, la thrombose tardive est le fait d'une septicémie bacillaire, et c'est parce qu'elle traduit cette septicémie terminale manifestée dans d'autres cas par une dissémination granulique que la phlébite tardive implique un pronostic fatal.

Ainsi un tableau clinique souvent analogue fait de symptômes atténués, des lésions anatomo-pathologiques identiques si l'on compare les phlébites tuberculeuses expérimentales (à défaut des lésions des phlébites précoces) avec celles des cavitaires — endo- et surtout péri-phlébites banales souvent non oblitérantes — une même pathogénie, la *bacillémie tuberculeuse*, unissent les phlébites précoces et tardives et donnent une véritable autonomie aux phlébites tuberculeuses.

CONSIDÉRATIONS GÉNÉRALES.
LA PLACE DE LA TUBERCULOSE
VIS-A-VIS DES AUTRES INFECTIONS DE L'APPAREIL
CARDIO-VASCULAIRE.

Si la tuberculose ne portait jamais ses lésions sur l'appareil cardio-vasculaire et se bornait à en modifier les conditions de fonctionnement du fait de ses localisations viscérales, il y aurait lieu de réserver au cœur du tuberculeux, aux troubles des tensions artérielle et veineuse du phtisique une place non négligeable dans la nosographie. Le syndrome d'hypotension et d'hypotonie cardiaque de l'imprégnation tuberculeuse, le retentissement ensuite de la gêne provoquée par les lésions pulmonaires sur la petite circulation, la dilatation et l'hypertrophie du cœur droit sont des manifestations que tout clinicien est constamment appelé à constater et qu'il s'efforce d'atténuer. La stase de la circulation veineuse secondaire à une hypertension créée par le barrage pulmonaire n'est pas un des moindres signes de la granulie. L'étude du pouls et des variations de la tension artérielle fournit aussi des renseignements précieux au point de vue du pronostic d'une tuberculose pulmonaire. Les réactions cardio-vasculaires ne sont pas dénuées d'intérêt non plus pour le clinicien qui observe une tuberculose rénale ou surrénale.

Mais, nous l'avons vu, l'atteinte tuberculeuse n'épargne pas plus le cœur et les vaisseaux que la plupart des autres organes : les manifestations sont seulement ici plus discrètes — plus spontanément curables aussi — soit que les déterminations cardio-vasculaires soient le fait d'un bacille peu virulent, soit qu'il intervienne plutôt des conditions locales de terrain défavorables à l'évolution normale, caséogène, des lésions tuberculeuses. Il est singulier en effet, de constater que le sujet atteint de rétrécissement mitral pur, lorsqu'il présente ensuite des déterminations pulmonaires, les voie évoluer à bas bruit, avec d'emblée des tendances vers la sclérose, alors même que la sténose n'avait pas créé encore le poumon cardiaque hostile à la phtisie ; mais le même fait s'observant chez un malade atteint du rétrécissement de l'artère pulmonaire est encore plus paradoxal étant donné que le caractère ischémiant de la sténose devrait ici favoriser un processus tuberculeux rapidement extensif et évolutif.

La pathologie générale offre d'autres exemples de ces singularités : on sait combien sont rares les manifestations cutanées ou osseuses de la vérole chez les sujets atteints de syphilis nerveuse et l'on a fait intervenir pour expliquer ce fait la notion de *tropisme* cutané ou nerveux du spirochète. Sans recourir à cette hypothèse du tropisme (elle-même mise en doute dans ce qu'elle a d'absolu par les syphiligraphes), en ce qui concerne la tuberculose, nous devons enregistrer les faits et souligner ces analogies.

Certaines tuberculoses semblent vouloir se cantonner exclusivement à l'appareil lymphatique, créant des adénites qui évoluent pour leur propre compte pendant des années, en plusieurs points de l'organisme parfois sans que jamais l'on voie apparaître de lésions viscérales. D'autres, proches parentes des précédentes, ont des localisations exclusivement séreuses et s'y confinent, créant des pleurites à répétitions, des péritonites plastiques, des manifestations rhumatoïdes. Les poumons paraissent indemnes et dans de pareils cas une autopsie tardive révélera à leur niveau une ou plusieurs petites cicatrices, témoignages de lésions qui n'ont pas pu évoluer.

Il en est de même aussi de tuberculoses osseuses ou ostéo-articulaires qui restent strictement localisées au squelette, souvent avec des récidives multiples en des points éloignés.

Pourquoi refuserait-on aux seules déterminations cardio-vasculaires cette électivité des lésions tuberculeuses qui, discrètes en elles-mêmes et plus ou moins isolées dans l'organisme ne doivent ces caractères qu'au terrain spécial sur lequel elles végètent.

L'observation si intéressante de Paisseau et Lambling que nous avons signalée à propos de la tuberculose aortique illustre cette manière de voir : des lésions de tuberculose ulcéreuse histologiquement spécifique ont été en effet constatées par ces auteurs chez un noir présentant par ailleurs des lésions pulmonaires de primo-infection : l'immunité relative acquise du fait d'une hérédité ancestrale aurait donné à la tuberculose un autre aspect et les manifestations vasculaires en auraient été larvées comme celles que l'on observe dans notre pathologie courante. Nous avons constaté aussi que les tubercules de l'aorte ne sont pas très rares chez les bovidés, eux-mêmes exempts de cette immunité relative.

Si l'on en excepte la tuberculose péricardique, qui est une tuberculose d'une séreuse plutôt qu'une tuberculose cardiaque, et qui doit sa gravité à la gêne mécanique progressive qu'elle provoque, la tuberculose cardio-vasculaire se comporte plutôt comme une tuberculose en quelque sorte « abâtardie », le plus souvent incapable de se manifester par les lésions qui lui sont propres.

De là, la difficulté de son étude et les divergences d'opinion concernant sa fréquence et son importance clinique. Dans la grande majorité des cas, même sur la table d'autopsie, même au laboratoire d'histologie, le diagnostic de tuberculose cardiaque ou artérielle ne s'impose pas ; il faut, pour l'admettre, faire une étude serrée du problème pathologique que crée chaque cas, et même alors on acquiert une conviction plus souvent qu'une certitude.

Mais n'en est-il pas souvent de même en présence d'une autre grande maladie infectieuse dont l'influence pathogène est encore plus diffuse et plus variée, la syphilis ? En trouve-t-on toujours la signature spécifique dans des lésions qui lui sont généralement attribuées par tous les cliniciens ? On ne trouvera pas plus le spirochète au niveau du bec de lièvre de l'enfant notoirement hérédo-syphilitique que le bacille de Koch dans la valvule fibreuse du rétrécissement mitral pur. Si, d'autre part, le treponème peut être mis en évidence dans des lésions encore inflammatoires du nevraxe le retrouvera-t-on facilement dans les racines postérieures ou la moelle d'un tabétique aux lésions depuis long-temps fixées ? D'autres processus, tel celui de l'encéphalite, ne réalisent-ils pas l'infiltration de cellules rondes péri-vasculaires considérée ailleurs comme une trace de la syphilis ?

Le plus souvent la nature syphilitique de lésions nerveuses ou même parfois viscérales est admise sur la foi de données clini-ques, de réactions biologiques dénuées de spécificité absolue, d'épreuves thérapeutiques parfois trompeuses. Cependant la sy-philis est facilement admise. Loin de nous la pensée de nous éle-ver contre une discipline clinique qui souvent fait bénéficier le malade d'un doute, en lui imposant une thérapeutique heureuse et curatrice : nous ne mésestimons pas, non plus, le rôle considé-rable de la syphilis dans la pathologie. Nous voudrions simple-ment que l'on soit moins exigeant pour admettre le rôle de la tuberculose au niveau de l'appareil cardio-vasculaire et qu'on en aborde l'étude avec le même esprit de critique large dont a bénéficié l'étude de la syphiligraphie.

Ce rôle de la tuberculose dans la genèse des cardiopathies ou de certaines affections vasculaires, il est certes, difficile de le délimi-ter. Trop d'inconnus encore entourent ce problème : les péricar-dites notoirement tuberculeuses, les endocardites, les myocar-dites qui, également, font leur preuve ne constituent sans doute qu'une petite partie des manifestations de la tuberculose de l'ap-pareil circulatoire.

Mais quelle part attribuer à la tuberculose dans l'étiologie de ces endocardites, vraisemblablement si fréquentes, de l'enfance, qui passent en clinique totalement inaperçues et qui constituent ensuite peut-être la majeure part des lésions valvulaires ?

La maladie de Bouillaud, dont les belles études actuelles de BEZANÇON et de son École montrent le caractère contingent des manifestations articulaires (à tel point que ce n'est peut-être qu'accessoirement une maladie rhumatismale), revendique une part de ces endocardites latentes ; mais comment se ferait-il qu'une telle maladie se borne à créer une cardiopathie dans le jeune âge, et reste définitivement silencieuse ensuite, alors qu'il est dans son génie de se manifester par des récidives multiples, même lorsqu'elle est traitée. Il y a aussi une opposition manifeste, sinon un antagonisme, entre le caractère très faiblement inflammatoire, en quelque sorte « eumorphique » de l'endocardite discrète du jeune âge et les lésions prolifératives et mutilantes bien connues de l'endocardite rhumatismale avérée : celle-ci crée aussi bien des insuffisances que des sténoses ; la première se montre au contraire exclusivement sténosante.

A défaut de la maladie rhumatismale, on suppose comme cause de cette endocardite latente l'intervention d'une maladie infectieuse indéterminée. Mais quelle infection de l'enfance peut-elle être suffisamment latente pour ne donner aucune manifestation par ailleurs et suffisamment chronique pour laisser des cicatrices scléreuses au niveau du cœur ? Il faut admettre l'intervention de la tuberculose ou de la syphilis : or cette dernière respecte l'endocarde pour porter ses lésions au niveau des artères. Le rôle de la tuberculose, discrète, chronique et sclérogène paraît donc ici le plus vraisemblable.

De même, en pathologie vasculaire, le problème de la signification réelle de l'athérome comporte de nombreuses inconnues. Ce n'est pas un simple trouble trophique, le témoignage d'un mauvais métabolisme du calcium : on doit plutôt le considérer comme une cicatrice crétacée, reliquat d'une inflammation ancienne. On oppose ses localisations à celles de la syphilis artérielle destructrice de la media alors que l'athérome se borne à infiltrer l'endartère. Si l'inflammation est à sa base, il s'agit d'une inflammation singulièrement chronique et prolongée pour que l'organisme ait eu le loisir d'édifier pour sa défense une muraille calcaire. N'observe-t-on pas un même processus au niveau de très anciennes lésions tuberculeuses du poumon et de la plèvre ? Nulle autre inflammation, si chronique soit-elle, ne sollicite au même degré que la tuberculose cette réaction crétacée de l'organisme. En fait, l'un de nous a pu mettre en évidence la plus grande fréquence de l'athérome chez les anciens tuberculeux que chez les autres sujets.

Ainsi, à mesure que l'on se penche sur ces problèmes si ardus de pathologie générale, on y découvre mieux l'influence plus ou moins latente de la tuberculose, de même qu'ailleurs la syphilis, également latente, rend compte de nombreux processus dont l'origine était naguère aussi mystérieuse.

Est-ce à dire que la tuberculose soit le facteur le plus important de cardiopathies ou d'affections vasculaires ? Nous ne le pensons nullement.

La maladie rhumatismale reste la cause la plus importante, de beaucoup, des cardiopathies valvulaires, myocardiques et même péricardiques, de même que la syphilis est à la base de la plupart des processus vasculaires chroniques : le propre de ces dernières infections est de créer des lésions destructives, et mutilantes alors que la tuberculose lèche le plus souvent l'endocarde ou l'endartère et ne laisse comme reliquat que des cicatrices fibreuses ou critacées qui, lorsqu'elles n'intéressent pas les valvules, ne se manifestent par aucun trouble : même en cas de lésions valvulaires, le trouble apporté dans le fonctionnement cardiaque est relativement minime et la lésion constituée dans l'enfance n'empêche pas le sujet qui en est porteur de parvenir à la vieillesse.

La péricardite tuberculeuse qui, *a priori*, paraît échapper à cette loi, car elle aboutit le plus souvent à une symphyse grave, comporte un pronostic moins immédiatement fatal que la péricardite symphysaire rhumatismale : cette dernière, manifestation d'une péricardite dans laquelle le myocarde est particulièrement lésé, ne s'accommoderait pas d'une thérapeutique chirurgicale de « libération » qui a donné des résultats heureux dans la symphyse tuberculeuse.

Sans doute, il existe et nous avons signalé des endocardites tuberculeuses végétantes également graves, des myocardites à évolution fatale, des aortites ulcéreuses dûes également au bacille de Koch, mais ce sont là des formes très exceptionnelles.

De même les localisations veineuses, cependant discrètes, doivent leur gravité à ce qu'elles essaiment dans le torrent circulatoire des bacilles qui peuvent faire souche en différents points de l'organisme.

Il n'en est pas moins vrai que la tuberculose cardio-vasculaire trouve dans sa latence clinique, le peu d'intensité de ses lésions et leur curabilité spontanée ses principales caractéristiques : le tableau en est le plus souvent estompé, ses traits difficiles à recon-

naître. Alors même que les sanctions cliniques et surtout thérapeutiques qui en découlent paraissent assez modestes, la connaissance des déterminations cardio-vasculaires de la tuberculose n'en
présente pas moins d'intérêt pour tous les médecins qui s'adonnent
à la pathologie générale, qui s'élèvent au-dessus des notions concrètes d'utilité immédiate et qui, appelés à lutter à chaque instant contre la tuberculose sont justement désireux d'en connaître
tous les aspects.

BIBLIOGRAPHIE [1]

NOTIONS D'ENSEMBLE.

CHARTIER. — Lésions d'origine tuberculeuse de l'appareil cardio-vasculaire. (*Revue de la Tuberculose*, 1904, p. 41.)

GALLAVARDIN. — Précis des Maladies du Cœur et de l'Aorte. *Coll. Testut*, Doin édit., 1908.

PIERY (M). — Histoire de la Tuberculose du Cœur et des Vaisseaux. *Archives des maladies du Cœur, des Vaisseaux et du Sang*, 1926. p. 800.

PONCET et LERICHE. — La Tuberculose inflammatoire. *Coll. de la Tuberculose*. Doin édit., 1912.

TRIPIER (R.). — Traité d'Anatomie Pathologique Générale. Masson éd., Paris 1904. — Etudes Anatomo-Cliniques. Steinheil éd., Paris 1909.

VAQUEZ. — Les Maladies du Cœur, in *Traité de Médecine* de GILBERT et THOINOT, 1920.

WEILL (ED.). — Traité clinique des Maladies du Cœur chez les Enfants. Paris, Doin éd. 1895.

---

(1) Les Indications Bibliographiques ont été classées suivant le chapitre auquel elles se rapportent. Certaines d'entre elles auraient pu figurer dans plusieurs presque indifféremment, telles celles concernant le rétrécissement mitral tuberculeux qui peuvent trouver leur place au chapitre des Lésions valvulaires, soit à celui des Rapports de la tuberculose avec les cardiopathies : pour éviter des redites, chaque indication bibliographique est notée *exclusivement* dans le chapitre qui lui appartient plus spécialement. Il y aura donc intérêt à consulter, dans certains cas, pour une question déterminée plusieurs chapitres de la Bibliographie.

PÉRICARDITE ET SYMPHYSE.

Allessio (F.). — Sur un cas de synéchie péricardique avec calcification. *Gazetta delli Ospedali.* Milan 3 juil. 1921.

Amaudrut. — Péricardite tuberculeuse à épanchement hémorragique volumineux ; paracentèse du péricarde ; guérison. *Bull. Soc. Médic. des Hôpitaux,* 1er juin 1923, p. 817.

Bard et Tellier. — Du rétablissement de la mobilité du cœur dans la symphyse totale du péricarde. *Revue de Médecine* 1887, p. 394.

Begtrup-Hansen. — *Ugeskrift f. Laeger,* 13 juil 1916.

Bérard et Péhu. — Péricardite tuberculeuse cliniquement primitive à grand épanchement séro-hématique (2 litres et demi). Ponction puis péricardiotomie. *Lyon Médical,* 1er avril 1906, T. CVI, p. 678, et *Province Médicale* 1907, p. 14.

Berteaux (M.). — La péricardite tuberculeuse à grand épanchement. (*Thèse de Lyon,* 1906-07.)

Biron. — La Péricardite tuberculeuse. *Thèse de Paris* 1877.

Blechmann (G.). — Les Epanchements du Péricarde. La ponction épigastrique de Marfan. (*Thèse de Paris* 1912-13, n° 172.)

Boinet. — Vaste épanchement péricardique chez un tuberculeux. *Comité Médical des Bouches-du-Rhône,* oct. 1904.

Boissin (René). — Contribut. à l'étude de la Symphyse cardiaque tuberculeuse chez les enfants. Fréquence. Pathogénie. Formes cliniques. (*Thèse de Lyon* 1894-95, n° 1049.)

Botreau-Roussel. — Péricardite tuberculeuse, péricardotomie, mort. *Société anatomique,* 17 mars 1923.

Boutavant (L.). — Des formes cliniques des symphyses cardiaques. (*Thèse de Lyon* 1898-99.)

Brauer (L.). — La Cardiolyse et ses indications. *Archiv. für Klinik. Chirurgie. Berlin* 1903-04. T. LXXI. pp. 258-267.

Bressot. — Deux cas de Péricardite tuberculeuse traités par la péricardotomie sans drainage. *Soc. de Chirurgie de Lyon,* 28 mai 1925. — *Presse Médicale,* 13 juin 1925.

Cardarelli (A.). — Péricardite adhésive tuberculeuse. *La Riforma Medica,* 4 janv. 1919.

A. Chalier, J. Chalier et Barret. — Symphyse du Péricarde et
Cardiolyse. *Société Médic. des Hôp. de Lyon*, 2 mars 1921. *Lyon
Médical* 1921, p. 495.

Chappé. — Tuberculose du Péricarde chez l'enfant. (*Thèse de
Paris* 1903-04.)

Colrat. — De la propagation de l'Inflammation de la Plèvre au
Péricarde. *Lyon Médical*, 7 mai 1882. Tome XL, p. 5.

Corneau (G.). — De la péricardite séro-fibrineuse tuberculeuse.
(*Thèse de Paris* 1925.)

Courcoux. — Polysérites tuberculeuses. In Traité de Pathologie
médicale de Sergent, Ribadeau-Dumas et Babonneix, éd. 1922.

Delagenière. — La péricardiolyse dans certaines affections cardiaques. *Arch. des Maladies du Cœur, des Vaisseaux et du
Sang.* 1913, p. 633.

Delbet (Pierre). — La symphyse cardio-thoracique extra-péricardique. *Presse Médicale*, 8 avril 1915.

Delorme. — Sur un traitement chirurgical de la Symphyse péricardique. *Bull. et Mémoires de la Soc. de Chirurgie* 1898, tome
XXIV, pp. 918-922.

Delorme. — De la légitimité et de l'opportunité de la destruction
des adhérence cadio-péricardiques. *Gazette des Hôpitaux*, 16
déc. 1913, n° 143.

Delorme et Mignon. — Sur la ponction et l'incision du péricarde.
Revue de Chirurgie, 1895, pp. 797-987. *id.* 1896, p. 56.

Dumaine (R.). — La Symphyse cardiaque d'origine tuberculeuse.
(*Thèse de Lyon*, 1900-01, n° 113.)

Fiessinger (Noël) et Lemaire. — Péricardite purulente tuberculeuse traitée par les injections intra-péricardiques de lipiodol.
Soc. Médicale des Hôp. de Paris, 17 juil. 1925.

Forestier. — Etude clinique de la Péricardite tuberculeuse avec
atteinte des autres séreuses, (*Thèse de Montpellier*, 1904.)

Fromberg (Carl). — Péricardite à bacilles de Koch. *Deutsche
Medizin. Wochenschrift*, 7 août 1913, n° 32, p. 1539.

Gallavardin et Gravier. — Etude cytologique des épanchements
péricardiques tuberculeux, *Soc. Médicale des Hôp. de Lyon*, 2
févr. 1926, *Lyon Médical*, 18 avril 1926, p. 472.

GATÉ et H. GARDÈRE. — Péricardite tuberculeuse traitée par les injections intra-péricardiques de lipiodol, *Soc. Médicale des Hôp. de Lyon*, 9 nov. 1925, *Lyon Médical*, 12 déc. 1926, p. 685.

GESELSCHAP — Le traitement de la pleurésie et de la péricardite séreuse par l'insufflation d'air, *Nederlandsch., tijdschrift voor Geneeskunde*, 11 juin 1910.

GIGUET. — De la thoracectomie précardiaque dans le traitement de la médiastino-péricardique, de la symphyse du péricarde et de certaines affections du cœur. (*Thèse de Lyon*, 1913-14, n° 66.)

GILBERT et GARNIER. — De la symphyse péricardo-périhépatique. *Soc. de Biologie*, 15 janv. 1898, Bull. p. 48.

GRAVIER (L.). — Quelques considérations sur l'évolution et le traitement de la péricardite tuberculeuse avec épanchement. *Journal de Médecine de Lyon*, 20 sept. 1925, p. 535.

HAYEM et TISSIER (P.). — Contribution à l'étude de la péricardite tuberculeuse. *Revue de Médecine*, janv. 1889, T. IX, pp. 24-47.

HUTINEL (V.) — Cirrhoses cardiaques et cirrhoses tuberculeuses chez l'enfant. *Revue mensuelle des maladies de l'Enfance*, Paris. déc. 1893, p. 527 et janv. 1894, p. 15.

HUTINEL (V.). — Sur une forme clinique d'Hépatite tuberculeuse chez les enfants. *Bulletin Médical*, 29 déc. 1889, p. 1595.

IMMERWOL. — Diagnostic de la Cirrhose cardio-tuberculeuse. *Revue des Maladies de l'Enfance*, 1901.

JABOULAY. — Péricardotomie. *Lyon Médical*, 1899 T: XCI, p. 389.

JABOULAY. — La voie xiphoïdienne pour aborder le péricarde et les culs de sac antérieurs de la plèvre. *Lyon Médical*, oct. 1900 T. XCV, p. 253.

JACOB. — Péricardite tuberculeuse, péricardotomie. Guérison. *Bull. et Mémoires de la Soc. de Chirurgie*, 28 févr. 1911, p. 248.

JACOB et CHAVIGNY — La péricardite tuberculeuse et son traitement. *Revue de Médecine*, juil. 1911, n° 7, pp. 513-532.

LAFABRÈGUE (H.). — Des grands épanchements tuberculeux du péricarde et principalement de leur évacuation. (*Thèse de Paris*, 1903-04.)

Laubry et Bricout. — Valeur du signe de Pins dans les péricardites de l'adulte. *La Médecine Moderne*, Paris, janv. 1913.

Lehmann et Schmoll. — Péricardite adhésive et radioscopie. *Fortschritte auf dem Gebiete der Roentgenstrahlen* (Hambourg) 1905-06, T. IX, pp. 196-202.

Lejard (Ch.). — De la péricardite aiguë des vieillards. (*Thèse de Paris*, 1884-85, n° 131.)

Leriche et Cotte. — Traitement chirurgical de la Symphyse du péricarde et de la Médiastino-péricardite. *Lyon Chirurgical*. 1909, p. 613.

Letulle. — Les péricardites latentes. *Gazette Médicale*, 1879.

Letulle. — Péricardite tuberculeuse de l'adulte. *Presse Médicale*. 1894, p. 43.

Lian (C.) et Georges Corneau. — Du traitement de la péricardite tuberculeuse avec épanchement séro-fibrineux. *Paris Médical*. 4 juil. 1925. T. XV, n° 27.

Manesse (Victor). — Essai sur les formes cliniques de la symphyse cardiaque. Symphyse rhumatismale et symphyse tuberculeuse. (*Thèse de Paris*, 1894-95, n° 290.)

Marfan. — Anasarque par symphyse cardiaque probablement tuberculeuse chez un enfant de 3 ans. *Bulletin Médical*, 1898, p. 1183.

Masselot, Jaubert de Beaujeu et Augé. — Un cas de tuberculose médiastino-péricardique de l'adulte. *Soc. Médicale des Hôpitaux de Paris*, 6 juil. 1923.

Mathieu (A.). — Péricardite tuberculeuse. *Arch. Génér. de Médecine*, Paris, 1883. T. I, pp. 264-278.

Mery. — La symphyse cardio-tuberculeuse. *Journal des Praticiens*, 17 sept. 1904, p. 597.

Meyer. — Péricardotomie pour épanchement tuberculeux. *Ann. of Surgery* (Philadelphie) 1909, p. 261.

Mercier-Bellevue (Mme). — Péricardite à épanchement considérable. Ponction. Guérison. *Journal de Médecine de Bordeaux*, 24 déc. 1911.

Moizard et Jacobson — Trois cas de Cirrhose cardio-tuberculeuse chez l'enfant. *Arch. des Maladies de l'Enfance*, 1898.

Moritz. — L'Orthodiagraphie. *Muenchener Mediz. Wochens-chrift.* 1900, n° 29, p. 992.

Mouisset et Bouchut. — De la péricardite tuberculeuse chez le vieillard. *Lyon Médical,* 2 mai 1909, pp. 901-911.

Mouisset et Orsat. — La position genu-pectorale, signe de péricardite. *Soc Médicale des Hôp. de Lyon,* 3 avril 1911, *Lyon Médical,* 2 juil. 1911.

Mouriquand (G.). Notes sur quelques points de séméiologie de la médiastino-péricardite d'après les observations de cardiolyse. *Lyon Chirurgical,* 1909, p. 781.

Mouriquand, Bertoye et Charleux. — Ancienne péricardite à gros épanchement. Ponct. de Marfan, symphyse péricardique consécutive. *Soc. Médicale des Hôp. de Lyon,* 17 mars 1925, *Lyon Médical,* 1925, n° 33, p. 307.

Moynet. — Péricardite inflammatoire d'origine tuberculeuse. (*Thèse de Lyon,* 1905.)

Osler (William). — Péricardite tuberculeuse. *Americ. Journal of the Medic. Sciences* (Philadelphie), 20 janvier, 1893, p. 20.

Pelthier. — Contribution à l'étude des formes cliniques de la péricardite tuberculeuse. (*Thèse de Paris,* 1900-01.)

Perret et Devic. — Un nouveau symptôme de la péricardite avec épanchement chez les enfants. *La Province Médicale,* 15 et 22 juin 1889.

Petit. — Péricardite tuberculeuse du chien. *Soc. Anatomique de Paris,* mai 1903, Bull. p. 456.

Pic et Cade — Un cas de symphyse du péricarde avec tubercule isolé de l'oreillette droite. *Revue de Médecine,* 1901, p. 531.

Pick (F.). — De la péricardite chronique évoluant sous l'aspect de la cirrhose hépatique. *Zeitschrift. f. Klin. Medizin* (Berlin) 1896, tome XXIX, p. 385.

Pins (E.). — Un nouveau symptôme de la Péricardite. *Wiener medezin Wochenschrift,* 1889, n°ˢ 6 et 7, p. 209 et 248.

Porte (André). — La péricardite tuberculeuse du vieillard. (*Thèse de Lyon,* 1923-24, n° 133.)

Poynton et Trotter. — L'opération de la cardiolyse illustrée par un cas. *Proced. of the Royal soc. of Médicine* (Londres) 1909, t. II, sect. clinique, p. 243.

Rendu. — Péricardite tuberculeuse à grand épanchement : deux ponctions successives, la deuxième suivie d'une injection de naphtol camphré. Guérison. *Soc Médicale des Hôp. Paris*, 22 mars 1901, Bull. p. 286.

Richardière et Salin. — Un cas de péricardite tuberculeuse avec grand épanchement. *Soc. de Pediatrie*, 9 juin 1914.

Richardière et Teissier. — Péricardite tuberculeuse hémorragique chez un enfant de 10 ans. *Soc. de Pédiatrie*, 21 juin 1904. *Revue mensuelle des Maladies de l'Enfance*, août 1904, p. 368.

Rochard. — Rapport sur un cas de péricardite tuberculeuse à grand épanchement séro-hématique traitée par la péricardiotomie sans drainage. Guérison. *Soc. de Chirurgie*, 22 fév. 1911.

Romme. — L'opération de Talma dans la symphyse du péricarde. *Presse Médicale*, 4 juil. 1903, p. 488.

Rötch (E. M.). — Absence de résonnance dans le cinquième espace intercostal droit. Diagnostic de l'épanchement péricardiaque. *The Boston médical and surgical Journal*, 26 sept. 1878 T. XCIX.

Roubier et Langénieux (Ch.). — Péricardite tuberculeuse aiguë primitive avec hypertrophie cardiaque. *Lyon Médical*, 19 août 1928. LX° année. Tome CXLII, n° 34.

Rousseau (Th.). — Essai sur la péricardite tuberculeuse. (*Thèse de Paris*, 1882.)

Roux-Berger (J. L.). — Le traitement chirurgical de la mediastino-péricardite adhésive. *La semaine Médicale*, 1910, T. XXX, p. 423.

Scagliosi (D. V.). — Tuberculose péricardique isolée. *Deutsche Medizin. Wochenschrift*, T. 1904, n° 24.

Schlayer. — De la symphyse péricardique serrée et de la cardiolyse. *Muenchener Medizin. Wochenschrift*, 5 et 12 avril 1910.

Sergent (E.). — Péricardite tuberculeuse à épanchement hémorragique considérable (800 gr. environ) chez un enfant de 11 ans morte de tuberculose aiguë généralisée à prédominance séreuse. *Bull. Soc. Anatomique* (Paris) 1893, tome LXVIII, p. 361.

Sierra (Alvarez). — La péricardite tuberculeuse dans l'enfance. *La Médecina Ibera*, 29 juin 1924.

Simon (S. R.). — Sur la cardiolyse. *Bull. Méd. Journal*, (Londres), 14 oct. 1912.

Stockton. — Péricardite tuberculeuse. *American Medicine Journal*, 11 juin 1904.

Tavernier et Serr. — Péricardite suppurée tuberculeuse à très grand épanchement. *Société médico-chirurgicale militaire de Lyon*, in *Lyon Médical*, mai 1918.

De Teyssier. — Propagation des frottements péricardiques, en particulier dans la péricardite tuberculeuse. *Lyon Médical*, 1918 tome CXXVII, p. 499.

Thaon. — De la péricardite tuberculeuse (Rapport sur la candidature de M. Terrillon). *Bull. Société Anatomique*, 1872, p. 629.

Thayer — Observat. de deux cas de péricardite tuberculeuse avec épanchement. *The John Hopkins Hosp. Bulletin*, Vol. XV, n° 158, mais 1904.

Thevenot (L.). — Tuberculose inflammatoire du cœur et du péricarde. *Gazette des Hôpitaux*, avril 1905.

Vaquez et Bordet. — Radiologie du Cœur et des Vaisseaux de la Base, 4e Edit. 1928 (Baillère).

Vierordt. — De la tuberculose des séreuses. *Zeitschrift für Klin. Medizin*. Vol. XIII, Tome V. 1888.

Virchow. — Sur un cas de tuberculose péricardique primitive isolée. *Berliner Klin. Wochenschrift*, 1892, n° 51.

Weil. (P.-E.) et Loiseleur. — Contribut. à l'étude de la Péricardite tuberculeuse, insufflation d'air dans le péricarde : pneumo-péricarde et hydro-pneumo-péricarde artificiels. *Soc. Médicale des Hôp. de Paris*, 27 oct. 1916, Bull. p. 1715. *Presse Médicale*, 28 déc. 1916, n° 72, p. 601.

Weinberg. — Deux cas de péricardite tuberculeuse avec adhérences péricardiques et ascite. *Muenchener Medizin. Wochenschrift*, 1887.

Wolff. — *Péricardite tuberculeuse. Beitrage zür Klinik der Tuberkulose*, mars 1913.

ENDOCARDITE.

Aguerre. — Sur un cas d'endocardite à bacilles de Koch chez un tuberculeux. *Soc. Anatomique*, mai 1899, p. 434.

Auché et Chambrelent. — Examen du cœur d'un enfant né avant terme d'une mère tuberculeuse, grosse de sept mois. *IV° Congrès Français de Médecine Interne* (Montpellier, 1898).

Banquet. — Contribut. à l'étude anatomo-pathologique de l'endocardite tuberculeuse. (*Thèse de Bordeaux*, 1897-98.)

Barbier (H.). — Endocardite tuberculeuse végétante. *Soc. médicale des Hôp. de Paris*, 24 mars 1905, Bull. p. 271.

Barbier (H.). — Présentat. d'un cas d'endocardite tuberculeuse. *Soc. Médicale des Hôpitaux de Paris*, 13 déc. 1918.

Barbier (H.) et Guy-Laroche. — Sur un cas d'endocardite tuberculeuse avec inoculation positive au cobaye chez un nourrisson. *Bulletin Médical*, 1908, n° 94, p. 1.055.

Bard. — Endocardite et tuberculose (discussion). *Soc. de Médecine de Lyon*, 25 avril 1894. *Lyon Médical*, 1894, p. 226.

Benda (C.). — De la tuberculose miliaire aiguë. *Berliner Klin. Wochenschrift*, 1899, tome XXXVI, pp. 566, 596 et 646.

Bernard (Léon) et Salomon. — Tuberculose expérimentale du cœur et de l'aorte. *Soc. de Biologie*, 11 nov. 1904. *Revue de Médecine*, 10 janv. 1905.

Bezançon — Pseudo-rhumatisme tuberculeux : tuberculose généralisée des séreuses. *Soc Médicale Hôp. de Paris*, 18 oct. 1901. Bull. p. 1067.

Braillon et Jousset. — Septicémie et endocardite tuberculeuses primitives diagnostiquées pendant la vie. *Soc. Médicale des Hôp. de Paris*, 3 juil. 1903, 3es T. XX, p. 809.

Braillon (Léopold). — De l'endocardite tuberculeuse simple. (*Thèse de Paris*, 1904, n° 103.)

Braillon et Hautefeuille. — Lésions de l'endocarde dans la granulie. (*C. R. Soc. de Biologie*, 4 novembre 1905.)

Braillon. — La tuberculose subaiguë de l'endocarde. Les cardiopathies tuberculeuses. *Soc. Médicale des Hôp. de Paris*, 28 juin 1918.

CANTILLO. — De l'endocardite tuberculeuse. (*Thèse de Paris*, 1892.)

CHAMBELLAND. — Rhumatisme tuberculeux. De la fréquence des cardiopathies dans les tuberculoses médicales et les tuberculoses chirurgicales. (*Thèse de Lyon*, 1902-03.)

CORVISART. — Essai sur les maladies du cœur et des vaisseaux. (1806.)

COURMONT (Jules). — Endocardite tuberculeuse. *Lyon Médical*, 1894.

ETIENNE. — Endocardites dans la tuberculose et endocardites à bacilles de Koch. *Arch. de Médecine expérimentale*, 1898, p. 146.

FENWICK. — *The Practitioner* 1892.

FERRAND et RATHERY. — Tuberculose de la rate et de l'endocarde sans tuberculose pulmonaire. *Soc. Médicale des Hôp. de Paris*, 19 févr. 1903.

GIRODE. — Observat. inédite *in Thèse de Lyon*, 1890. p. 140.

HANOT (V.). — Contribut. à l'étude de l'endocardite tuberculeuse. *Arch. générale de Médecine*, juin 1893, p. 727.

HELLER. — De l'endocardite tuberculeuse. *Réunion des Naturalistes et Médecins allemands*, Berlin 1880.

KIDD (Percy). — L'Association de tuberculose pulmonaire avec les maladies du cœur. *St Bartholomew's Hosp. Reports*. 1887, tome XXII. p. 239.

KUNDRAT. — *Wiener Med. Wochenschrift*, 1883.

LANCEREAUX. — Atlas d'Anatomie Pathologique, 1886. pl. 22, p. 218.

LANDOUZY et GOUGEROT. — Endocardites bacillaires infantiles : endoc. secondaire, endocardite primitive septicémique non folliculaire. *Presse Médicale*, 7 nov. 1908, p. 713.

LANDOUZY et LEDERICH. — Forme subaiguë de septicémie tuberculeuse avec localisations multiples endo et péricardiques. *Presse Médicale*, 29 juil. 1908, p. 481. *Revue de Médecine*, sept. 1908, p. 765.

LÉPINE (R.). — Endocardite et tuberculose. *Soc. de Médecine de Lyon*, 25 avril 1894. in *Lyon Médical*. 1894. p. 226.

LETULLE. — *Bull. de la Société Anatomique*, 1874, p. 557.

LION (G.). —Essai sur la nature des endocardites infectieuses. (*Thèse de Paris*, 1890.)

LION (G.). — Endocardite tuberculeuse développée au cours d'une tuberculose pulmonaire chronique à l'occasion d'une poussée de tuberculose aiguë. *La France Médicale*, 8 janv. 1892, p. 28.

LONDE et PETIT. — Sur un cas d'endocardite végétante tuberculeuse. *Arch. Générale de Médecine*, janv. 1894.

LORTAT JACOB et SABAREANU. — Endocardite tuberculeuse chronique fibro-calcaire avec bacilles de Koch. *Presse Médicale*, 3 oct. 1908, p. 633.

LUSTIG (A.). — De la Bacillémie tuberculeuse. *Wiener Med. Wochenschrift*, 1884, n° 48, p. 1430.

MARCHIAFAVA. — Sur l'endocardite tuberculeuse et sur l'endocardite à marche prolongée. *Le malattie del cuore*, 1er mars 1918.

MEEK (W.-O.). — Endocardite tuberculeuse. *Proced. Royal Society of Medicine* (Londres) 22 janv. 1908. 1. Path. Sect. 116.

MEISELS. — Nouvelle contribution sur la présence du bacille tuberculeux dans le sang. *Wiener Med. Wochenschrift*, 1884, n° 39, p. 1.148 et n° 40, p. 1.187.

MICHAELIS (M.) et BLUM. — Sur la production expérimentale de l'endocardite tuberculeuse. *Deutsche Medizin. Wochenschrift*, (Leipzig) 1898, T. XXIV, p. 550.

MINEL. — Tuberculose inflammatoire de l'endocarde. (*Thèse de Lyon*, 1905.)

NOBÉCOURT. — Endocardite chronique tuberculeuse de l'enfant. *Paris Médical*, 18 oct. 1919, Tome XXXIII, p. 305.

NOBÉCOURT et DARRÉ. — Un cas de bacillémie tuberculeuse primitive. *Revue de la Tuberculose*, 1910, p. 284.

ŒTTINGER et BRAILLON. — Endocardite tuberculeuse. *Soc. Médicale des Hôp. de Paris*, 15 juil. 1904.

OSLER (W.). — Statistique sur la fréquence de l'endocardite chez les tuberculeux. *John Hopkins. Hosp. Reports*, 1890, vol. II.

PALIARD (Félix). — Considér. sur l'étiologie des endocardites (*Thèse de Lyon*, 1889.)

Perroud. — De l'endocardite aiguë dans la granulie. *Lyon Médical*. 1875, Tome XIX, p. 13.

Poncet. — Rhumatisme tuberculeux et articulaire. Localisations viscérales et autres. *Lyon Médical* 1902, tome II, p. 65.

Poncet et Dor. — Rhumatisme tuberculeux ou pseudo-rhumatisme d'origine bacillaire. *Com. Académie de Médecine*, 23 juillet 1901.

Rindfleisch. — Traité d'Histologie Pathologique 1869. Ed. française 1873, p. 243.

Routier (D.) et Walser. — Sur la difficulté du diagnostic de certaines endocardites lentes infectieuses à propos d'un cas de tuberculose subaiguë. *Soc. Médicale des Hôp. de Paris*, 25 mai 1923. Bull. p. 743.

Rutimeyer. — Correspondenz. Blatt fur Schweizer. Aerzte. 1885.

Stark (J.-R.). — Endocardite pariétale aiguë tuberculeuse. *J. Laborat. and Clin. médecine* (St-Louis) 1927, tome II, p. 731.

Teissier (Pierre). — Des lésions de l'endocarde chez les tuberculeux. (*Thèse de Paris*, 1893-94, n° 141.)

Thiry (Ch.). — Endocardite tuberculeuse. *Réunion biologique de Nancy* (8 juil. 1897). *Presse Médicale*, 8 sept. 1897.

Tripier (R.). — Note sur un fait contribuant à établir l'existence de l'Endocardite tuberculeuse. *Arch. de Médecine expérimentale* 1890.

Vaquez. — A propos du cas Braillon-Jousset. *Bull. Soc. Médicale des Hôp. de Paris*, 3 juil. 1903.

Verdeau. — Rhumatisme tuberculeux. Cardiopathies inflammatoires d'origine tuberculeuse. (*Thèse de Lyon* 1902-03.)

Wagner (S.). — Tubercule de l'endocarde. *Archiv. der Heilkunde* 1861. Tome II. p. 574.

Weber (C. R.) — Un cas de tuberculose miliaire de l'endocarde. (*Thèse de Fribourg-en-Brisgau* 1889.)

Weichselbaum. — De la bacillémie tuberculeuse dans la plupart des tuberculoses miliaires aiguës. *Wiener Medizin Wochens chrift* 1884, n° 12, p. 333 et n° 13. p. 364.

LÉSIONS VALVULAIRES D'ORIGINE TUBERCULEUSE.

BARBIER. — Rétrécissement mitral par endocardite tuberculeuse. Coïncidence de péricardite adhésive fibreuse et de sclérose pulmonaire du sommet du poumon droit avec tubercules de ce poumon. *Soc. Médicale des Hôp. de Paris*, 3 mai 1918. Bull. p. 422.

BARBIER et BARBARY. — A propos des cardiopathies d'origine tuberculeuse. (*Soc. d'Etudes Scientifiques sur la Tuberculose*, mai 1914, p. 45.

BRAILLON. — Les Cardiopathies tuberculeuses. *Soc. Médicale des Hôp. de Paris*, 28 juin 1918, Bull. p. 665.

BURNAND. — Note sur les rapports du Rétrécissement mitral avec la tuberculose pulmonaire. *Revue médicale de la Suisse Romande*, tome XXXVIII, 3 mars 1918.

DRESSLER. — La Tuberculose des valvules du cœur. *Frankfurter Zeitschrift f. Pathologie* 1922.

GALLAVARDIN. — Du rétrécissement aortique non rhumatismal des jeunes sujets et de son analogie avec le rétrécissement mitral de Duroziez. *Lyon Médical*, 31 janv. 1909, tome CXII. p. 189.

HUTINEL. — Tuberculose pulmonaire et Cardiopathies chez les enfants. *Bulletin médical*, 29 juin 1912, p. 645.

LANDOUZY et GOUGEROT. — Endocardites bacillaires infantiles. *Presse Médicale*, 7 nov. 1908.

LIAN. — Traité de Pathologie Médicale et de Thérapeutique appliquée (SERGENT) 1922, t. IV, p. 328.

POTAIN. — Sur un cas de Rétrécissement mitral. Clinique de la Charité, in *Semaine Médicale*, 1892. p. 353.

POTAIN. — Rétrécissement Tricuspide d'origine tuberculeuse. *La Médecine Moderne*, 9 janv. 1895, p. 17.

POTAIN. — Rapports de la tuberculose pulmonaire et de la sclérose endo-myocardique. Leçon clinique in *Gazette des Hôpitaux*, 30 nov. 1899, p. 1281, et *Bulletin Médical*, 6 janv. 1900.

ROUBIER (Ch.) et TOURNIAIRE (A.). — Un cas de Rétrécissement aortique non rhumatismal chez un jeune sujet. *Lyon Médical*, 11 novembre 1928, tome CXLII, p. 553.

Sabrazès et Brengues. — Tubercule du volume d'un pois implanté à la base d'une valvule sigmoïde de l'artère pulmonaire. *Soc. Médicale des Hôpitaux de Paris*, 1899.

Witte (Joh). — Tubercules de la Valvule mitrale et de l'aorte. *Beitrage z. Pathol. Anatomie und z. allgem. Pathologie* 1904. Vol. XXXVI, n° 2, p. 192.

MYOCARDITE.

Adamson (W.). — Un cas de tuberculose du myocarde. *Journal of Pathol. and Bacteriologie*, déc. 1920.

Andral. — Tubercules de la paroi ventriculaire droite du cœur, du foie et du poumon. *Bull. Société Anatomique* (Paris) 1872, p. 118.

Bard et Philippe. — Myocardite interstitielle. *Revue de Médecine* 1891, pp. 345-603-660.

Binder. — Tuberculose nodulaire du cœur. *Centralblatt f. Hertz und Gefäss Krankheiten*. janv. 1920, n° 1.

Bohdan-Korybert-Dazkiewick. — La Tuberculose du Cœur chez les enfants. *Arch. de Médecine des Enfants*, mars 1922, n° 3.

Brehmer. — Les myocardites fibreuses. (*Thèse de Halle*, 1883).

Bret (J.). — Tuberculose du myocarde. *La Province Médicale*, 22 avril 1893, p. 181.

Brucker (Th.). — Quatre cas de Tuberculose du Myocarde (*Thèse de Fribourg-en-Brisgau*, août 1903).

Cabannes. — De la tuberculose chronique des oreillettes. *Revue de Médecine* 1899, p. 834.

Cadiot, Gilbert et Roger. — Tuberculose expérimentale de la chèvre. *C R. du IIIe Congrès pour l'Etude de la Tuberculose* (Paris) 1893, p. 445.

Carpenter (G.). — Dégénérescence fibreuse du cœur chez un enfant de 12 mois ; mort subite ; tuberculose généralisée. (*Pediatrics*. Londres 1896. Tome I. p. 445.

Claessen. — Tuberculose du Myocarde. *Deutsche Medizin. Wochenschrift* 1892, n° 8, p. 161.

Coste. — Tuberculose du cœur. *Soc. des Sciences Médicales de Lyon*, 16 mars 1904. *Lyon Médical* 17 avril 1904, p. 803.

Da Costa. — Tuberculose des parois du cœur. *Proced. of the Pathol. Society of Philadelphie* 1860, tome II.

Dainville (François) et E. Thin. — Myocardite scléreuse atrophique du ventricule gauche réalisant un processus anévrysmal. *Bull. Société Anatomique*, 3 fév. 1923.

Demme. — Un cas de tuberculose primitive du myocarde. (XXIIe *Réunion médicale de l'Hôpital Jenner de Berne*). *Wiener Medizin Blätter* 1887, p. 1546.

Eisenmenger (V.). — Contrib. à l'étude de la tuberculose du myocarde. *Zeitschrift f. Heilkunde* 1900, tome XXI.

Fontoynont. — Tuberculose du myocarde. *Bull. Soc. Anatomique* (Paris) 1897, pp. 101 et 200.

Fremy. — Diathèse tuberculeuse. *Bull. Soc. Anatomique* (Paris) 1843, tome XVIII, p. 54.

Fuchs (A.). — De la tuberculose du myocarde. (*Thèse de Paris*, 1898, n° 516.)

Gallavardin et Gravier. — Myocardite tuberculeuse à lésions interstitielles. *La Médecine*, mars 1926, n° 6.

Gervais et Jahan. — Les Tuberculoses de la Ménagerie. *Exp. Internationale de la Tuberculose* (Paris) oct. 1905.

Gunewardene (Th. et H.-O.). — Un cas de tuberculose primitive étendue du cœur. *Royal Society of Medicin* (Londres) mars 1920.

Haberling. — De tuberculosi myocardii (*Thèse de Breslau* 1865.)

Hartog. — Des gros tubercules conglomérés du myocarde (*Thèse de Munich* 1901).

Haushalter. — Tuberculose du myocarde. *Exposit. Internationale de la Tuberculose* (Paris) oct. 1905.

Hirschprung (N.). — Gros tubercule myocardique chez un enfant. *Jährbuch für Kinderheilkunde* 1882, p. 285.

Hutinel. — Cirrhose cardiaque et cirrhose tuberculeuse chez l'enfant. *Revue des Maladies de l'Enfance*, Paris, déc. 1893.

Klob (cité par Pollak in : *Zeitschrift des K K. Gesellschaft der Aerzte in Wien* 1860, n° 49, p. 218.

KOSTIOURINE et KRAINSKY. — Effet comparé sur les animaux des toxines putrides et tuberculeuses et de leur influence sur le cœur de la Tuberculose expérimentale. (*Vratch*. 1891, n°s 2 et **3**.)

KOTLAR. — Sur la Thrombose tuberculeuse du cœur. *Prager Medizin. Wochenschrift* 1894, tome XIX, numéros 7 et 8.

KREYSIG. — Traité des Maladies du Cœur, Berlin 1896, p. 360.

LABBÉ (M.). — Tuberculose du myocarde. *Revue mensuelle des Maladies de l'Enfance*. Paris juin 1896, p. 280.

LASNIER (E.) et Alice-Armand Ugon (de Montevideo). — Un cas de cirrhose cardio-hépatique d'Hutinel avec un énorme tuberculome de l'oreillette droite. *Arch. de Médecine des Enfants*, tome XXV, janv. 1922.

LENOBLE (E.). — Myocardite bacillaire avec crises de tachycardie paroxystique (inoculation positive au cobaye). *Arch. des Mal. du Cœur, des Vaisseaux et du Sang*, janv. 1922, p. 15.

LENOBLE (E.). — Un cas de cirrhose cardio-tuberculeuse d'Hutinel avec inoculation positive du myocarde au cobaye (contribution à l'étude de la myocardite bacillaire). *Arch. des Maladies du Cœur, des Vaisseaux et du Sang*, janv. 1922, p. 20.

LUSCHER (Walther). — Sur la myocardite tuberculeuse. *Schweizerische Medizin. Wochenschrift*, tome IV, n° 30, 15 déc. 1921.

MASSINI. — Sur la myocardite tuberculeuse. *Schweizerische Medizin. Wochenschrift*, tome IV, n 30, 15 déc. 1921.

MENDEZ. — Sur la Tuberculose du myocarde. *Rev. de la Sociedad medica Argentina*, juil.-août 1894.

MEYER et OBERLING. — Myocardite tuberculeuse avec syndrome d'Adams-Stokes. *Soc. de Médecine du Bas-Rhin*, 23 avril 1922.

MORLOT et ABEL. — Tubercules du cœur chez un nourrisson. *Soc. de Médecine de Nancy*, avril 1923.

MURCHISON. — Ulcération excavée de la paroi du cœur. Mort par méningite. (*R. de la Société de Pathologie de Londres* 1865, tome XVI, p. 121.

NATTAN-LARRIER. — Tuberculose du cœur. *Bull. Société Anatomique* 1897, p. 460 et *Bull. et Mém. de la Soc. Médical des Hôp. de Paris*, 1897, p. 456.

NOCARD et LECLAINCHE. — Les maladies microbiennes des animaux. Paris 1903, tome II, p. 69.

NOEL (J.). — Gros tubercule du cœur. *Bull. Soc. Anatomique* (Paris) 1892 LXVII, 2e année, 5e série, t. VI, p. 403.

ONDENAL. — Myocardite tuberculeuse. *Nederlandsch. Tijdschrift voor Geneeskunde* 19 mai 1923.

ONFROY DE BRÉVILLE. — La tuberculose du myocarde. (*Thèse de Paris, 1911.*)

PÉRON. — Tuberculose du myocarde chez l'Homme. *Bull. de la Soc. Anatomique* (Paris) 1897, p. 826.

PIC et CADE. — Un cas de symphyse du péricarde avec tubercule isolé de l'oreillette droite. *Revue de Médecine* juin 1901, p. 531.

POLLAK (de Budapest). — De la tuberculose du myocarde. *Zeitschrift. Klin. Medizin*, 1892, tome XXI, p. 185.

POTAIN. — Pleurésie et péricardite chronique : tuberculisation du poumon et du cœur. *Bull. Soc. Anatomique*, juil. 1862, p. 349.

PUTH — Un cas de tumeur tuberculeuse du cœur. (*Thèse de Marburg, 1882.*)

RAVIART (G.). — La tuberculose du myocarde. *Archives de Médecine expérimentale*, 1906, p. 141.

RAVIART et CAUDRON. — Un cas de tuberculose du myocarde. *Echo Médical du Nord*, 1904, p. 529.

RECKLINGHAUSEN (Von). — Tubercule du myocarde. *Arch. f. Path. Anat.* (Berlin), 1859, vol. V, n° 2, p. 468.

REIM. — Tuberculose du myocarde. *Berliner Klinik. Wochenschrift*, 1916, n° 24.

REIMER. — Statistique et contribution anatomo-pathologique de l'Hôpital d'enfants Nicolas à Saint-Petersbourg. *Tuberkulosis Jahrbuch*, 1876, vol. X, p. 219.

RENAULT (J.) et MARTINGUEY. — Tuberculose du myocarde. *Soc. de Pédiatrie*, 20 juin 1911.

REY. — Contribution à l'étude de la tuberculose du myocarde. (*Thèse de Paris, 1910-11.*)

ROCHET. — Tumeur tuberculeuse du cœur, mort subite. *Bull. de la Soc. Anatomique de Paris*, 1887, LXIIe année, tome I. p. 50.

Roque et Cordier — Tuberculose du myocarde. *La Province Médicale*, 1910, p. 281.

Rosenstein (P.). — Myocardite chronique avec anévrisme du cœur dans l'enfance : contribution à son étiologie. *Zeitschrift. f. Klin. Medizin*, 1900, Vol. XXIX, p. 142.

Sanger. — De la tuberculose du myocarde. *Achiv. f. Heilkunde*, 1878, p. 448.

Sauzier. — Tubercules pulmonaires ou Phtisie tuberculeuse. (*Thèse de Paris*, 1834.) (renferme une observation de tubercules des oreillettes).

Semprun cité par Mendez. — *Rev. de la Sociédad medica Argentina*, juil-août, 1894.

Sotti (Guido). — Myocardite tuberculeuse à type hémorragique. (*R. Académie de Médecine de Turin*, 4 mars 1904, analysé in *Presse Médicale*, 28 mai 1904, p. 342.

Stoïcesco et Babès — Myocardite aiguë greffée sur une myocardite localisée tuberculeuse. *Progrès Médical* (Paris) 1895, 3e série, tome II, n° 49, p. 405.

Töppich (G.). — Le myocarde dans la tuberculose. *Deutsche Medizine Wochenschrift*, 1923, n° 36.

Townsend. — Mort par asphyxie causée par de larges tubercules développés dans les parois de l'oreillette gauche, comprimant le tronc des veines pulmonaires. *Dublin Journal of Medical Science*, janv. 1832, p. 176.

Valentin — Contribut. à l'étude de la tuberculose myocardique. (*Thèse de Paris*, 1894, n° 46.)

Waldeyer. — Tuberculose du myocarde et du cerveau. *Arch. f. Path. Anatomie*, tome XXXV, p. 218, 1865.

Weill (E.). — Myocardite tuberculeuse. *Soc. des Sciences Médicales de Lyon*, avril 1897. *Lyon Médical*, 16 mai 1897, p. 90.

Weill (E.) et P. Dufourt. — Abcès tuberculeux du myocarde chez un enfant de deux ans. *Soc. Médicale des Hôp. de Lyon*, 21 févr. 1922. *Lyon Médical*, 1922, tome XXXI, p. 540.

Zuber. — Tuberculose du cœur. *Bull. de la Soc. Anatomique*, 1894, p. 198.

« HYPERTROPHIE IDIOPATHIQUE » DU CŒUR.

BARD. — Des hypertrophies du cœur de mécanisme diastolique. Le rôle de l'hypotension artérielle. *Journal de Médecine de Lyon*, 5 août 1925.

BONAFÉ. — De l'hypertrophie primitive du cœur. La myocardite hypertrophique pure et isolée. (*Thèse de Lyon*, 1923.)

DUMAS (A.). — La circulation sanguine périphérique et ses troubles. Paris, Doin, édit. 1926.

DUMAS (A.). — Le gros cœur des hypotendus et le gros cœur dit primitif. *Lyon Médical*, 24 mai 1925, t. CXXXV, p. 627.

HERRING. — L'hypotonie facteur de l'hypertrophie cardiaque : dilatation hypertrophique du cœur hypotonogène, barogène et hypnogène. *Deutsche Medizin. Wochenschrift*, 3 févr. 1921.

JOSSERAND et GALLAVARDIN. — De l'asystolie progressive des jeunes sujets par myocardite subaiguë primitive. *Archives Génér. de Médecine*, 1901, nouv Série, tome VI, pp. 513 et 684.

JOSUÉ et BELLOIR. — L'insuffisance fonctionnelle du cœur hypertrophié : son origine surrénale. L'asystolie surrénale. *Bull. de la Soc. Médicale des Hôp. de Paris*, 3 avril 1914.

LAUBRY et WALSER. — Sur un cas d'insuffisance cardiaque primitive : la myocardie. *Soc. Médicale des Hôp. de Paris*, 13 mars 1925.

MERLAND (L.). — De la myocardite hypertrophique d'origine tuberculeuse. (*Thèse de Lyon*, 1915-16.)

PAVIOT. — Essai de pathogénie et d'étiologie de la myocardite hypertrophique dite idiopathique. *Lyon Médical*, 15 et 22 mars 1914, pp. 549 et 633.

WALSER. — La myocardie. Contribut. à l'étude des insuffisances cardiaques fonctionnelles. Paris, Doin édit. 1925.

MALFORMATIONS CONGÉNITALES

AUCHÉ et CHAMBRELENT. — Un cas de transmission de la tuberculose par voie transplacentaire. *IVe Congrès Français de Médecine* (Montpellier, avril 1898).

Cochez. — Rétrécissement mitral pur congénital, familial et héréditaire. *Le Bulletin Médical*, 22 mai 1898.

Delpeuch. — Rétrécissement mitral et arrêt de développement. *Soc. Médicale des Hôpitaux de Paris*, 28 avril 1899. Bull. p. 423.

Gallavardin. — Maladie de Roger avec cyanose par communication interventriculaire et phtisie fibreuse. *Lyon Médical*, 12 mai 1912, tome CXVIII, p. 1005.

Gilbert et Rathery. — Le nanisme mitral. *Presse Médicale*, 1900, 9 et 12 mai, pp. 225 et 231.

Grunberg (Wladimir). — Hérédité et tuberculose. (*Thèse de Paris*, 1911-12, n 163.)

Hanot. — Sur le rétrécissement de l'artère pulmonaire considéré comme manifestation de l'hérédité tuberculeuse. *Gazette Hebdomadaire de Médecine et Chirurgie*, 1896, n° 23, p. 265.

Landouzy et Laederich. — Etude expérimentale de l'Hérédité tuberculeuse. *Presse Médicale*, 18 octobre 1911, p. 833

Laubry et Pezzi. — Maladies congénitales du cœur. Baillère, 1920, pp. 296-97.

Mosny. — La descendance des tuberculeux. Manifestations spécifiques et indifférentes de l'hérédité atypique de la tuberculose. Heredo-dystrophie para-tuberculeuse. *Revue de la Tuberculose*, 1900, tome VIII, pp. 301 et 409.

Mosny. — Manifestations cardio-vasculaires de l'hérédo-dystrophie para-tuberculeuse. *Revue de Médecine*, avril 1903.

Moussous (A.). — Les maladies congénitales du cœur. (*Collect. Léauté*, p. 165.)

Reiss (P.-L.). — Contribut. à l'étude des malformations congénitales du cœur. Maladie de Roger. (*Thèse de Paris*, 1893.)

LE CŒUR DES TUBERCULEUX.

Alessandrini (Rome). — Recherches cardiologiques et cliniques sur le cœur des tuberculeux. *Le Malattie del Cuere e dei Vasi*, 31 août 1920.

Alexander (B.). — Traitement de la Tuberculose pulmonaire par les injections sous-cutanées d'huile camphrée. *Verhandl der Berliner Med. Gesellschaft* 1893, XXIII, tome I, pp. 247-253.

ARCELIN (F.). — Les formes de l'aire de projection du cœur pathologique. (*Thèse de Lyon*, 1905-06, n° 108.)

ARNOLDI. — Traitement de la Tuberculose pulmonaire par les toni-cardiaques. *Muenchener Mediz. Wochenschrift*, juin 1922.

AUBRY. — De l'asystolie chez les tuberculeux. *Gazette Médicale de Nantes*, 22 janv. 1919.

BARIÉ. — Les palpitations chez les tuberculeux. *Rev. Gén. de Clinique et de Thérapeutique*, 16 mai 1894, n° 39, p. 457.

BARIÉ. — L'état et le volume du cœur dans la tuberculose pulmonaire chronique. *Soc. Médicale des Hôp. de Paris*, 14 déc. 1906, Bull. p. 1185.

BERTIER. — Tachycardie et arythmie paroxystique tuberculeuses. *Le Nord Médical*, 12 février 1911.

BERTIER. — Tachycardie paroxystique au cours de la tuberculose pulmonaire. *Lyon Médical*, 29 oct. 1905, tome II, p. 654.

BEZANÇON (F.). — Le cœur chez les tuberculeux. *Annales de Médecine*, 28 juin 1893.

BEZANÇON (F.). — De la tachycardie dans le cours de la tuberculose. *Société de Biologie*, 12 mars 1893, p. 305.

BEZANÇON (F.). — Contribut. à l'étude de la tachycardie symptomatique de la tuberculose. *Revue de Médecine*, 10 janv. 1894, p. 38.

BOAS (E.-P.) et Hubert MANN. — Le ventricule droit dans la tuberculose pulmonaire. *Arch. of Internal. Medizin*, 15 juil. 1921.

BOUCHARD et BALTHAZARD. — Le Cœur des Tuberculeux. *C. R. Académie des Sciences*, tome XXXV, p. 931 et *Revue de la Tuberculose*, 1903, tome X, p. 1.

BRELET. — Le Cœur des Tuberculeux. *Revue Générale in Gazette des Hôpitaux*, 6 janv. 1912, n° 2.

BRETON. — La Tachycardie chez les Tuberculeux. *Journ. des Praticiens*, 1899.

BRUN-BOURDEAUX. — Contribut. à l'étude des Dilatations du Cœur dans la Phtisie. (*Thèse de Paris*, 1877.)

Cnox. — Indicat. pronostiques des Variations du Pouls chez les tuberculeux. (*Thèse de Lyon*, 1904-05.)

Decroix. — Atrophie du cœur et dilatation des cavités droites dans la tuberculose pulmonaire. (*Thèse de Paris* 1880.)

Destot. — Diagnostic de la tuberculose au début et des cardiopathies par la radioscopie orthogonale. *Lyon Médical* 5 et 19 juin 1904, p. 1124.

Dumas et H. Mollard. — Asystolie transitoire avec grosse dilatation cardiaque temporaire chez un tuberculeux, ayant coïncidé avec une évolution granulique pulmonaire et péritonéale sans atteinte du cœur ni du péricarde. *Lyon Médical*, 6 déc. 1925, tome CXXXVI, p. 674.

Faisans. — De la Tachycardie chez les tuberculeux : son importance au point de vue du diagnostic, du pronostic et du traitement. *La Semaine Médicale*, 13 juil. 1898, p. 305.

Faure-Beaulieu. — Le Cœur des tuberculeux. Rev. Gen. in *Revue de la Tuberculose* 1909, p. 434.

Fiessinger (N.). — Le Myocarde des tuberculeux en dehors de la tuberculose myocardique. *Arch. de Médecine Expérimentale* 1906, p. 791.

Gallavardin et Gravier. — Du Pouls alternant par involution cardiaque. *La Province Médicale* 27 sept. 1913, n° 39.

Gouget. — De l'influence des modifications de la Tension artérielle sur l'évolution de la tuberculose expérimentale. (*Journ de Physiologie et de Pathologie générale*, 1905.)

Gouraud. — De l'influence pathologique des maladies pulmonaires sur le cœur. (*Thèse de Paris* 1865.)

Grancher et Barbier. — Article « Tuberculose Pulmonaire » in *Traité de Médecine et de Thérapeutique de* Brouardel et Gilbert, t. VII. p. 689. — Barbier, éd. 1900, p. 526.

Grosset (M.). — De l'éréthisme cardiaque particulièrement étudié au cours de la tuberculose pulmonaire chronique. (*Thèse de Paris* 1903-04).

Guéneau de Mussy. — Leçons cliniques sur les causes et le traitement de la tuberculose pulmonaire. Paris, Delahaye 1880.

Guilleminot. — L'orthodiographie et le diagnostic de la tuberculose. *Revue de la Tuberculose*, juin 1905, n° 3, p. 177.

Hirtzmann. — Troubles fonctionnels du cœur et tuberculose (*Thèse de Lyon*, 1908-09.)

Huchard et Faure-Miller. — Injections d'huile camphrée dans la tuberculose pulmonaire. (*Congrès pour l'étude de la tuberculose de 1891*, t. II, pp. 532-585. Paris 1892.)

Jouanneau. — La Tachycardie des tuberculeux. (*Thèse de Paris*, 1890.)

Kerlson (S.-I.). — et H. Kryszek. — Remarques sur le Cœur des Tuberculeux. *Polskie Archivum medycyny wewn*, t. III, fasc. 1, 1916.

Loeper. — Le syndrome asystolique dans la tuberculose surrénale. *Revue de la Tuberculose*, 1906, p. 121.

Lutembacher (R.). — Syndrome tricuspidien terminal dans les lésions chroniques du poumon. *Arch. des Mal. du Cœur, des Vaisseaux et du Sang*, avril 1916, p. 141.

Marucheau. — Etat du cœur dans la phtisie. (*Thèse de Paris* 1881.)

Norris (G.-W.). — Tuberculose et atteinte cardiaque. Basé sur l'étude de 1764 autopsies, 1274 observations cliniques et une revue de la littérature. *The American Journ. of the Medical Science*. New series 1er oct. 1904, vol. CXXVIII, p. 649.

Palhier. — Contribut. à l'étude anatomo-pathologique du cœur dans la phtisie chronique. (*Thèse de Paris*, 1890.)

Piery. — La Tuberculose Pulmonaire. *In Collect. de la Tuberculose*, Doin, édit.

Potain. — Le cœur des phtisiques. *Cliniques médicales de la Charité*, Paris 1894 et *La Médecine Moderne*, 31 déc. 1892.

Pouliot. — Syndrome d'hyposystolie hépatique chez les tuberculeux pulmonaires. *Soc. Médicale des Hôp.*, 7 déc. 1906. Bull. p. 1250.

Ratner. — Du cœur dans la tuberculose. (*Thèse de Paris* 1897-98.)

Regnault. — Le cœur des Tuberculeux. (*Thèse de Lyon* 1898-99.)

Rowlet. — Le cœur dans la tuberculose pulmonaire chronique. (*Thèse de Paris* 1881-82.)

Scalliero. — Du volume et de la position du cœur dans les di-

verses formes de la tuberculose pulmonaire. *XIIe Congrès de la
Société Italienne de Médecine Interne*. Rome 1902.

SEQUER. — Le cœur des tuberculeux. (*Thèse de Paris* 1903-04.)

SIROT (de Beaune). — Valeur séméiologique et pronostique de la
Tachycardie dans la tuberculose pulmonaire. *Sem. Médicale*
8 juin 1898 et *Congrès de la Tuberculose*, 3o juil. 1898.

STERLING. — La fréquence du pouls dans la phtisie. *Muenchener
Medizin. Wochenschrift* 19 janv. 1904.

TONNEL et DETUREAUX. — Le travail mécanique du cœur dans la
tuberculose pulmonaire. *Com. à la Soc. Médico-chirurg. Militaire de la XIVe Région*, in *Lyon Médical*, juil. 1917, n° 7, tome
CXXVI, p. 33o.

WATEAU. — De la Tachycardie chez les tuberculeux. (*Thèse de
Paris*, 1900.)

<h2 style="text-align:center">RAPPORTS RÉCIPROQUES DE LA TUBERCULOSE
ET DES CARDIOPATHIES.</h2>

BROUSSE et DUCAMP. — Lésion mitrale et tuberculose pulmonaire.
Gazette hebdomadaire des Sciences Médicales de Montpellier, 15
juin 1889.

CAËNENS. — Coïncidence de la tuberculose pulmonaire et des lésions du cœur ; antagonisme dans l'évolution simultanée des
deux affections (*Thèse de Lyon*, 1892.)

CALTHROP (G.-T.). — Relations entre les lésions cardiaques et la
tuberculose pulmonaire. *Tubercle* (Londres), mars 1920.

CLARAC. — Sur l'antagonisme de la tuberculose et du rhumatisme articulaire aigu. (*Thèse de Paris* 1892-93.)

DANLOS et GILLET. — Tuberculose pulmonaire ancienne ; régres-
sion de celle-ci après le développement d'un rétrécissement mitral. *Bull. et Mém. de la Soc. Médic. des Hôp. de Paris*, 1900,
tome I, p. 1.210.

DUROZIEZ. — Du rétrécissement mitral pur. *Archives génér. de
Médecine*, juillet-août 1879 ; *Union Médicale*, 1879, 1885, 1887,
1892.

FOSSIER. — De la tuberculose dans les affections du cœur gauche.
(*Thèse de Paris* 1898-99.)

Frommolt. — Sur la coïncidence de cardiopathies valvulaires et de la Phtisie. *Archive der Heilkunde* 1873, p. 238.

Hanot. — Art. Phtisie. *Dictionnaire de Jaccoud*, 27ᵉ vol., p. 513.

Heftler — Etude sur les relations de la phtisie pulmonaire avec les maladies du cœur. (*Thèse de Paris* 1887.)

Howards (A.). — Sténose mitrale et tuberculose pulmonaire. *Nation. association of the studdy and prevention of Tuberculose.* Washington 1905.

Huchard. — Rétrécissement mitral et tuberculose pulmonaire. *Le Bulletin Médical*, 13 mai 1894 ; *La Médecine Moderne*, 1ᵉʳ juil. 1894.

Lamy. — Rétrécissement mitral et tuberculose. *La Clinique*, 27 déc. 1907.

Lannois. — Sur un cas d'association de lésion du cœur avec la tuberculose. *Revue de Médecine*, 1892.

Lapeyre. — Etude sur les relations des lésions organiques du cœur gauche avec la tuberculose pulmonaire. (*Thèse de Montpellier*, 1890.)

Malmonté. — Tuberculose pulmonaire et Rétrécissement mitral pur. (*Thèse de Lyon*, 1904-05.)

Meisenburg. — Sur la cœxistence des maladies valvulaires du cœur et de la tuberculose pulmonaire. *Zeitschrift f. Tuberkulose und Heilstätenwesen*, 5 sept. 1902.

Patella. — Sténose mitrale et tuberculose pulmonaire. *Clin. Médicale Pise*, 1900, tome VI, p. 73-78.

Paul (Constantin). — Mémoire sur le rétrécissement des orifices de l'artère pulmonaire. *Bull. et Mémoires de la Soc. Médicale des Hôp. de Paris*, 1872.

Peter. — Antagonisme entre les maladies du cœur et la tuberculose pulmonaire. Leçons de Clinique médicale, 1879, tome II. p. 190 ; *Gazette des Hôpitaux*, 1875.

Pidoux. — Etude générale et pratique sur la phtisie, 1873, p. 156.

Potain. — Affection mitrale et tuberculose. *Revue générale de Clinique et de Thérapeutique*, 29 nov. 1893.

Potain. — Rapports entre la tuberculose et les affections cardiaques. *Journal de Médecine et de Chirurgie Pratiques*, 1900, p. 248.

SOUHAUT. — Etude sur le Rétrécissement pulmonaire dans ses rapports avec la tuberculose du poumon. (*Thèse de Paris*, 1902)

TEISSIER (Benédict). — Rapports des lésions de l'artère pulmonaire avec la phtisie pulmonaire. *Annales et Compte rendu de la Société Nationale de Médecine de Lyon*, 20 janv. 1879.

TRAUBE. — Remarque sur les rapports de la pneumonie tuberculeuse (caséogène) avec les maladies organiques du cœur. *Allgem. medizin. Central Zeitung*, 14 déc. 1864.

WEISMAYER (Von). — Tuberculose dans les maladies du cœur. *Weiner Klin. Wochenschrift.*, 20 et 27 févr. 1896.

TENSION ARTÉRIELLE ET TENSION VEINEUSE.

ADRIAN. — Valeur de la Pression sanguine dans le diagnostic et le pronostic des maladies des reins. *Zeitschrift f. Urologie*, 1910, p. 355.

AMBLARD. — La tension artérielle au cours de la tuberculose pulmonaire. *Le Monde Médical*, août 1918.

ARLOING (S.), RODET et P. COURMONT. — Etude expérimentale sur les propriétés attribuées à la tuberculine de Koch. *Annales de l'Université de Lyon*, 1892, tome VI, 1er fascicule.

BACHMANN (M.). — Syndrome de néphrite chronique hypertensive et azotémique dans la tuberculose rénale. (*Thèse de Lyon*, 1924-25.)

BETCHOV et P. FARBAGE-VAÏL. — La tension artérielle dans la tuberculose pulmonaire. Sa valeur diagnostique et pronostique comparée à d'autres éléments cliniques. *Sweizerische Medizin. Wochenschrift.* 18 août 1921, tome II, n° 33.

BOUCHUT et BONAFÉ. — Tuberculose rénale fermée à forme de néphrite chronique hypertensive. (*Société Médicale des Hôpitaux de Lyon*, 21 nov. 1922, in *Lyon Médical* 1923, tome CXXXII, p. 81.

BOUCHUT, MORENAS et GENSOLLEN. — Tuberculose caséeuse totale des surrénales avec syndrome d'insuffisance surrénale à marche rapide sans pigmentation. *Soc. Médicale des Hôp. de Lyon*, 5 déc. 1922 ; in *Lyon Médical*, 1923, tome C XXII, p. 162.

Bret et Blanc-Perducet. — La tuberculose rénale fermée à forme de mal de Bright. *Revue de Médecine*, 1913.

Brockmann. — Tuberculose pulmonaire et hypotension artérielle. (*Thèse de Berlin*, 1911.)

•Burnand. — L'administration périodique et prolongée de la digitale chez les tuberculeux pulmonaires hypotendus. *Archiv. des Maladies du Cœur, des Vaisseaux et du Sang*, 1911, p. 419.

Cade et J. Barbier. — Insuffisance surrénale à terminaison rapide. Absence de mélanodermie. Double abcès froid surrénal. *Lyon Médical*, 1923, tome CXXXII, p. 166.

Cahen. — Les néphrites et l'urémie au cours de la tuberculose pulmonaire (*Thèse de Paris*, 1903-04.)

Charrin et Lenoir. — Propriétés vaso-dilatatrices des urines des tuberculeux. (*R. Soc. de Biologie*, 22 juil. 1893, p. 769.

Chkliar — De la pression sanguine dans la tuberculose pulmonaire. *Vratchebnoïe Delo*. Karkov. 25 janv. 1924.

Colbert. — L'hypertension du tuberculeux. Son traitement. *Journal de Médecine et de Chirurgie Pratiques*, 25 sept. 1919, p. 689.

Colomban (P.). — L'évolution de la tuberculose pulmonaire dans ses rapports avec la circulation générale et locale. *Thèse de Paris*, 1924.

Cordier. — La tension veineuse dans quelques affections pulmonaires. La tension veineuse au cours du pneumothorax artificiel. *Soc. Médicale des Hôp. de Lyon*, 25 déc. 1922. In *Lyon Médical*, 1923, tome CXXXII, p. 170.

Counsell. — Un cas de maladie d'Addison sans pigmentation. *The Lancet*, 3 mai 1890.

Devic et Rieux. — Néphrite scléreuse atrophique d'origine tuberculeuse. *Revue de Médecine*, 10 août 1908, p. 720.

Dumarest et Colomban. — L'oscillo-pronostic en tuberculose pulmonaire. *Journal de Médecine de Lyon*, 1921.

Emerson. — La pression sanguine dans la tuberculose. *Archiv. of internat. Medicine* (New-York), avril 1911, p. 441.

Fagart. — Contribut. à l'étude de la pression artérielle dans les pleurésies séro-fibrineuse tuberculeuses. (*Thèse de Paris*, 1906.)

GALLAVARDIN et REBATTU. — De la tuberculose fermée à forme de néphrite chronique. *Lyon Médical*, 27 juin 1909, tome CXII, p. 13-17.

GALLAVARDIN. — La tension artérielle en clinique. Masson édit. 1921.

GRANT (A.-G.-M.). — De la pression artérielle dans la tuberculose pulmonaire. *Tubercle*, mai 1921.

JACQUEROD. — Influence de l'altitude sur la tension des tuberculeux. *II° Congrès de climatologie et d'Hygiène urbaine*, Arcachon, 1905.

KINDBERG (M.-Léon). — Etudes sur le rein des tuberculeux. (*Thèse de Paris*, 1913.)

LAMY (H.). — La pression artérielle dans la tuberculose limitée aux séreuses (plèvre et péritoine). *Congrès Français de Médecine Interne* (Paris), oct. 1904, p. 86.

LOSDIJEK. — La tension artérielle chez les tuberculeux pulmonaires. *Le Scalpel* (Bruxelles), 31 janv. 1922.

MARFAN. — De l'abaissement de la tension artérielle dans la phtisie pulmonaire. (*C. R. Soc. de Biologie*, 16 mai 1891, p. 346.)

MARFAN. — La tension artérielle dans la tuberculose pulmonaire chronique et son importance pour le pronostic. *Revue de Médecine*, 1907, p. 1005.

MARFAN et VANIEUWENHUYSE. — Nouvelles recherches sur la tension artérielle dans la tuberculose pulmonaire. *Annales de Médecine*, 1920, tome I, p. 16.

PARISOT. — La pression artérielle dans la méningite. Com. à la *Soc. de Médecine de Nancy*, in *Province Médicale*, 2 avril 1910.

PORAK (R.). — De l'activité fonctionnelle de la glande médullaire surrénale des tuberculeux (applications thérapeutiques). *Annales de Médecine*, 1918, p. 404.

POTAIN. — La pression artérielle de l'homme à l'état normal et pathologique. Paris, 1902, p. 115 et suivantes.

POUJADE. — Valeur pronostique de l'Hémoptysie initiale de la période de germination. (*Thèse de Paris*, 1905.)

REITTER. — Tuberculose rénale et hypotension artérielle. *Zeitschrift. f. Klin. Medizin*, 1907.

ROUSSET. — Tuberculose rénale à forme de mal de Bright. (*Thèse de Montpellier*, 1922.)

SERGENT. — L'insuffisance surrénale chez les tuberculeux. *Gazette des Hôpitaux*, 11 juillet 1912.

SÉZARY (A.). — Pression artérielle et glandes surrénales chez les tuberculeux. *Archives des Maladies du Cœur, des Vaisseaux et du Sang*, févr. 1910, p. 73.

STRANDGAARD. — La pression artérielle dans la tuberculose pulmonaire. *Hospitalstidende*, nos 39-42, 1907.

STRAUSS et P. TEISSIER. — Action du poison tuberculeux sur la pression artérielle. *Congrès de la tuberculose*, 1893.

P. TEISSIER. — La pression artérielle dans la tuberculose. Rapport au *Congrès International de la tuberculose*, 1905.

VILLARET et M. MARTINY. — Pression veineuse et tuberculose pulmonaire. *La Presse Médicale*, 28 novembre 1925.

TUBERCULOSE DES ARTÈRES.

BARTH. — Thrombose des artères centrales chez un tuberculeux. *France Médicale*, 1889.

BENDA. — Sur la tuberculose des vaisseaux et sur la pathogénie de la tuberculose miliaire. *Soc. de Médecine de Berlin*, 1884.

BLUMER. — Tuberculose de l'aorte. *American Journal of Médic. Sciences*, 1895.

BOINET. — Artérites tuberculeuses. In *Traité de Médecine de* BROUARDEL et GILBERT, 1899, tome VI.

BOINET et ROMARY. — Recherches expérimentales sur les aortites. *Archives de Médecine expérimentale*, 1897.

BONNENFANT (M.). — Du rôle étiologique de la tuberculose dans l'asphyxie locale et la gangrène symétrique des extrémités. (*Thèse de Paris*, 1903-04.)

BYERS (W.). — Un cas d'aménorrhée associé avec une maladie de Raynaud et une tuberculose pulmonaire. *The Lancet*, 26 août 1896.

CADE, DECHAUME et GRANDMAISON. — Péricardite caséeuse ayant entraîné l'ouverture de l'aorte dans la troisième portion du duodénum. Com. à la *Soc. Médicale des Hôp. de Lyon*, 23 nov. 1926, in *Lyon Médical*, 23 janv. 1927, tome CXXXIX, p. 103.

CHALLE. — De quelques lésions artérielles chez les Tuberculeux. (*Thèse de Paris*, 1898.)

CORNIL. — Tuberculose des vaisseaux. *Annales de Physiologie*, 1868.

DURAND (H.) et MARQUÉZY. — Aortite abdominale. Anévrysme disséquant chez une tuberculeuse. Réactions humorales de la syphilis négatives. *Bull. Société Anatomique*, juil. 1922.

GALLAVARDIN et BERNHEIM. — Le rôle de l'artérite dans la pathogénie de la maladie de Raynaud. *Lyon Médical*, 14 déc. 1924.

GASTOU et EMERY. — Cyanose des extrémités avec engelures chez un hérédo-tuberculeux microsphygmique et infantile. *Soc. Française de Dermatologie et de syphiligraphie*, 10 mars 1898.

HANOT et LÉOPOLD-LÉVI. — Un cas de tubercule de la membrane interne de l'aorte. *C. R. Soc. de Biologie*, 1895, p. 471.

HAYTHORN (S.). — Tuberculose des grandes artères : un cas d'anévrysme tuberculeux de l'artère iliaque primitive droite. *Journal of the American Médic. Associat.*, 10 mai 1913.

HEDINGER. — Tuberculose de l'aorte abdominale. *Zeitschrift. für Patholog. Anatömie*, 1908, tome II, n° 1.

KORNITZER (E.). — Rupture de l'aorte d'origine tuberculeuse. *Medizinische Klinik*, 1920, n° 14, p. 361.

KORTZ. — Rapports de la tuberculose et de l'artério-sclérose. (*Thèse de Paris*, 1893.)

LABOULBÈNE. — Oblitération de l'artère humérale droite chez un homme tuberculeux : gangrène de l'avant-bras et de la main. *Union Médicale*, 1875.

LENOBLE (E.). — Anévrysme de la portion initiale de l'aorte d'origine vraisemblablement tuberculeuse (anévrysme déshabité) tuberculose pleuro-pulmonaire discrète ; bacillose histologique du foie. *Archiv. des Maladies du cœur, des Vaisseaux et du Sang*, 1922, p. 677.

Lépine. — Tuberculose pulmonaire. Aortite chronique atrophique. Ulcération localisée dans la tunique interne. *Bull. de la Société Anatomique*, mai 1911.

Mallet et Vaquez. — Thrombose artérielle chez un sujet tuberculeux. *Bull. Société Anatomique*, juillet 1889.

Ménétrier. — Des anévrysmes et des lésions vasculaires tuberculeuses spécifiques dans les cavernes de la phtisie pulmonaire chronique. *Archiv. de Médecine expérimentale*, 1890.

Oberling. — Péri-aortite caséeuse centripète. Perforation de l'aorte abdominale. *Bull. de la Société Anatomique*, 1923, p. 97.

Paisseau et Lambling. — Athérome nortique tuberculeux. *Presse Médicale*, 4 sept. 1926, n° 71, p. 1122.

Petit (G.). — Tuberculose de l'aorte chez le chien. *Bull. de la Soc. Anatomique*, mars 1911, p. 181.

Pic et Bonnamour. — Etiologie et pathogénie de l'artério-sclérose. *Journal de Physiologie et de Pathologie générale*, 1906, p. 434.

Piery et Farsat. — Contribut. à l'étude de la gangrène tuberculeuse (tuberculose inflammatoire) ; gangrène des extrémités chez une phtisique fibreuse avec tumeur blanche. *Lyon Médical*, 21 nov. 1905, t. II, p. 789.

Potain. — L'aortite abdominale. *La Médecine Moderne*, 27 sept. 1899, *Le Bulletin Médical*, 1899, p. 993.

Powell (Douglas). — Cachexie tuberculeuse. Thromboses artérielles multiples. *Médical-Times and Gazette*, 1877.

Rénon (L.). — Du rôle étiologique de la tuberculose dans quelques cas d'asphyxie et de gangrène symétrique des extrémités (syndrome de Raynaud). *XIIIᵉ Congrès Internat. de Médecine*, Paris, 1900.

Roger et Gouget. — Les artérites, In. *Traité de Médecine de* Brouardel, Gilbert et Thoinot, 1909.

Roque (G.). — Rapports de la maladie de Raynaud avec la tuberculose et les lésions cardio-vasculaires. *La Province Médicale*, 1912.

Roubier. — Maladie de Raynaud chez un tuberculeux ayant un rétrécissement mitral. *Soc. Nationale de Méd. et de Sciences Médicales de Lyon*, 9 fév. 1921, in *Lyon Médical*, 1921, tome CXXX, p. 397.

Taledano. — Phtisie pulmonaire. Mort subite par obstruction du tronc basilaire. *Bull. de la Soc. Anatomique*, 1875.

Thérèse. — Etudes anatomo-pathologiques et expérimentales sur les artérites secondaires aux maladies infectieuses. (*Thèse de Paris*, 1893).

Tozer (E.-A.). — Un cas d'anévrysme tuberculeux de l'aorte abdominale avec rupture dans le duodénum. *Brith. medical Journal*, 12 déc. 1914.

Urquhart. — Maladie de Raynaud et tuberculose. *Edinburg Medical Journal*, mars 1895, p. 806.

Weill. (Ed.). — Un syndrome particulier chez les enfants tuberculeux. *Lyon Médical*, 20 mai 1894, tome LXXV(, pp. 77 et 111.

TUBERCULOSE DES VEINES.

Bernard (Léon), Salomon et Coste. — Phlébite superficielle des membres supérieurs chez les tuberculeux. *Annales de Médecine*, 1922, n° 3, p. 346.

Bougne. — Phlegmatia alba dolens dans la cachexie tuberculeuse. (*Thèse de Paris*, 1894.)

Bouysson. — Phlegmatia alba dolens chez les Tuberculeux. (*Thèse de Montpellier*, 1901.)

Brun (de). — Phlegmatia alba dolens (*Thèse de Paris*, 1881).

Callais. — Essai sur la Phlébite précoce des Tuberculeux (*Thèse de Paris*, 1896.)

Chalier (A.) et Nové-Josserand (L.). — Thrombo-phlébite de la veine iliaque primitive droite et de la partie voisine de la veine cave inférieure de nature tuberculeuse. *Lyon Médical*, 26 mars 1912, tome CXVIII, n° 21, p. 1162.

Collard. — Contribut. à l'étude des Phlébites des membres chez les tuberculeux. (*Thèse de Paris*, juil. 1904.)

BIBLIOGRAPHIE

Cornil et Babès. — Considérations sur la topographie et le rôle des bacilles dans l'anatomie pathologique de la tuberculose. *C. R. Académie de Médecine*, 24 avril et 1er mai 1883. Bulletin p. 603.

Halbron et Paraf. — Recherches sur la pathogénie des phlébites survenant au cours de la tuberculose pulmonaire. *Annales de Médecine* 1920, tome VII, n° 4, p. 265.

Hanot et Mathieu. — Phlegmatia alba dolens dans le cours de la chlorose. *Archiv. Générales de Médecine*, déc. 1899, p. 676.

Hirtz. — Phlébite précoce chez les Tuberculeux. *Soc. Médicale des Hôp. de Paris*, 8 juin 1894, *Bull.* tome XI, p. 385.

Janvier. — La phlébosclérose sténosante des Veines superficielles des membres. (*Thèse de Paris*, 1902-03.)

Lafforgue. — La Phlébite précoce des tuberculeux pulmonaires. *Paris Médical*, 6 janv. 1923, p. 30.

Leconte. — Phlébite des Tuberculeux. in *Traité de Pathologie Médicale et de Thérapeutique appliquée de* Sergent. Ribadeau-Dumas et Babonneix. *Appareil circulatoire*, tome IV, p. 436, 1re édit.

Lesné et Ravaut. — Recherches expérimentales sur la phlébite des tuberculeux. *La Semaine Médicale*, 1900, p. 340.

Maricot. — De la phlegmatia alba dolens chez les Tuberculeux. (*Thèse de Paris*, 1900.)

Mezzena (C.). — Tuberculose de la Veine Cave supérieure et du myocarde. (*R. Royale Académie de Médecine de Turin*, 17 juil. 1925.

Mignot (R.). — La Phlébite des Tuberculeux. *Journal de Médecine et de Chirurgie pratiques*, 25 déc. 1925, p. 885.

Proby. — La Thrombose chlorotique (*Thèse de Lyon*, 1889.)

Sabrazès et Mongour. — Phlegmatia alba dolens chez une tuberculeuse. Com. à la *Société Anatomique et Physiol. de Bordeaux*, 22 janv. 1894. in *Journal de Médecine de Bordeaux*, 1er avril 1894.

Souques et Janvier. — Phlebosclérose superficielle des membres. *Soc. Médicale des Hôpitaux de Paris*, 1902. Bull. p. 438.

Vaquez. — La Thrombose cachectique (*Thèse de Paris*, 1890.)

WEIGERT. — Tuberculose des Veines. *Deutsche Medizin. Wochens chrift* 1883.

WEIGERT. — Les tubercules des Veines et leurs relations avec l'infection tuberculeuse du sang. *Arch. f. Pathol., Anatomie und Physio. für Klin Medizin*, mai 1882 (Vol. LXX).

WEIGERT. — Les voies anatomiques des poisons tuberculeux. *Berliner Klin. Wochenschrift*, 14 janv. 1884, p. 29.

WIDAL et BEZANÇON. — Maladies des Veines in *Traité de Médecine de* GILBERT et THOINOT, tome XXV, p. 43 (éd. 1911).

TABLE DES NOMS D'AUTEURS

C

TABLE ALPHABÉTIQUE DES MATIÈRES

TABLE ANALYTIQUE DES MATIÈRES

CHAPITRE II

TUBERCULOSE DE L'ENDOCARDE. — ENDOCARDITE TUBERCULEUSE

CHAPITRE III

LES LÉSIONS VALVULAIRES D'ORIGINE TUBERCULEUSE

Chapitre IV

TUBERCULOSE DU MYOCARDE

Chapitre V

L'HYPERTROPHIE CARDIAQUE IDIOPATHIQUE
ET SON ORIGINE TUBERCULEUSE

Chapitre VI

LÉSIONS CONGÉNITALES D'ORIGINE TUBERCULEUSE

DEUXIÈME PARTIE

LE CŒUR DES TUBERCULEUX

Chapitre premier

TROUBLES FONCTIONNELS : PALPITATIONS

Chapitre II

TROUBLES DU RYTHME : TACHYCARDIE

Chapitre III

MODIFICATIONS PHYSIQUES ET ANATOMIQUES DU CŒUR

Chapitre IV

L'INSUFFISANCE CARDIAQUE CHEZ LES TUBERCULEUX

Chapitre V

LE CŒUR DES TUBERCULEUX (fin)

Chapitre VI

RAPPORTS RÉCIPROQUES DES CARDIOPATHIES ET DE LA TUBERCULOSE PULMONAIRE

Chapitre VII

LA TENSION ARTÉRIELLE CHEZ LES TUBERCULEUX

Chapitre VIII

LA TENSION VEINEUSE DANS LA TUBERCULOSE

TROISIÈME PARTIE

TUBERCULOSE DES VAISSEAUX

Chapitre Premier

TUBERCULOSE DES ARTÈRES

Chapitre II

TUBERCULOSE DES VEINES — PHLÉBITES TUBERCULEUSES

CONSIDÉRATIONS GÉNÉRALES

www.ingramcontent.com/pod-product-compliance
Lightning Source LLC
LaVergne TN
LVHW021525170726
843501LV00004B/966